中医名方天天记

樊红雨 ◎ 主编

中国科学技术出版社
·北京·

图书在版编目（CIP）数据

中医名方天天记 / 樊红雨主编 . — 北京：中国科学技术出版社，2018.10
ISBN 978-7-5046-8092-1

Ⅰ．①中⋯ Ⅱ．①樊⋯ Ⅲ．①验方－汇编 Ⅳ．① R289.5

中国版本图书馆 CIP 数据核字 (2018) 第 157074 号

策划编辑	崔晓荣
责任编辑	崔晓荣　高　磊
装帧设计	北京胜杰文化发展有限公司
责任校对	杨京华
责任印制	马宇晨

出　　版	中国科学技术出版社
发　　行	中国科学技术出版社发行部
地　　址	北京市海淀区中关村南大街 16 号
邮　　编	100081
发行电话	010-62173865
传　　真	010-62173081
网　　址	http://www.cspbooks.com.cn

开　　本	720mm×1000mm　1/16
字　　数	320 千字
印　　张	16.5
版　　次	2018 年 10 月第 1 版
印　　次	2018 年 10 月第 1 次印刷
印　　刷	北京盛通印刷股份有限公司
书　　号	ISBN 978-7-5046-8092-1/R・2268
定　　价	49.00 元

（凡购买本社图书，如有缺页、倒页、脱页者，本社发行部负责调换）

内容提要

中医药是中华民族的宝贵财富，有着悠久的历史和神奇的疗效，为中华民族之繁衍昌盛做出了宝贵而重要的贡献。《中医名方天天记》以学习时间为顺序，按功用将方剂分为解表剂、泻下剂、和解剂、清热剂、祛暑剂、温里剂、表里双解剂、补益剂、固涩剂、安神剂、开窍剂、理气剂、理血剂、治风剂、治燥剂、祛痰剂、祛疾剂、消食剂等18章，共选名方160余首，按照方源、组成、用法、功效、方解、配伍特点、临床应用、验案、歌诀等内容编写。本书适用于中医在校学生及其爱好者阅读。

《中医名方天天记》编著者名单

主　编　樊红雨

编　者　李雪明　张学太　崔晶晶

　　　　李少林　樊岚岚　关彦朋

（排序不分先后）

前言

中医学是世界医学宝库中具有中华民族特色的一门学科，越来越为全世界人民所公认。中医在常见病、多发病、疑难病、慢性疾病和妇科杂症的诊治、康复上具有特殊的、神奇的功效。

中医容易学吗？许多人这样问。俗话说："学医难，学中医更难。"元代著名医家王好古，就写过一本《此事难知》的书，来说明中医的深奥。但清代名医陈修园就不这样认为，他的论著《医学实在易》，明确论述了学习中医的诀窍，只要掌握了学习中医的要领，就能变得容易起来。中医的方剂多得难以计数，例如：一本宋代的《太平圣惠方》，载方16834首。《圣济总录》载方将近2万首；明代《普济方》，广搜博采，载方更是惊人，竟达61739首。可是没有一位中医师能把这些方子全部都用上一遍！真是"千方易得，一效难求"。而历史恰恰相反，有不少著名医生，是靠一两个方子声振四海的，如著名的金元四大家之一李东垣，就是靠补中益气汤树起了补土派之旗帜；明代著名医家张景岳因善用熟地黄，被人颂称为"张熟地"。正是以上事实的启示，笔者根据几十年的教学、临床经验，筛选出了159首较常用的方剂。笔者认为，如果将这159首名方和它们的加减，学熟、学透了，用活、用神了，应对日常生活中的常见疾病是绰绰有余的。为了使大家每天学有所成，故将本书命名为《中医名方天天记》。

本书所载的名方，即为名医所创，且疗效确切，被广大医家和患者认同，经岁月磨砺而成。为了进一步弘扬祖国中医文化，更好地利用这些名方，提高临床疗效，帮助中医在校生和中医爱好者的学习，造福广大患者，我们汲取了独具专长的中医学家的宝贵经验，组织了数位中医专家教授，以及相关专业的一线临床中医师，共同组织编撰了本书，以飨读者。

本书在编写过程中参考了百余种古今医学书籍，并有多家医院供方，共收录古今名方160余首，所收方剂都是常用的、疗效确切的，每个名方的介绍分为方源、组成、用法、功效、方解、配伍特点、临床应用、验案、歌诀等条目，因方剂、方源、用法的不同，分类条目也因方而异。为保持名方原有特色，我们对名方的来源、组成、用法都保持不变，少数名方的剂量偏大，药性过猛，读者使用时一定要有医师的指导，以免耽误治疗。

此外，在本书所收录的名方中，尤其是古方，方剂成分中涉及穿山甲、犀牛角等药材，此乃国家明令保护动物的禁止使用的，现临床已不用，或用其他药物替代，如用水牛角替代犀牛角等，此类药方如有未做删除处理的，旨在保留药方的历史原貌，用药者自当明辨。

编著此书，倾注了众多专家的辛勤汗水，目的在继承和发扬传统医学，推广名方，拓宽临证思路，造福众多患者。此外，本书融科学性、实用性于一体，是研究古今名方的重要资料，对中医临床、科研教学等均具有较高的实用价值。希望本书能帮助广大群众寻医求治，开卷即可受益。

因编者学识有限，疏漏之处敬请广大读者批评指正。

编　者

目录

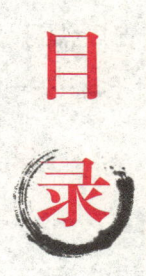

第一周　第一天

第一章　解表剂 ………… 1

第一节　辛温解表 ………… 2
麻黄汤 ………… 2
桂枝汤 ………… 3

第二天
九味羌活汤 ………… 4
小青龙汤 ………… 6

第三天
香苏散 ………… 7

第二节　辛凉解表 ………… 9
银翘散 ………… 9

第四天
桑菊饮 ………… 10
麻黄杏仁甘草石膏汤 ………… 11

第五天
柴葛解肌汤 ………… 12
升麻葛根汤 ………… 13

第二周　第一天

第三节　扶正解表 ………… 15
败毒散 ………… 15
再造散 ………… 16

第二天
加减葳蕤汤 ………… 17
参苏饮 ………… 18

第三天

第二章　泻下剂 ………… 21

第一节　寒下 ………… 22
大承气汤 ………… 22
大黄牡丹汤 ………… 23

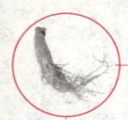

第四天

大陷胸汤 ················ 24

第二节 温下 ············· 26

大黄附子汤 ·············· 26

第五天

温脾汤 ················· 27

第三节 润下 ············· 29

麻子仁丸 ················ 29

第三周 第一天

济川煎 ················· 30

第四节 逐水 ············· 32

十枣汤 ················· 32

第二天

第五节 攻补兼施 ········· 34

黄龙汤 ················· 34

增液承气汤 ·············· 35

第三天

第三章 和解剂 ········ 37

第一节 和解少阳 ········· 38

小柴胡汤 ················ 38

大柴胡汤 ················ 39

第四天

蒿芩清胆汤 ·············· 40

第二节 调和肝脾 ········· 42

四逆散 ················· 42

第五天

逍遥散 ················· 43

痛泻要方 ················ 44

第四周 第一天

第三节 调和肠胃 ········· 46

半夏泻心汤 ·············· 46

第四章 清热剂 ········ 49

第一节 清气分热 ········· 50

白虎汤 ················· 50

第二天

栀子豉汤 ················ 51

竹叶石膏汤 ·············· 52

第三天

第二节 清营凉血 ········· 54

清营汤 ················· 54

犀角地黄汤 ·············· 55

第四天

第三节 清热解毒 ········· 58

黄连解毒汤 ·············· 58

普济消毒饮 ·············· 59

目 录

第五天
凉膈散 ············· 61
仙方活命饮 ··········· 62

第五周　第一天
第四节　清脏腑热 ········ 64
导赤散 ············· 64
龙胆泻肝汤 ··········· 65

第二天
清胃散 ············· 67
芍药汤 ············· 67

第三天
第五节　清虚热 ········· 69
青蒿鳖甲汤 ··········· 69
清骨散 ············· 70

第四天
当归六黄汤 ··········· 71
第五章　祛暑剂 ········· 73
香薷散 ············· 74

第五天
六一散 ············· 75
新加香薷饮 ··········· 76

第六周　第一天
清暑益气汤 ··········· 77

第六章　温里剂 ········ 79
第一节　温中祛寒 ········ 80
理中丸 ············· 80

第二天
小建中汤 ············ 81
大建中汤 ············ 82

第三天
吴茱萸汤 ············ 83
第二节　回阳救逆 ········ 85
四逆汤 ············· 85

第四天
回阳救急汤 ··········· 86
参附汤 ············· 88

第五天
第三节　温经散寒 ········ 90
当归四逆汤 ··········· 90
黄芪桂枝五物汤 ········· 91

第七周　第一天
阳和汤 ············· 92

第二天
第七章　表里双解剂 ······ 95
葛根黄芩黄连汤 ········· 96
五积散 ············· 96

3

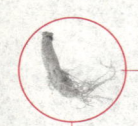

第三天

防风通圣散 ·············· 97
疏凿饮子 ·············· 99

第四天

第八章　补益剂 ·············· 101
第一节　补气 ·············· 102
四君子汤 ·············· 102
参苓白术散 ·············· 103

第五天

补中益气汤 ·············· 105
生脉散 ·············· 106

第八周　第一天

第二节　补血剂 ·············· 108
四物汤 ·············· 108
当归补血汤 ·············· 109

第二天

归脾汤 ·············· 110
第三节　气血双补 ·············· 112
八珍汤 ·············· 112

第三天

炙甘草汤（又名复脉汤）·············· 113
第四节　补阴剂 ·············· 116
六味地黄丸（原名地黄丸）·············· 116

第四天

一贯煎 ·············· 117
大补阴丸 ·············· 118

第五天

左归丸 ·············· 120
第五节　补阳 ·············· 122
肾气丸 ·············· 122

第九周　第一天

右归丸 ·············· 124
第六节　阴阳双补 ·············· 126
地黄饮子 ·············· 126

第二天

龟鹿二仙胶 ·············· 127
第九章　固涩剂 ·············· 129
第一节　固表止汗 ·············· 130
牡蛎散 ·············· 130

第三天

第二节　敛肺止咳 ·············· 132
九仙散 ·············· 132
第三节　涩肠固脱 ·············· 134
真人养脏汤 ·············· 134
四神丸 ·············· 135

目录

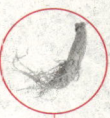

第四天

第四节　涩精止遗……… 137
金锁固精丸……………… 137
桑螵蛸散………………… 138

第五天

第五节　固崩止带……… 140
固冲汤…………………… 140
固经丸…………………… 141

第十周　第一天

完带汤…………………… 142
易黄汤…………………… 143

第二天

第十章　安神剂……… 145
第一节　重镇安神……… 146
朱砂安神丸……………… 146

第三天

第二节　补养安神……… 148
天王补心丹……………… 148
酸枣仁汤………………… 149

第四天

第十一章　开窍剂…… 151
安宫牛黄丸……………… 152
至宝丹…………………… 153

第五天

苏合香丸………………… 154
紫金锭…………………… 155

第十一周　第一天

第十二章　理气剂……… 157
第一节　行气……………… 158
越鞠丸（又名芎术丸）…… 158

第二天

柴胡疏肝散……………… 159
枳实薤白桂枝汤………… 160

第三天

半夏厚朴汤……………… 161
暖肝煎…………………… 162

第四天

第二节　降气剂………… 164
苏子降气汤……………… 164
定喘汤…………………… 165
旋覆代赭汤……………… 166

第五天

橘皮竹茹汤……………… 167

第十二周　第一天

丁香柿蒂汤……………… 168

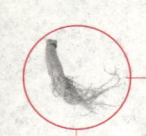

第十三章　理血剂 ……… 171
第一节　活血祛瘀 ……… 172
桃核承气汤 ……………………… 172

第二天
血府逐瘀汤 ……………………… 173
补阳还五汤 ……………………… 174

第三天
复元活血汤 ……………………… 175
温经汤 …………………………… 176

第四天
桂枝茯苓丸 ……………………… 178
第二节　止血 ……………… 180
十灰散 …………………………… 180

第五天
咳血方 …………………………… 181
小蓟饮子 ………………………… 182
槐花散 …………………………… 183

第十三周　第一天

第十四章　治风剂 ……… 185
第一节　疏散外风 ………… 186
川芎茶调散 ……………………… 186

第二天
玉真散 …………………………… 187

小活络丹（原名活络丹） ……… 188

第三天
大秦艽汤 ………………………… 189
消风散 …………………………… 190

第四天
第二节　平息内风 ………… 192
羚角钩藤汤 ……………………… 192
镇肝息风汤 ……………………… 193

第五天
天麻钩藤饮 ……………………… 194
大定风珠 ………………………… 196

第十四周　第一天

第十五章　治燥剂 ……… 197
第一节　轻宣外燥 ………… 198
杏苏散 …………………………… 198

第二天
桑杏汤 …………………………… 199
清燥救肺汤 ……………………… 200

第三天
第二节　滋阴润燥剂 ……… 202
麦门冬汤 ………………………… 202
百合固金汤 ……………………… 203

第四天

养阴清肺汤 ················ 204

第五天

第十六章　祛湿剂 ········ 207

第一节　燥湿和胃 ········ 208
平胃散 ···················· 208
藿香正气散 ·············· 209

第十五周　第一天

第二节　清热祛湿 ········ 211
茵陈蒿汤 ················ 211

第二天

八正散 ···················· 212
三仁汤 ···················· 213

第三天

甘露消毒丹 ·············· 214
二妙散 ···················· 216

第四天

第三节　利水渗湿 ········ 217
五苓散 ···················· 217
防己黄芪汤 ·············· 218

第五天

第四节　温化寒湿 ········ 220
苓桂术甘汤 ·············· 220

真武汤 ···················· 221

第十六周　第一天

实脾散 ···················· 222
第五节　祛风胜湿 ········ 224
独活寄生汤 ·············· 224

第二天

羌活胜湿汤 ·············· 225

第三天

第十七章　祛痰剂 ········ 227

第一节　燥湿化痰 ········ 228
二陈汤 ···················· 228
温胆汤 ···················· 229

第四天

第二节　清热化痰 ········ 231
清气化痰丸 ·············· 231
小陷胸汤 ················ 232

第五天

第三节　润燥化痰 ········ 234
贝母瓜蒌散 ·············· 234

第十七周　第一天

第四节　温化寒痰 ········ 236
苓甘五味姜辛汤 ········ 236

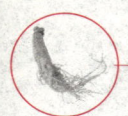

第二天

三子养亲汤 ·············· 237

第三天

第五节　化痰息风 ·············· 239
半夏白术天麻汤 ·············· 239
止嗽散 ·············· 240

第四天

第十八章　消食剂 ·············· 243

第一节　消食化滞 ·············· 244
保和丸 ·············· 244
枳实导滞丸 ·············· 245

第五天

第二节　健脾消食 ·············· 246
健脾丸 ·············· 246
枳实消痞丸 ·············· 247

第一周 第一天

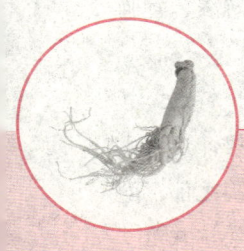

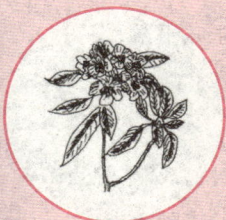

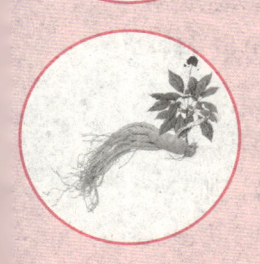

第一章 解表剂

凡以解表药为主，具有发汗、解肌、透疹等作用，主治表证的方剂，统称为解表剂。表证指六淫外邪侵袭人体的肌表、肺卫，以恶寒、发热、头痛或身痛、苔白或黄、脉浮等为主症的病证。此乃外感病早期，病邪在表，病势尚浅，治宜及时选用辛散轻宣的方剂，使邪气从肌表发散而出，以防止传变。如果失时不治，或治疗不当，则易向内传变，转生他证。

由于表证有寒热之分，患者体质亦有强弱之别，故将解表剂分为辛温解表、辛凉解表、扶正解表三类。表寒者，当辛温解表；表热者，当辛凉解表；兼见气、血、阴、阳诸不足者，还须结合补益法应用扶正解表。

解表剂除主要用于解除表证外，还可用于麻疹、疮疡、水肿、疟疾、痢疾等初起兼有表证者。此类病证或因肌表受邪，时疫蕴毒外发不畅；或外邪犯表，肺失肃降，水道不利；或邪毒犯表，营卫壅滞；或外邪不解，内陷肠腑所致。解表剂能散邪畅表，助疹毒透达；或开宣肺气，通利水道；或宣通营卫，消散疮疡；透邪升散，以使里邪出表而去。

解表剂多用辛散轻扬之品组方，故不宜久煎，以免药性耗散，作用减弱，影响疗效。在服法上一般宜温服，服后宜避风寒，或增衣被以助汗出。发汗是祛邪的手段，以遍身微汗为佳，若汗不出则病邪不解，汗出太过则耗气伤津，甚则造成亡阴亡阳之变。服药期间，应注意禁食生冷、油腻之品，以免影响药物的吸收和药效的发挥。若外邪已经入里，或麻疹已透，或疮疡已溃，或虚证水肿，均不宜使用解表剂。

第一节　辛温解表

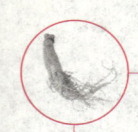

辛温解表剂具有疏风散寒的作用，适用于风寒表证。症见恶寒发热，头身痛，无汗或有汗，鼻塞流涕，咳喘，苔薄白，脉浮紧或脉浮缓等。常以辛温解表药如麻黄、桂枝、荆芥、防风等为主组成方剂。若风寒夹湿者，宜以羌活、苍术等辛温芳香之品为主组方。因寒邪束表，容易导致肺失宣降，津聚成痰，故此类方剂每配伍宣肺及化痰之品。代表方如麻黄汤、桂枝汤、九味羌活汤、小青龙汤等。

麻黄汤

【方源】《伤寒论》

【组成】麻黄、杏仁各9g，桂枝6g，炙甘草3g。

【用法】每日1剂，水煎服。

【功效】发汗解表，宣肺平喘。主治外感风寒表实证。症见恶寒发热，头身痛，无汗而喘，舌苔薄白，脉浮紧。

【方解】方中麻黄苦辛性温，善开腠理而发汗，祛在表之风寒；又擅宣肺平喘，开郁闭之肺气，故为君药。营卫郁滞，故又用透营达卫的桂枝为臣药，解肌发表，温通经脉，与麻黄相须为用，既助麻黄辛温发汗解表，又除头身痛。佐以杏仁降利肺气，与麻黄相伍，宣降同用，复肺气之宣降，以加强宣肺平喘之功。炙甘草既能调和麻、杏之宣降，又能缓和麻、桂合用之峻烈，使不致汗出过猛而耗伤正气，故为使药而兼佐药之用。四药配伍，共奏发汗解表、宣肺平喘之功。

【配伍特点】本方有两个特点：其一是麻黄、桂枝相须为用，峻汗逐邪；麻黄发卫气之郁，桂枝透营阴之郁，配伍同用，发汗之力加强；其二是麻黄、杏仁相伍，宣降相因，既可止咳平喘，又可开达皮毛，肺气可宣可降，故平喘之功更著。

【临床应用】

1. 辨证要点　本方主治外感风寒表实证。以恶寒发热、无汗而喘、脉浮紧为辨证要点。

2. 加减变化　若风寒不甚，胸闷喘急、咳嗽痰多者，可去桂枝，加苏子、半夏以化痰止咳平喘。若风寒夹湿，而见头身重痛或骨节酸痛者，加苍术、羌活以祛风除湿。若风寒郁而化热，兼烦躁、口渴者，可加石膏、黄芩以清里热。

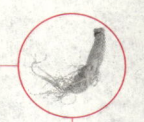

3. 现代运用　本方常用于感冒、流行性感冒、急性支气管炎、支气管哮喘等，证属风寒表实证者。

4. 使用注意　本方为辛温发汗之峻剂，不可用于外感表虚有汗之证。《伤寒论》指出"疮家""淋家""衄家""亡血家"，以及血虚而脉见"尺中迟"，误下而见"身重心悸"等，或虽有伤寒表证，亦皆禁用。因方中含麻黄，高血压、心动过速者慎用。本方不宜久服，药后汗出、身热退时，当即停药，不必尽剂。

【验案】中医临床家施今墨医案

胡某，女，46岁。咳喘已七年，近受风寒侵袭，胸闷窒塞，头痛难耐，呼吸不利，咳喘多痰，喉间作水鸣声，苔白，脉软。以麻黄汤加味，处方：麻黄、甘草各6g，桂枝、川厚朴、枳实、杏仁各9g，2剂。药后咳喘减轻，上方去川厚朴，加陈皮3g，又服2剂，咳止喘平，呼吸顺畅。

【歌诀】

麻黄汤中用桂枝，
杏仁甘草皆应施。
发热恶寒兼头痛，
无汗而喘服之宜。

桂枝汤

【方源】《伤寒论》

【组成】桂枝、芍药、生姜、大枣各9g，炙甘草6g。

【用法】每日1剂，水煎服，温服取微汗。

【功效】解肌发表，调和营卫。主治外感风寒表虚证。症见头痛发热，汗出恶风，鼻鸣干呕，苔白，口不渴，脉浮缓或浮弱。

【方解】方中证属表虚，腠理不固，且卫强营弱，所以既用桂枝为君药，解肌发表，散外感风寒，又用芍药为臣，益阴敛营。桂、芍相合，一治卫强，一治营弱，合则调和营卫，是相须为用。生姜辛温，既助桂枝解肌，又能暖胃止呕。大枣甘平，既能益气补中，又能滋脾生津。姜、枣相合，还可以升腾脾胃生发之气而调和营卫，所以并为佐药。炙甘草之用有二：一为佐药，益气和中，合桂枝以解肌，合芍药以益阴；一为使药，调和诸药。所以本方虽只有五味药，但配伍严谨，散中有补，正如柯琴在《伤寒论翼》中赞桂枝汤"为仲景群方之魁，乃滋阴和阳，调和营卫，解肌发汗之总方也"。

【配伍特点】方中桂枝辛温，辛能散邪，温从阳而扶卫，故为君药。芍药酸寒，酸能敛汗，寒走阴而益营。桂枝君芍药，是于发散中寓敛汗之意；芍药臣桂枝，是于固表中有微汗之道焉。生姜之辛，佐桂枝以解肌表；大枣之甘，佐芍药以和营里；甘草甘平，有安内攘外之能，用以调和中气，既调和表里，又调和诸药。以桂、芍之相须，姜、枣之相得，借甘草之调和阳表阴里，气卫

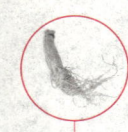

血营，并行而不悖，是刚柔相济以为和也。

【临床应用】

1. 辨证要点　本方为治疗外感风寒表虚证的基础方，又是调和营卫、调和阴阳治法的代表方。临床应用以恶风、发热、汗出、脉浮缓为辨证要点。

2. 加减变化　恶风寒较甚者，宜加防风、荆芥、淡豆豉疏散风寒；体质素虚者，可加黄芪益气，以扶正祛邪；兼见咳喘者，宜加杏仁、紫苏子、桔梗宣肺止咳平喘。

3. 现代运用　本方常用于感冒、流行性感冒、原因不明的低热、产后及病后的低热、妊娠呕吐、多形红斑、冻疮、荨麻疹等，证属营卫不和者。

4. 使用注意　凡外感风寒表实无汗者禁用。服药期间忌食生冷、黏腻、酒肉、臭恶等物。

【验案】著名内科专家刘渡舟医案

金某，女，46岁。主诉：阵发性发热、多汗、失眠3个月。现病史：患者睡眠欠佳多年，时轻时重，可自行调理好转。3个月前感冒后引发失眠，伴阵发性发热、汗出。在锦州某三甲医院，检查未见异常，诊断"自主神经功能紊乱，疑似更年期综合征"，西医给予谷维素等药无效，中医按阴虚发热治疗，服药2个月无效。刻诊：失眠，自汗出，阵发性发热，以凌晨3~5点最为明显，腋下体温多在37.8~39.2℃，微恶风，饮食、二便尚可，月经正常，舌淡苔薄白，脉缓软无力。

辨证：营卫不和，阴阳失调之证。给予桂枝汤加味，处方：桂枝15 g，白芍8 g，甘草10 g，生姜12 g，大枣5枚。水煎3剂，并告知睡前泡脚。用药1剂后当夜汗出多，但睡眠好转，隔日低热退，服完3剂，低热、失眠、汗出、恶风，诸症悉除。

【歌诀】

伤寒论中桂枝汤，
芍药甘草枣生姜。
解肌发表调营卫，
啜粥温服汗易酿。

第二天

九味羌活汤

【方源】《此事难知》

【组成】羌活、防风、苍术各9 g，细辛3 g，川芎、白芷、地黄、黄芩、甘草各6 g。

【用法】每日1剂，水煎服。若病情急，药汁热服，服药后，喝热稀粥帮助发汗；若病情缓和，温服，不需喝热稀粥帮助发汗。

【功效】发汗祛湿，兼清里热。主治外感风寒湿邪，内有蕴热证。症见恶寒发热，无汗，头痛项强，肢体酸楚疼痛，口苦微渴，舌苔白或微黄，脉浮或浮紧。

【方解】方中用辛苦温的羌活为君，其气味芳香，上行发散，擅于散风寒湿邪而止痹痛，是治疗风寒湿邪在表之要

第一章　解表剂

药。防风辛甘温，为风药中之润剂，能祛风除湿、散寒止痛；苍术辛苦温燥，生用为宜，发汗除湿。两药相配，助君药散寒除湿止痛，二者均为臣药。细辛、白芷、川芎散寒祛风，宣痹止痛以治头身痛；地黄、黄芩清泄里热，地黄又能养阴生津，可防上述诸药之辛燥伤津，黄芩生用为宜。以上五味共为佐药。甘草选用生品，调和诸药，兼清热为使。以上诸药，一走表，一走里，互不相制，共成发汗祛湿、兼清里热之剂。

【配伍特点】本方为升散药与清热药的结合运用，以升散药为主、清热药为辅，两者相配，使升散药升而不峻，清热药寒而不滞。

【临床应用】

1. 辨证要点　以恶寒发热，头痛无汗，肢体酸痛，口苦微渴，脉浮为辨证要点。

2. 加减变化　如湿邪较轻，肢体酸痛不甚者，可去苍术、细辛，以减温燥之性；如肢体酸楚疼痛剧者，可倍用羌活以加强通痹止痛之功；湿重胸满者，去滋腻之地黄，加麸炒枳壳以行气化湿宽胸；无口苦微渴者，去地黄、黄芩或减轻用量。

3. 现代运用　常用于普通感冒、流行性感冒、急性肌炎、风湿性关节炎、偏头痛、坐骨神经痛、急性荨麻疹等，证属外感风寒湿邪，兼有里热者。

4. 使用注意

（1）本方组方药物原书未注用量，临床上可根据病情的轻重及患者身体素质予以用量。其中细辛有小毒，成年人剂量一般不超过3 g。

（2）方中有甘草，应注意其配伍禁忌。

（3）方中细辛入散剂每次服0.5~1 g，复方汤剂煎服，一般不超过3 g，且煎煮时间在30~40分钟为宜。

【验案】著名内科专家祝谌予医案

孙某，男，26岁。2009年4月7日初诊。2周前外感风寒后，出现头痛等不适，不久双手背出现红斑，未经治疗，求治于中医。诊见：双手背均散见拇指甲大小、中央颜色发黯的丘疱疹，边缘潮红，形如虹膜状，微痒，遇冷风加重，舌淡红，苔薄白，脉浮缓。西医诊断：多形红斑。中医诊断：猫眼疮。辨证：风寒湿聚，经络阻滞。治法：疏风散寒，祛湿通络。予九味羌活汤加减。处方：羌活、防风、伸筋草、海风藤、苍术各10 g，细辛3 g，白芷、川芎、黄芩各15 g，生地黄6 g，炙甘草5 g。7剂，每日1剂，水煎取汁200mL分2次口服，第3遍煎液每日2次外洗。

2009年4月14日二诊：皮疹明显消退，无发热及恶寒，二便通畅。上方去细辛、生地黄，又服5剂愈。

【歌诀】

九味羌活有防风，
细辛苍芷和川芎；

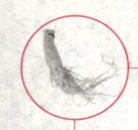

黄芩生地共甘草,
发汗祛湿清热行。

小青龙汤

【方源】《伤寒论》

【组成】麻黄、干姜、炒白芍、桂枝、姜半夏、五味子各9g,细辛3g,蜜甘草6g。

【用法】先煮麻黄,除去浮在水面上药沫,再加其他药物共煮,温服。每日1剂。

【功效】解表散寒,温肺化饮。主治外寒内饮证。症见恶寒发热,头身痛,无汗,喘咳,痰多清稀而量多,胸痞,或干呕,或痰饮喘咳,不得平卧,或身体痛重,头面四肢浮肿,舌苔白滑,脉浮。

【方解】方中麻黄、桂枝为君药,麻黄以生品为宜,取其发汗解表散寒,且麻黄又能宣肺止咳平喘,桂枝温阳以化内饮,两者相配,既可加强解表之功,又可宣肺平喘,温阳化饮。干姜、细辛为臣药,干姜辛热,温肺化饮;细辛辛温,内可温肺化饮,外可助麻、桂解表散寒,五味子收敛肺气,生用为宜,与干姜、细辛相配,一散一收,使散寒而不伤肺气,敛肺气而不留邪,相辅相成,共奏化饮止咳平喘之效。白芍养阴和营,宜用炒白芍,去其寒凉之性,可防麻黄、桂枝发散太过而耗伤阴液;半夏燥湿化痰,和胃降逆,宜用姜半夏,与干姜、细辛相配,善于温化水饮,三药共为佐药,蜜甘草和中调药,为使药。

【配伍特点】本方有三个特点:一是以麻黄、桂枝解散在表之风寒,配炒白芍酸寒敛阴,兼制麻黄、桂枝辛散之性,使该方散中有收;二是以干姜、细辛、姜半夏温化水饮,配五味子敛肺止咳,令开中有合,使之散不伤正,收不留邪;三是以麻黄、桂枝散风寒,并以姜、辛、夏温化水饮,内外同治,共成散寒化饮之效。

【临床应用】

1. 辨证要点 以恶寒发热、无汗喘咳、痰多而稀、舌苔白滑、脉浮为辨证要点。

2. 加减变化 如无外感风寒表证,或外寒表证较轻,可去桂枝,减缓发散之力,并改用蜜麻黄以偏重宣肺平喘;兼有里热,烦躁者,加石膏以清热除烦;口渴者,去姜半夏,加天花粉以清热生津;喘甚者,加苦杏仁以降气平喘。

3. 现代运用 本方常用于支气管肺炎、支气管哮喘、肺源性心脏病(简称肺心病)、阻塞性肺气肿、百日咳、过敏性鼻炎等,证属外寒内饮者。

4. 使用注意

(1)方中含细辛,该药有小毒,剂量宜小,成年人一般不超过3g。

(2)方中麻黄含有麻黄碱,有兴奋作用,运动员慎用。

(3)方中有甘草、半夏、白芍、细辛,应注意配伍禁忌。

【验案】南京中医药大学教授周仲英医案

柴某，男，53岁。2009年12月3日就诊。患咳喘10余年，冬重夏轻，经过许多大医院均诊为"慢性支气管炎"，选用中西药治疗而效果不明显。就诊时，患者气喘憋闷，耸肩提肚，咳吐稀白之痰，每到夜晚则加重，不能平卧，晨起则吐痰盈杯盈碗，背部恶寒。视其面色黧黑，舌苔水滑，切其脉弦，寸有滑象。诊断为寒饮内伏，上射于肺之证，给予小青龙汤：麻黄9g，桂枝10g，干姜8g，五味子12g，细辛、半夏、白芍各15g，甘草5g。7剂咳喘大减，吐痰减少，夜能卧寐，胸中觉畅，后以《金匮要略》桂苓五味甘草汤加杏、夏、姜正邪并顾之法治疗而愈。

【歌诀】

汤中应有桂芍麻，
干姜辛草夏味加。
外感风寒内停饮，
散寒化饮效可夸。

第三天

香苏散

【方源】《太平惠民和剂局方》

【组成】香附子、紫苏叶各12g，炙甘草3g，陈皮6g。

【用法】水煎服，每日1剂。

【功效】疏散风寒、理气和中。主治外感风寒，内有气滞证。症见恶寒身热，头痛无汗，胸脘痞闷，不思饮食，舌苔薄白，脉浮。

【方解】方中紫苏叶味辛性温，功能发表散寒，理气醒脾，为君药。香附子辛苦甘平，入肝、三焦经，功能疏肝理气，香附子与紫苏叶相伍，发表散寒祛外邪，理气解郁调畅气机，故为臣药。陈皮理气醒脾，行气滞，燥湿和胃除痞闷，以为佐药。炙甘草益气和中，为使药。诸药合用，共奏理气解表之功。原方用治"四时瘟疫、伤寒"。本方药轻力薄，药性平和，外散表邪，内调气机，适用于外感风寒或寒湿兼有气滞之证。

【配伍特点】本方重在解表药与理气药同用，兼能芳香化湿。紫苏叶、陈皮、香附子能够兼顾肺、脾、肝三脏功能，药仅四味，兼顾三焦，故表证可疏，里滞可除。

【临床应用】

1. 辨证要点　本方主治外感风寒兼有气滞证。运用以恶寒身热、头痛无汗、胸脘痞满、苔白、脉浮为辨证要点。

2. 加减变化　风寒表证较甚者，加葱白、生姜，以发汗解表。气滞闷痛较甚者，加大腹皮、青皮理气解郁。胃脘痞闷者，加木香、砂仁，以醒脾理气。不思饮食，苔腻湿甚者，加砂仁、苍术、厚朴化湿行滞。

3. 现代运用　本方常用于胃肠型感

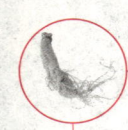

冒、感冒、流行性感冒、急性胃肠炎等，证属外感风寒、内兼气滞者。

4. 使用注意　服药期间，忌食荤腥、酒肉。药轻力薄，外感风寒重证非其所宜。

【验案】中医内科专家任继学医案

徐某某，34岁。初诊：2011年1月25日。因"妊娠5个月，腹胀5个月"就诊。患者现妊娠5个月，自妊娠第一天起，一天到晚均有便意，伴腹胀，自觉腹胀如气球，大便成条形，矢气不多。舌稍红，苔薄白，脉细滑。中医诊断：妊娠腹胀（脾虚气郁）；西医诊断：妊娠反应。治法：健脾益气，理气安胎。处方：香附子10 g，紫苏叶12 g，陈皮15 g，生白术20 g，生山药30 g，炒莱菔子8 g，甘草6 g，薤白10 g，4剂。

二诊：2014年1月28日。进药3剂，上述症状消失，腹胀已除，外感鼻塞、流涕。舌淡红，苔薄白，脉细。方药：香苏散加薤白10 g，枳壳5 g，炒莱菔子6 g，麦芽30 g，7剂。诸症皆愈。

【歌诀】

散用甘草和陈皮，
疏散风寒可理气；
外感风寒兼气滞，
寒热无汗胸脘痞。

第一章 解表剂

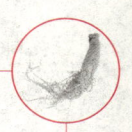

第二节 辛凉解表

辛凉解表剂具有疏散风热的作用，适用于风热表证。症见发热，微恶风寒，头痛，咽痛，咳嗽，口渴，舌边尖红，苔薄白，脉浮数等。常以辛凉解表药如金银花、连翘、桑叶、菊花等为主组成方剂。由于温邪上受，首先犯肺，每致肺失宣降，故此类方剂多配伍宣降肺气的桔梗、杏仁等。由于辛凉药物解表作用较弱，故此类方剂有时也配伍少量辛温解表药，如荆芥、豆豉等。代表方如银翘散、桑菊饮、麻黄杏仁甘草石膏汤、柴葛解肌汤等。

银翘散

【方源】《温病条辨》

【组成】金银花、连翘各12 g，苦桔梗、薄荷、牛蒡子各10 g，竹叶、荆芥穗各8 g，淡豆豉、生甘草各6 g。

【用法】共杵为散，每日2次，每次18 g，用鲜芦根汤煎，香气大出，即取冲服。

【功效】辛凉透表，清热解毒。主治温病初起证。症见发热，微恶风寒，无汗或有汗不畅，头痛口渴，咳嗽咽痛，舌尖红，苔薄白或薄黄，脉浮数。

【方解】方中重用金银花、连翘疏散风热，清热解毒，为君药。薄荷、牛蒡子辛凉解表，清利咽喉；荆芥穗、淡豆豉辛而微温，助君药开皮毛而逐邪，共为臣药。桔梗开宣肺气，止咳利咽；芦根、竹叶清热生津，同为佐药。甘草既可调和药性，护胃安中，又合桔梗清利咽喉，为佐使。

【配伍特点】本方疏散、清热、宣肺、生津并举，构成辛凉解表之基本结构；辛凉之中配伍少量辛温之品，既有利于透邪，又不悖辛凉之旨。

【临床应用】

1. 辨证要点　《温病条辨》称本方为"辛凉平剂"，为治疗风热表证的代表方。以发热、微恶风寒、口渴、咽痛、脉浮数为辨证要点。

2. 加减变化　若伤津较明显而渴甚者，加天花粉、麦冬生津止渴；热毒较盛而项肿咽痛者，加马勃、玄参解毒利咽；为肺气不利而咳甚者，加杏仁、贝母肃降肺气以助止咳之功；夹湿邪秽浊之气而胸膈痞闷者，加藿香、郁金芳香化湿，辟秽祛浊。

3. 现代运用　本方常用于感冒、流行性感冒、急性扁桃体炎、上呼吸道感染、

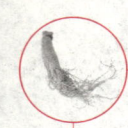

急性咽喉炎、疱疹性咽峡炎初期、急性支气管炎、大叶性肺炎初期、麻疹初期、流行性乙型脑炎、急性腮腺炎、手足口病等，证属温病初起，邪犯肺卫者。

【验案】北京中医药大学教授吕和仁医案

李某，女，27岁。1999年3月16日初诊。自诉半个月前患甲状腺炎，西医对症治疗，仍反复发热，症状不得缓解。现求治于中医，诊见：发热（38.2℃）、微恶寒、头痛、咽痛、身倦，舌红，苔薄黄，脉弦数。中医辨证为外感风热，邪毒内蕴。治以辛凉解表，解毒散邪。方以银翘散加减。7剂，水煎服。

二诊：服药后患者热退，甲状腺疼痛明显减轻，余症缓解，自诉口干、乏力情绪低落，效不更方，继服14剂。

三诊：上诉症状基本好转。陆续复诊，随症加减，两个月后诸症消失，复查各项实验室指标恢复正常，甲状腺肿大消退，病告痊愈。

【歌诀】

银翘散主上焦疴，
竹叶荆蒡豉薄荷；
甘桔芦根凉解法，
清疏风热煮勿过。

第四天

桑菊饮

【方源】《温病条辨》

【组成】桑叶8g，连翘5g，菊花、薄荷、生甘草各3g，桔梗、杏仁、芦根各6g。

【用法】每日1剂，水煎分2次温服。亦可制成片剂。

【功效】疏风清热，宣肺止咳。主治风温咳嗽证。症见咳嗽，微热，口微渴，舌苔薄白，脉浮数。

【方解】方中桑叶、菊花为君，桑叶甘苦而凉，善清肺络风热而止咳；菊花辛甘苦凉，长于清散上焦风热而利头目，二药相须，旨在清上焦邪热。薄荷辛凉助君药疏散上焦风热，桔梗、杏仁，一升一降，助君药宣肺止咳而祛痰，三药共为臣药。连翘清透上焦热邪且解毒，芦根甘寒清热生津，二药共为佐药。甘草为使药，调和诸药，配桔梗又能利咽。诸药相配，可使上焦风热得以疏散，肺气得以宣畅，如此则表证解，咳嗽止。

【配伍特点】本方用药轻清宣透，性味辛凉平淡，故称为"辛凉轻剂"。

【临床应用】

1. 辨证要点　本方为治疗风温初起咳嗽明显的"辛凉轻剂"。以咳嗽、发热不甚、微渴、脉浮数为辨证要点。

2. 加减变化　本方药力轻薄，常需加味应用。若气粗似喘者，加石膏、黄芩以增清肺之力；口渴者，加天花粉、知母以清热生津；肺热咳甚咳痰带血者，加白茅根、藕节、栀子炭以凉血止血。

3. 现代运用　本方常用于流行性感

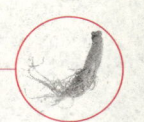

冒、急性支气管炎、急性扁桃体炎、上呼吸道感染、流行性眼结膜炎等，证属风热犯肺轻证者。

4.使用注意　风寒咳嗽不宜使用本方。本方为轻清宣透之剂，不宜久煎。

【验案】著名儿科中医专家刘韵远医案

某女，10岁。周日下午放纵自己多食巧克力而致呕吐、腹痛，经按摩腹部安然睡去。因该女素体强健，家长未多理会，周一放学回家后，咽痛、时有咳嗽，体温正常，口微渴，舌红苔薄白，脉略浮数，服双黄连口服液两次，渐安。周二晨起未服药上学，放学后告知症状又现，且咳嗽加重，服双黄连口服液和复方竹沥水。劝其明天休息，女坚持要去学校，因学校下午练习队列，天热汗出、贼风侵体，咳声阵阵、少痰、咽痛甚，口微渴，发热（体温38℃），舌偏红，苔薄白，风热外感，脉数。予桑菊饮加味。处方：桑叶、菊花、桔梗、青果、紫菀、杏仁、连翘各10g，芦根30g，生甘草8g，薄荷2g（后下），款冬花12g。服3剂，痛止咳息，休息两天，健康如初。

【歌诀】

桑菊饮中桔杏翘，
芦根甘草薄荷饶。
清疏肺卫轻宣剂，
风温咳嗽服之消。

麻黄杏仁甘草石膏汤

【方源】《伤寒论》

【组成】麻黄、杏仁各9g，炙甘草6g，石膏18g。

【用法】先煎麻黄去上沫，再与余药同煎，温服，每日2次。

【功效】辛凉宣肺，清热平喘。主治表邪未解，肺热咳喘证。症见身热不解，咳逆气急鼻翕，口渴，有汗或无汗，舌苔薄白或黄，脉浮数而滑。

【方解】方中麻黄、石膏为君，麻黄辛温，发汗解表，宣肺平喘；倍量于麻黄之石膏，辛甘大寒，清泄肺热，二药相伍而互制，使麻黄解表宣肺而不助热，石膏清肺而不凉遏留邪，且辛凉之性大于辛温，仍不失为辛凉之剂。杏仁苦温，降肺气而平喘咳，与麻黄相配，一宣一降，与石膏相合，一清一肃，宣降协同，清肃结合，以增止咳平喘之功，是为佐药。炙甘草既能调和诸药，协调寒温宣降，又益气和中，配石膏甘寒生津，为佐使之用。综观全方，药虽四味，但配伍严谨，共奏辛凉宣泄，清肺平喘之功。

【配伍特点】本方辛寒大于辛温，清宣降三法合施，相助又相制，解表且清肺。

【临床应用】

1.辨证要点　本方为治疗外邪未解，肺热咳喘的"辛凉重剂"。以发热、喘急、苔薄黄、脉浮数为辨证要点。

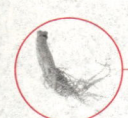

2. 加减变化　若汗出而喘，为热壅于肺，肺热极盛，石膏用量可五倍于麻黄；如无汗而喘，为热闭于肺，且表邪偏重，石膏量可三倍于麻黄，亦可酌加薄荷、紫苏叶、桑叶等以助解表宣肺之功；若高热、口渴汗出、舌苔黄者，重用石膏，并加知母、黄芩以清泄肺胃炽热；痰多气急，可加葶苈子、桑白皮以肃降肺气；咳嗽痰黄稠者，加瓜蒌实、鱼腥草、川贝母以清热化痰。

3. 现代运用　本方常用于感冒、上呼吸道感染、急性支气管炎、支气管肺炎、大叶性肺炎、支气管哮喘、麻疹合并肺炎等，证属邪热壅肺者。

4. 使用注意　麻黄与石膏相配，重在清宣肺热，不在发汗，故无汗或有汗均可应用。风寒咳喘，痰热壅盛者，不宜使用。

【验案】著名内科专家刘渡舟医案

患者钱先生，自幼患支气管哮喘病。初诊，近日外感寒热，汗出，咳喘大作，几乎不能行动，脉极迟。处方：生麻黄5g（连根节用）、杏仁9g、生石膏20g、黑附块10g、炙甘草3g、紫苏子8g（炒）。3剂。

二诊，喘瘥减。自云得寒辄增，向有胃病。脉变为数弱，咳喘仍行。处方：生麻黄5g、五味子3g、炒紫苏子10g、谷、麦芽各9g、生石膏24g、太子参11g、杏仁12g、炙甘草6g、黑附块15g、陈皮20g。3剂。

三诊，喘咳悉平，今可调补除后患。赢人脉迟弱，舌润，食量本浅，大便却通。又以制首乌、生薏苡仁各12g，熟附块6g，枳实5g，谷、麦芽各9g，淫羊藿8g，川、象贝各6g，干姜3g，陈皮6g，北沙参、炒白术、生黄芪各10g，炙甘草3g。3剂。痊愈。

【歌诀】

伤寒麻杏甘石汤，

汗出而喘法度良。

辛凉宣泄能清肺，

定喘除热效力彰。

第五天

柴葛解肌汤

【方源】《伤寒六书》

【组成】柴胡、黄芩、芍药各6g，甘草、羌活、白芷、桔梗各3g，干葛根9g，石膏12g，生姜3片，大枣2枚。

【用法】每日1剂，水煎温服。

【功效】解肌清热。主治外感风寒，郁而化热证。症见恶寒渐轻，身热增盛，无汗头痛，目痛鼻干，心烦不眠，咽干耳聋，眼眶痛，舌苔薄黄，脉浮微洪。

【方解】方中以葛根、柴胡为君。葛根味辛性凉，辛能外透肌热，凉能内清郁热；柴胡味辛性寒，即为"解肌要药"（《明医指掌·卷一》），既有疏畅气机之功，又可助葛根外透郁热。羌活、白芷助君药辛散发表，并止诸痛；黄芩、石膏清泄里热，四药俱为臣药。其中葛根配白芷、石膏，清透阳明之邪热；柴胡配黄芩，透解少阳之邪热；羌活发散太阳之风寒，如此配合，三阳兼治，并治阳明为主。桔梗宣畅肺气以利解表；芍药、大枣敛阴养血，防止疏散太过而伤阴；生姜发散风寒，均为佐药。甘草调和诸药而为使药。诸药相配，共成辛凉解肌、兼清里热之剂。

【配伍特点】本方温清并用，侧重于辛凉清热；表里同治，侧重于疏泄透散。与一般辛凉解表以治风热表证之方，当有区别。

【临床应用】

1. 辨证要点　本方是治疗太阳风寒未解、入里化热、初犯阳明或三阳合病的常用方。临床应用以发热重、恶寒轻、头痛、眼眶痛、鼻干、脉浮微洪为辨证要点。

2. 加减变化　若无汗而恶寒甚者，可去黄芩，加麻黄增强发散表寒之力，值夏秋可以紫苏叶代之；热邪伤津而见口渴者，宜加天花粉、知母以清热生津；恶寒不明显而里热较甚，见发热重、烦躁、舌质偏红者，宜加金银花、连翘，并重用石膏以加强清热之功。

3. 现代运用　本方常用于感冒、流行性感冒、牙龈炎、急性结膜炎等，证属外感风寒，邪郁化热者。

4. 使用注意　若太阳表邪未入里者，不宜使用本方，恐其引邪入里。

【验案】中医临床家施今墨医案

祝某，女，27岁。半月前因受凉感冒，出现恶寒发热，微汗出，头身痛，尤以四肢痛更甚，去当地医院诊治，服中西药物未效。更见心跳心累，口苦咽干，呕恶欲吐，于是来院就诊。察其面色暗淡，精神欠佳，头围帕巾，身着厚衣，有畏风之感，舌质淡，苔白，脉弦细而浮。中医诊断为伤风。此寒邪入里化热，少阳兼表。治法：和解表里，调和营卫。予柴葛解肌汤加减。处方：柴胡12g，干葛根10g，甘草、羌活、白芷、桔梗各3g，黄芩、芍药各6g，生姜3片，大枣2枚，石膏8g。服上方1剂症减，3剂而愈。

【歌诀】

今有柴葛解肌汤，

邪在三阳热势张。

芩芍桔草姜枣芷，

羌膏解表清热良。

升麻葛根汤

【方源】《太平惠民和剂局方》

【组成】升麻、芍药、炙甘草各10g，葛根15g。

【用法】作汤剂，水煎服，每日1剂。

【功效】辛凉解肌，解毒透疹。主治麻疹初起。症见疹出不透，身热恶风，头痛身痛，喷嚏咳嗽，目赤流泪，口渴，舌红，苔薄而干，脉浮数。

【方解】方中升麻味辛甘性寒，入肺、胃经，善于解肌透疹，清热解毒，为君药。葛根味辛甘性凉，善于解肌发表，生津除热，为臣药。二药相配，辛

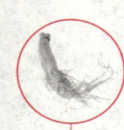

凉升散，为解肌透疹、解毒清热的要药。芍药若用赤芍，味苦性寒而入血分，清热凉血之中兼能活血，用之以解血分热毒，为佐药。炙甘草调和诸药，是为使药。四药配伍，既解肌清热，又透疹解毒，共成解肌透疹之方。

【配伍特点】辛凉解肌，解毒透疹。

【临床应用】

1. 辨证要点　本方主治麻疹初起。以麻疹初起、疹发不透、舌红、脉数为辨证要点。

2. 加减变化　若麻疹初起，疹出不透者，宜加薄荷、蝉蜕、牛蒡子等，透疹清热；若风寒袭表，不能透发者，宜加防风、荆芥、桱柳以发表透疹；若热盛口渴心烦者，可加竹叶、芦根以生津清热除烦；麻疹未透，色深红者，宜加紫草、牡丹皮、大青叶以凉血解毒。

3. 现代运用　本方常用于麻疹、带状疱疹、单纯性疱疹、水痘、急慢性肠炎等，证属邪郁肌表、肺胃有热者。

4. 使用注意　疹出已透，或疹毒内陷而见气急喘咳者不宜使用。

【验案】著名内科专家祝谌予医案

宋某，男，2岁。1965年2月19日，发热6天，出疹3天，喘憋1天，伴腹泻纳差，精神萎靡，诊断为麻疹合并肺炎收入院。患儿喘促，鼻翼翕动，精神差，大便稀，日3~4行。鼻唇干，舌红苔少，脉细数。查体：体温39.3℃，头面及躯干疹点稀少，稍暗。咽红，双肺后下中小水泡音，心率140次/min，腹软，肝未触及。辨证属麻毒闭肺，热伤阴液。予升麻葛根汤加味。处方：升麻、芍药、炙甘草各8g，葛根10g。服药2剂，喘咳减，大便次数少，仍高热，汗出，烦躁，口渴喜饮，口糜，便溏，舌红绛少苔，脉数，毒热炽盛，心胃之火上炎，予以清热解毒，凉血降火法。处方：白人参（另煎）、川连、生甘草各3g，生石膏15g，犀角粉（代）（冲）1g，鲜生地黄、大青叶、生谷芽各9g，知母、牡丹皮、淡豆豉、青黛各6g，葱白15克。上方服1剂后，高热减，去犀角粉继续调理，于3月2日出院。

【歌诀】

太平升麻葛根汤，

芍药甘草共成方。

麻疹初起出不透，

解肌透疹用此方。

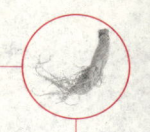

第二周 第一天

第三节　扶正解表

　　扶正解表剂，具有扶助正气，发散表邪的作用，适用于体质素虚又感受外邪的表证。此类患者，或经常感冒，或感冒后迁延难愈。对于体虚感冒，既要解表，又虑正虚。若单纯解表，则正虚不堪发散，单纯补虚，又恐恋邪，治疗必须正邪兼顾。扶正解表剂根据阴阳、气血虚弱之不同，以解表药分别配伍益气、助阳、滋阴、养血等药物组成方剂。代表方如败毒散、加减葳蕤汤、再造散等。

败毒散

【方源】《小儿药证直诀》

【组成】羌活、独活、川芎、柴胡、前胡、枳壳、茯苓、桔梗、红参（另煎）各6 g，蜜甘草、生姜、薄荷（后下）各3 g。

【用法】作汤剂，水煎服，每日1剂。

【功效】散寒祛湿，益气解表。主治气虚外感风寒湿症。症见憎寒壮热，头项强痛，肢体酸痛，无汗，鼻塞声重，咳嗽有痰，胸膈痞满，舌淡苔白，脉浮而按之无力。

【方解】方中羌活善祛上半身之风寒湿邪；独活善祛下半身之风寒湿邪，两药相配，发散风寒，祛风止痛，通治一身上下之风寒湿邪，共为君药。川芎、柴胡为臣药，川芎祛风止痛、柴胡发散透表，共助君药以辛散外邪，祛风止痛。

佐以桔梗、前胡、枳壳宣肺降气，化痰止咳；茯苓健脾祛湿，杜绝生痰之源；人参益气，以红参为宜，能扶助正气以驱邪外出，使该方散中有补，不致耗伤真元，五药共为佐药。生姜、薄荷助君臣药以发散外邪；选用蜜甘草既助人参以益气和中，又能调和诸药，为使药。诸药合用，以解表为主，辅以益气，共成散寒祛湿，益气解表之剂。

【配伍特点】本方于解表祛邪之中，少佐益气扶正之品，邪正兼顾，相得益彰。

【临床应用】

1. 辨证要点　症见憎寒壮热，肢体酸痛，无汗，苔白，脉浮按之无力为其辨证要点。

2. 加减变化　若正气未虚，而表寒较甚者，去红参，加荆芥、防风以祛风散寒；气虚较重，可重用红参，加黄芪

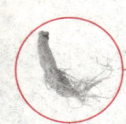

以加强补气作用；湿浊较重，肢体酸楚疼痛较重者，加威灵仙、桑枝等祛湿止痛。

3. 现代运用　本方常用于感冒、流行性感冒、皮肤瘙痒症、风湿性关节炎等，证属外感风寒湿兼有气虚者。

4. 使用注意

（1）本方原为小儿外感风寒湿兼有气虚证而设，成年人使用可增加剂量，除甘草外，其他药物可用至15 g左右。

（2）方中有甘草、红参，注意配伍禁忌。

（3）本方也可用以治疗外邪陷里而形成的痢疾初起证，使内陷之邪还从表出，表邪疏散，里滞亦除，这也称为"逆流挽舟"治法。

【验案】中医临床家蒲辅周医案

李某，男，39岁。患皮肤病，遍体生疮疖，终年此愈彼起，并患顽癣。于1970年春季就诊。视其疮疖，项部为多，顽癣则腰、腹部及大腿部丛生，粘连成片如掌大，时出黄水，奇痒难熬。久治不愈。多处求医，用过内服、外擦的多种方药，迄无效果。现诊其脉虽稍数而中露虚象，舌边有齿痕，给予人参败毒散作汤用。嘱服7剂。

半月后复诊，察顽癣有收敛现象，嘱再服半月后，察大腿部顽癣皮脱落，露出鲜红嫩肉，腰腹部亦减少。因令他长期服用，3个月后，只腰部之癣疾未愈，而频年惯发之疮疖从未发生。1972年冬季随访，腰部顽癣仍存在，而疮疖则终未再发。

【歌诀】

人参败毒草苓芍，
羌独柴前枳梗同；
薄荷少许姜三片，
时行感冒有奇功。

再造散

【方源】《伤寒六书》

【组成】煨生姜、人参、桂枝、熟附子、羌活、防风、川芎各3 g，黄芪6 g，细辛2 g，甘草1.5 g。

【用法】每日1剂，水煎服。

【功效】助阳益气，解表散寒。主治阳气虚弱，外感风寒表证。症见恶寒发热，热轻寒重，头痛项强，无汗肢冷，倦怠嗜卧，面色苍白，语言低微，舌淡苔白，脉沉无力，或浮大无力。

【方解】方中熟附子、黄芪、人参补元气，助阳气，既能助解表散寒药使邪外出，又可防辛温发汗导致阳随汗脱，皆为君药。桂枝、细辛性味辛温，助阳散寒以解风寒表邪，为臣药。羌活、川芎、防风发散风寒，解表逐邪；炒白芍酸敛和营，合桂枝调和营卫，并制约熟附子、羌活、细辛诸药的辛热温燥之性。煨生姜温胃；大枣滋脾，合以益脾胃、调营卫、助汗源，均为佐药。甘草甘缓，缓和辛温发汗之力，并有调和诸药之功，为佐使药。诸药配伍，相辅相成，共奏助阳益气，解表散寒之功。

【配伍特点】本方特点：一是汗中有补，标本兼顾，即发汗解表药与助阳益气药共用使发汗不伤正，助阳不留邪，从而达到助阳解表之功。二是散敛相合，散不伤正，少佐酸敛之品与发表散寒药同用，以制温燥辛散之性。

【临床应用】

1. 辨证要点　本方主治阳虚外感风寒证。以恶寒重、发热轻、无汗肢冷、舌淡苔白、脉浮大无力为辨证要点。

2. 加减变化　若表证轻者，去羌活、防风，加葱白、淡豆豉以防辛散太过；若阳虚明显者，加干姜、炙甘草以回阳救逆；咳嗽有痰，加紫苏叶、前胡、桔梗等宣肺化痰止咳。

3. 现代运用　本方常用于感冒、风湿性关节炎等，证属阳气虚弱、外感风寒者。

4. 使用注意　血虚感寒或湿温初起均不可使用本方。

【验案】上海中医院院长黄文东医案

张某，男，30岁。近日来身热不甚，咳喘不止，但痰吐不多，口微渴而苔薄白，病已两天，今晨身热颇壮，体温39.7℃，咽红肿痛。辨证为风热犯卫，肺失清肃，治法：宣气热兼以疏卫，凉营分以开神明。处方（再造散）：黄芪6g，人参、羌活、防风、川芎、桂枝各3g，甘草1.5g，熟附子4g，细辛2g，煨生姜5g。药后身热渐退，体温38.5℃，神志已清，咽红肿痛皆减，咳嗽减少，痰中血渍未见，昨夜已得安睡。病势好转，再以前方加减为治。5日后病已基本痊愈，仍有一二声咳嗽，原方继进3剂，再休息一周，忌荤腥甜黏之味即愈。

【歌诀】

再造散用参芪甘，
桂附姜防芎芍加；
细辛煨姜大枣入，
阳虚外感服之安。

第二天

加减葳蕤汤

【方源】《通俗伤寒论》

【组成】生葳蕤、淡豆豉各9g，苏薄荷、桔梗各5g，生葱白6g，东白薇3g，炙甘草1.5g，红枣2枚。

【用法】水煎温服，每日2次。

【功效】滋阴发汗。主治素体阴虚，外感风热证。症见头痛身热，微恶风寒，无汗或有汗不多，咳嗽，咯痰不畅，心烦，口渴咽干，舌红，脉数。

【方解】方中葳蕤味甘性寒，入肺胃经，质润柔滑，功能养阴生津，为补虚清热之品，用以润肺养胃，清热生津，为君药。葱白、淡豆豉、薄荷疏散外邪，为臣药。白薇味苦性寒，其性降泄，善于清泄伏热而不伤阴，治疗阴虚有热者尤为适宜；桔梗宣肺开结，止咳祛痰，大枣甘润养血，助葳蕤之滋阴润燥，均为佐药。甘草调和诸药，为使药。诸药配伍，养阴而不留邪，发汗并不伤阴，共奏滋阴解表之功。

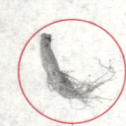

【配伍特点】本方解表与滋阴相配，使汗不伤阴，滋不碍邪。

【临床应用】

1. 辨证要点　本方对阴液亏乏、伏热内遏、风寒外束的阴虚感冒、最是对症良药。亦宜用于冬温初起、咳嗽咽干、痰不易出者。以身热微寒、咽干口燥、舌红、苔薄白、脉数为辨证要点。

2. 加减变化　若表证较重者，酌加防风、葛根以祛风解表；若心烦口渴甚者，加竹叶、天花粉以清热生津除烦；若咳嗽咽干，咳痰不爽者，加牛蒡子、瓜蒌皮以利咽化痰。

3. 现代运用　本方常用于治疗老年人及产后感冒、急性扁桃体炎、咽炎等，证属阴虚外感者。

4. 使用注意　对外感表证而无阴虚者，本方不宜使用。

【验案】中医理论家裘沛然医案

李某，男，75岁。1998年10月28日就诊。主诉发热7天，体温持续在37.5～39.7℃。曾口服康必得、感冒清热冲剂、阿莫西林、复方阿司匹林等药，并静脉滴注青霉素（800万U，每日1次）3天，静脉滴注头孢噻肟钠（3g每日1次）2天，均不见效。刻下体温38.3℃，症见发热无汗，微恶风寒，头身痛，口干，舌红少苔，脉浮细数。给予加减葳蕤汤，另加太子参、葛根、生石膏、知母、防风，以增强养阴益气，解表退热之效。患者仅服半剂，即有周身汗出，体温降至37.2℃。1剂后，热退身凉，体温正常。服至3剂，身体恢复如常。

【歌诀】

加减葳蕤有白薇，
豆豉葱白桔梗随，
草枣薄荷共八味，
滋阴发汗功可慰。

参苏饮

【方源】《太平惠民和剂局方》

【组成】人参、紫苏、干葛根、半夏、前胡、茯苓各9g，陈皮、枳壳、炒木香、炙甘草、桔梗各6g。

【用法】加生姜7片，大枣1枚，水煎温服，每日1剂。

【功效】益气解表，理气化痰。主治气虚外感风寒，内有痰湿证。症见恶寒发热，无汗，头痛，鼻塞，咳嗽痰白，胸脘满闷，倦怠无力，气短懒言，苔白脉弱。

【方解】方中紫苏叶辛温，归肺脾经，功擅发散表邪，又能宣肺止咳，行气宽中，故用为君药。臣以干葛根解肌发汗，人参益气健脾，紫苏叶、干葛根得人参相助，发散而不伤正。半夏、前胡、桔梗止咳化痰，宣降肺气；木香、枳壳、陈皮理气宽中，醒脾畅中；茯苓健脾渗湿以助消痰。如此化痰与理气兼顾，既寓"治痰先治气"之意，又使升降复常，有助于表邪之宣散、肺气之开合，七药俱为

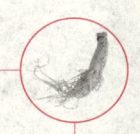

佐药。甘草补气安中，兼和诸药，为佐使。诸药配伍，共成益气解表、理气化痰之功。

【配伍特点】本方特点：一是散补并行，则散不伤正，补不留邪；二是气津并调，使气行痰消，津行气畅。

本方与败毒散皆治气虚外感风寒。败毒散所治以风寒夹湿之表证为主，气虚程度较轻，故用羌活、独活、川芎、柴胡祛邪为主；参苏饮为风寒表证，且气虚程度较重，故用紫苏叶、干葛根、人参益气解表为主，加之痰湿与气滞亦甚，则又增半夏、木香、陈皮等化痰行气之品。

【临床应用】

1. 辨证要点　本方用于体虚外感风寒，内有痰湿证。临床应用以恶寒发热、无汗、头痛、鼻塞、咳嗽痰白、胸脘满闷、倦怠无力、气短懒言、苔白脉弱为辨证要点。

2. 加减变化　若恶寒发热、无汗等表寒证重者，宜加荆芥、防风、葛根；头痛甚者，可加川芎、白芷、藁本以增强解表止痛作用；气滞较轻者，可去木香以减其行气之力。

3. 现代运用　本方常用于感冒、上呼吸道感染等，证属气虚外感风寒兼有痰湿者。

【验案】国家级著名老中医邓铁涛医案

李某，初诊于1997年9月3日。诊见患者面色淡白无华，精神疲乏，形体瘦弱，声低息短，其整个形象就是一个弱老头状态。恶寒发热，咳嗽痰多，头痛，舌淡苔薄白，脉沉细。辨证：体虚外感风寒。治法：益气升清，温中固摄。予以参苏饮。处方：人参、紫苏、干葛根、半夏、前胡、茯苓各9g，陈皮、枳壳、炒木香、炙甘草、桔梗各6g。

二诊：9月13日，诉服药后症状减轻，原方再进6剂。

三诊：9月23日，诉饮食、精神明显增进。拟上方再进10剂，巩固疗效。后患者专至门诊部告知，饮食进一步好转，身体恢复正常。

【歌诀】

参苏饮内用陈皮，
枳壳前胡半夏齐；
干葛木香甘桔茯，
气虚外感最相宜。

第三天

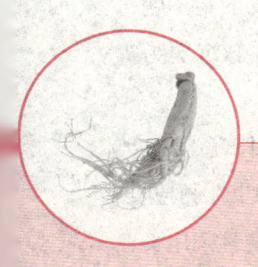

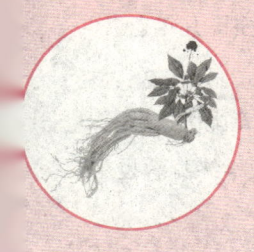

第二章 泻下剂

凡以泻下药为主，具有通导大便、荡涤实热、排除积滞、攻逐水饮等作用。用以治疗里实证的一类方剂，称为泻下剂。根据泻下剂的不同作用，可分为寒下剂、温下剂、润下剂、逐水剂和攻补兼施剂，分别适应热结证(便秘，伴壮热烦渴，苔黄脉数等)、寒结证(便秘，伴畏寒肢冷，脘腹冷痛，脉沉)燥结证(便秘，伴肠燥津亏等里实证)、里实证虚便秘，水结证(水肿，腹胀，二便不利)。其治疗范围以现代医学的消化系统病证为主。以大承气汤、大黄附子汤、麻子仁丸、增液承气汤、十枣汤等为代表方。

泻下剂用于里实证，若表邪未解，里实已成，宜先解表、后治里，或表里双解。泻下剂除润下剂外，其余剂型性均峻烈，年老体虚、孕妇、产妇、女性月经期、病后伤津亡血者，均慎用或禁用。凡重症、急症而必须急下者，可加大剂量煎成汤剂服用；病情控制后逐渐减少攻下药，酌情加入健脾和胃之剂，防止攻伐过度；若病情较缓，只须缓下者，药量不宜过大，可制成丸剂服用。服药期间忌食油腻辛辣和不易消化的食物，以防重伤胃气。另外，泻下剂易伤胃气，得效即止。

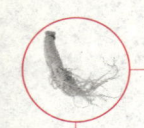

第一节 寒下

寒下剂适用于里热实积证。主要症状表现为大便秘结、腹部胀满疼痛，甚或潮热、舌苔厚、脉实等。组方以寒下药物为主，如大黄、芒硝等。代表方有大承气汤、大黄牡丹汤等。

大承气汤

【方源】《伤寒论》

【组成】大黄（后下）、枳实（麸炒）各12g，厚朴24g，芒硝（冲服）9g。

【用法】水煎服，大黄后下，芒硝溶化。

【功效】峻下热结，行气导滞。主治：①阳明腑实证。症见大便不通，脘腹胀满，腹痛拒按，按之硬，甚至潮热谵语，手足汗出，舌质红，苔黄燥起刺或焦黑燥裂，脉沉实。②热结旁流证。症见下利清水，色纯青，气味臭秽，脐腹疼痛，按之坚硬有块，口干舌燥，脉滑实。

【方解】方中大黄宜生用后下，取其苦寒降泄，荡涤胃肠热结之强为君药。以咸寒软坚润燥之芒硝为臣，与大黄相须为用，增其峻下热结之力。厚朴宜生用，枳实宜麸炒，二者相配善于下气导滞、消痞除满为佐药，助大黄、芒硝泻下，诸药配伍，共奏急下热结之效。

【配伍特点】本方泻下与行气并重，共成峻下热结、行气导滞之剂。

【临床应用】

1. 辨证要点　以便秘或下利不畅，腹痛拒按，舌苔焦黑而干，脉沉实为辨证要点。

2. 现代运用　本方常用于急性单纯性肠梗阻、粘连性肠梗阻、蛔虫性肠梗阻、急性胆囊炎、急性胰腺炎、急性阑尾炎、急性细菌性痢疾等，证属阳明腑实证者。

3. 使用注意

（1）本方原方用量较大，临床可根据病情和患者体质适当减小剂量。

（2）本方药力峻猛，泻下力强，易伤正气，应中病即止，慎勿过剂。凡年老、体弱以及孕妇等均应慎用。

（3）方中有芒硝，应注意配伍禁忌。

【验案】北京中医药大学终身教授赵绍琴医案

陈某，男，17岁。1988年6月7日初诊。患者经常不吃早餐，喜辛辣饮食，经常吃方便面喝碳酸饮料，因中考繁忙，半个月来未排便，自觉腹胀难忍，做X线钡剂检查显示肠内积气较多，未见液平面，予2瓶甘露醇灌肠，排便出，症状略缓解，然此后又无排便，且腹胀加重。诊时患者腹胀，无明显疼痛，偶有排气，无恶心呕吐，伴反酸、嗳气，食少纳呆，口干，乏力，喜冷饮，夜眠不足但质量尚可，小便正常，其体格偏瘦，营养状态欠佳，舌薄质淡绛，苔白，脉沉弦。诊其为脾约型便秘。治法：消食健脾，活血行气。处方：大承气汤。取6剂，每日1剂，水煎服，同时嘱患者调情志，忌生冷油腻。服药后复诊，患者症状减轻，查其舌体瘦，质淡绛，苔薄白，脉沉弦，上方加桃仁、神曲、麦芽各15 g，肉苁蓉10 g，3剂。药用完后大便每日1次。

【歌诀】

　　大承气汤用硝黄，
　　配伍枳朴泻力强；
　　痞满燥实四症见，
　　峻下热结宜此方。

大黄牡丹汤

【方源】《金匮要略》

【组成】芒硝、桃仁各9 g，牡丹皮3 g，大黄12 g，冬瓜子30 g。

【用法】每日1剂，水煎服，大黄共煎，芒硝溶化。

【功效】泻热破瘀，散结消肿。主治肠痈初起，湿热瘀滞证。症见右下腹疼痛拒按，甚或局部有痞块，或右足屈而不伸，伸直则牵引痛剧，发热、恶寒、自汗出，舌苔黄腻，脉滑数。

【方解】方中大黄宜用生品，取其泻热逐瘀之力，清泻湿热瘀毒。桃仁破血散瘀，与大黄相配，泻热逐瘀，共为君药。芒硝清热泻下，软坚散结，助大黄荡涤实热而速下；牡丹皮凉血散瘀、消肿，助君药活血逐瘀而通滞，共为臣药。方中冬瓜子，清肠中湿热，排脓散结消痈，为佐药。诸药合用，共奏泻热破瘀，散结消肿之效。

【配伍特点】本方泻下、清利、破瘀合用，使湿热瘀毒从肠道而去，共奏泻热之效。

【临床应用】

1. 辨证要点　以右下腹痛拒按，右足屈伸痛甚，舌苔薄黄腻，脉滑数为辨证要点。

2. 加减变化　若热毒较甚者，加金银花、败酱草以加强清热解毒之功；血瘀较重者，加赤芍、醋乳香、醋没药等以活血化瘀。

3. 现代运用　本方常用于慢性阑尾炎、盆腔炎、慢性前列腺炎、肠梗阻、急性胆囊炎、化脓性扁桃体炎等，证属湿热瘀血者。

4. 使用注意　①肠痈溃后忌用；②老年人、孕妇、产后妇女应忌用；③方中含芒硝，应注意配伍禁忌。

【验案】中医药专家何炎燊医案

朱某，34岁，初诊于1979年7月3日。5月15日妊娠50天行人工流产

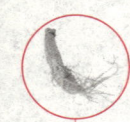

术，术后恶露16天净，小腹时有隐痛，腰酸。6月8日经转，腹痛明显，血量偏多。6月11日起腹痛加重，伴畏寒发热，体温38.5℃，去医院检查诊断为急性盆腔炎，静脉滴注抗生素后体温渐正常。6月21日B超示：右附件见5.7cm×5.0cm×5.3cm囊性为主混合性包块，左附件见5.2cm×3.8cm×3.3cm不均质包块，边界尚清，子宫正常大，提示：双附件可能为炎性包块。妇科检查：宫体前位，略大，活动，左侧触及鸡蛋大小块与宫体粘连，右侧可及一鸭蛋大小肿块，压痛（＋）。证见小腹两侧掣痛，腰酸，舌红苔黄腻，脉弦细。诊断：盆腔炎（盆腔炎性包块）。辨证：湿瘀互结，蕴而化热。治法：清热化湿，活血祛瘀。处方：大黄牡丹汤，加柴胡10g，半边莲15g，败酱草20g，白花蛇舌草30g，生甘草5g，6剂。患者服完药后腹痛减轻，苔已薄，改以扶正祛瘀，以黄芪建中汤合红藤汤化裁，加血竭、制没药，上方连续服用3剂，B超复查，双卵巢正常大小，附件未见异常。

【歌诀】

金匮大黄牡丹汤，
桃仁瓜子芒硝囊。
肠痈初起腹按痛，
泻热逐瘀自能康。

第四天

大陷胸汤

【方源】《伤寒论》

【组成】生大黄（去皮）、芒硝各10g，甘遂1g。

【用法】生大黄水煎，溶芒硝，冲甘遂末服。

【功效】泻热逐水。主治水热互结之结胸证。症见心下疼痛，拒按，按之硬，或从心下至少腹硬满疼痛，手不可近。伴见气短烦躁，大便秘结，舌燥而渴，日晡小有潮热，舌红，苔黄腻或滑，脉沉紧或沉迟有力。

【方解】方中甘遂味苦寒泻热，陷胸破结，是以甘遂为君；芒硝咸寒软坚泻热，是以为臣；大黄苦寒沉降，荡涤邪寇，是以为佐。诸药之中，此为快剂。伤寒错恶，结胸为甚，非此汤则不能通利之。剂大而数少，取其迅疾，分解结邪，此奇方之制也。本方煎法为大黄先下，乃取其"治上者治宜缓"之意。

【配伍特点】本方逐水与泻热并施，使水热之邪从二便速出。

【临床应用】

1. 辨证要点　临床应用以心下硬满、疼痛拒按、便秘、舌燥、苔黄、脉沉有力为辨证要点。

2. 现代运用　本方常用于急性胰腺炎、急性肠梗阻、肝脓疡、渗出性胸膜炎、

第二章 泻下剂

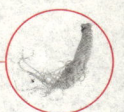

胆囊炎、胆石症等，证属水热互结者。

【验案】中医药专家焦树德医案

王某，男，45岁。主诉：12日前出现右下腹疼痛，曾患阑尾炎用青霉素治疗9日，右下腹疼痛消失，但出现右胁及腹部胀痛，大便秘结，肛门急胀，曾用小柴胡汤加大黄服药3日，病情未见好转。症见：右胁及腹胀痛，嗳气纳差，恶心欲吐，精神萎靡、目黄、尿黄、便秘、肛门急胀，舌红苔黄腻，脉弦数。B超检查示：急性胆囊炎、右肝管结石。诊断：急性胆囊炎。辨证：肝胆湿热，大肠热结。治法：疏肝利胆，清热泻下。处方：生大黄（去皮）、黄芩、芒硝各10 g，甘遂1 g，柴胡15 g，枳实、炒黄连、川厚朴、郁金、白芍各12 g，甘草3 g。水煎服，每日1剂，分3次服。次日药后，腹泻3次，腹胀痛及右胁痛大减，食欲转佳，精神好转，苔黄厚腻退化，脉弦缓。大陷胸汤加茯苓、茵陈各15 g调治1周，症状全部消失。

【歌诀】

大陷胸汤治结胸，
心坚硬满便难通；
泻热逐水为峻剂，
芒硝甘遂大黄共。

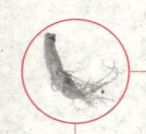

第二节 温下

温下剂，适用于里寒积滞实证，症见大便秘结，腹部胀满，腹痛喜温，手足不温，苔白滑，脉沉紧等。治疗时单纯祛寒，积滞难去；仅予通下，沉寒不除，故应以温里散寒与通下并用。本类方剂常用温下药巴豆为主，或以泻下药大黄配伍温里药附子、干姜而成。此类病症的病机多为寒凝气滞，或兼脾弱气虚，故又常配合厚朴、木香等理气行滞，或人参、白术等健脾补气之品。代表方有大黄附子汤、温脾汤等。

大黄附子汤

【方源】《金匮要略》

【组成】大黄9 g，炮附子12 g，细辛6 g。

【用法】水煎服，每日1剂。

【功效】温里散寒，通便止痛。主治寒积里实证。症见腹痛便秘，或胁下偏痛，发热，手足厥冷，舌淡苔白腻，脉弦紧。

【方解】方以大黄、附子共为君药，大黄泻下通便，荡涤积滞；重用辛热之附子，温里祛寒，止腹胁疼痛。臣以细辛辛温宣通，散寒止痛。大黄性味虽属苦寒，但与附子、细辛相配，则寒性被制而泻下之功犹存，乃祛寒性取泻下之法。三药并用，寒积兼顾，共奏温里散寒，通便止痛之功。

【配伍特点】本方苦寒泻下药与温里祛寒药同用，且方中附子用至12 g，重在制约大黄寒性，意在温阳通便，以取温下之功。

【临床应用】

1. 辨证要点　本方主治寒积里实证。运用以腹痛、便秘、四肢不温、舌苔白腻、脉弦紧为辨证要点。

2. 加减变化　若腹痛甚，喜温喜按，加肉桂、乌药以温里祛寒止痛；若腹胀甚，加厚朴、枳实以行气导滞；素体虚弱者，可用制大黄，以缓大黄泻下之势；体虚弱甚者，加党参、黄芪、白术、当归以益气养血。

3. 现代运用　本方常用于便秘、急性阑尾炎、急性肠梗阻、急腹症、肝脓肿、急性胰腺炎、胆绞痛、慢性肾衰竭、尿毒症等，证属寒积里实者。

4. 使用注意　临证运用，大黄用量一般不宜超过附子。

【验案】国医大师方和谦医案

第二章 泻下剂

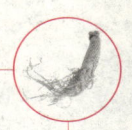

周某，女，20岁。因食腐烂变质香蕉而出现呕吐、腹泻、泻下脓血便，伴里急后重，发热，当时诊为"痢疾"。给予西药治疗，腹泻止，高热退，但出现胁肋疼痛、低热、纳差、口干苦等症，迁延不愈，伴月经闭，有白带，质黄稠。查患者肝区，触之热且痛，脉细数微弦，舌质淡红，苔稍腻黄，B型超声示肝脓肿（肝右前叶可发现72mm×54mm大小类圆形低回声区）。辨证：湿热疫毒结于肝，气滞血瘀。治法：疏肝清热，解毒排脓，理气活血，佐以利湿止痛。处方：大黄附子汤加味，大黄9g，炮附子12g，细辛6g，柴胡、郁金各15g，鱼腥草、蒲公英各30g。水煎服，每日1剂。服9剂后胁痛除，月经来潮，无明显不适；继服40余剂，诸症消除。B型超声示：肝轮廓清晰，边缘整齐，被膜光滑，肝脓中痊愈。

【歌诀】

大黄附子细辛汤，
温下治法代表方；
冷积内结成实证，
腹痛便秘服之康。

第五天

温脾汤

【方源】《备急千金要方》

【组成】大黄15g，当归、干姜各9g，附子、人参、芒硝、甘草各6g。

【用法】水煎服，每日1剂。

【功效】攻下寒积，温补脾阳。主治脾阳不足，寒积内停证。症见便秘腹痛，脐周绞痛，绕脐不止，手足不温，苔白不渴，脉沉迟。

【方解】方中大黄泻下积滞；附子温暖脾阳，并止腹痛，共为君药。芒硝泻下软坚，助大黄通便之功；干姜温中祛寒，协附子温阳之力，为臣药。姜、附并用，尚可制约硝、黄寒凉之性。脾阳不足，气血亦虚，故佐以甘温之人参益气健脾，当归滋养营血，既兼顾正虚，又使下之不伤正。甘草助人参益气健脾，又能调和诸药为使。全方配伍，使脾阳复，寒邪去，积滞通，则诸症悉愈。

【配伍特点】本方温补脾阳与攻下寒积合法，寓温补于攻下之中，具有温阳祛寒、下不伤正之特点。

【临床应用】

1. 辨证要点　本方主治脾阳不足，寒积内停证。以腹痛、便秘、四肢不温、苔白、脉沉迟为辨证要点。

2. 加减变化　若腹中胀痛者，酌加厚朴、枳实、木香以行气止痛；腹部冷痛者，酌加肉桂、乌药、小茴香以温中止痛。

3. 现代运用　本方常用于便秘、急性单纯性肠梗阻、慢性肾功能不全、慢性结肠炎、单纯性动力不全性肠梗阻等，证属脾阳不足、冷积内停者。

4. 使用注意　热结里实和津液亏虚

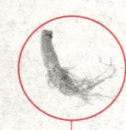

之便秘，禁用本方。

【验案】著名中医学家李振华医案

黄某，女，40岁。患者便秘8年，平素依赖西药果导片、双醋芬汀或中成药牛黄解毒片、上清丸、麻仁丸等维持，若不用药，五七日不排大便，腹部胀满，苦不欲言，因久用泻下攻伐之剂，脾胃大伤，纳食不馨，面色萎黄，神疲乏力，舌淡苔薄白，脉沉细。中医诊断为顽固性便秘。处方：方用温脾汤加味。大黄15 g，当归、干姜各9 g，附子、人参、芒硝、甘草各6 g，党参12 g，生白术50 g，炒枳实、葛根各10 g。

每日1剂，水煎服，药服5剂，胀满好转，大便3日1次，纳食增加。续服5剂，腹胀消失，大便2日1行，减白术量为30 g，守方又服10剂，大便每日1次，诸症全除，面转红润。嘱以香砂六君子丸善后。随访2年，无复发。

【歌诀】

温脾附子与干姜，

归草人参硝大黄；

寒热并进补兼泻，

攻下冷积振脾阳。

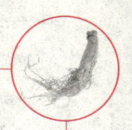

第三节 润下

本类方剂多由以下药物构成：①润下药，如火麻仁、郁李仁等，以润滑大肠，促使排便。②行气药，如枳实、陈皮等，兼顾六腑以通为用的生理特点。③滋阴养血药，如白芍、当归等，补充亏损之阴津。④消除病因药，因热邪伤津者，可酌配寒下之大黄、芒硝，既可通便，又能泻热；因肾阳不足者，伍温补肾阳之肉苁蓉、锁阳等；因脾胃气虚者，遣健脾补气之黄芪、白术等。

润下剂适用于肠燥津亏、大便秘结证。其病机有因胃肠燥热、热灼津伤、肠道失润；有因肾阳不足、津液不布、肠道失润。属前者可见大便干结，小便短赤，面赤口干，舌苔黄燥，脉滑实；属后者可见大便秘结，小便清长，面色苍白，腰膝酸软，手足不温，舌淡苔白，脉迟。

润下剂代表方是麻子仁丸、济川煎。

麻子仁丸

【方源】《伤寒论》

【组成】火麻仁、大黄（去皮）各100g，芍药、炙枳实、厚朴炙（去皮）、杏仁（去皮）各25g。

【用法】上六味研末，蜜制为丸，如梧桐子大，每次服9g，每日服3次。

【功效】润肠泻热，行气通便。主治胃肠燥热、肠道失润证。症见大便干结，腹微满，口干欲饮，舌苔微黄，脉细涩。

【方解】方中火麻仁性味甘平，质润多脂，功能润肠通便，为君药。杏仁既润肠通便，又肃降肺气；白芍滋阴养血，共为臣药。大黄、枳实、厚朴泻热通便，行气除满，为佐药。蜂蜜甘润，助火麻仁润肠，并缓和大黄攻下之力，为佐使。诸药合以为丸，使肠热得清，肠燥得润，则大便得行。

【配伍特点】本方润肠补阴药与行气导滞药相伍，则润而不腻；苦寒攻下药与补血养阴药相配，则攻下不伤正。

【临床应用】

1. 辨证要点　本方为治肠燥津亏便秘的常用方，又是润下的代表方。以大便秘结、腹微满、舌苔微黄为辨证要点。

2. 加减变化　若燥热伤津较甚者，可加生地黄、玄参、麦冬以清热增液；素体阴虚，或年老津亏，或产后失血等

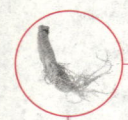

原因，导致津枯便秘，宜去大黄，加润肠通便之郁李仁、松子仁等。此外，痔疮便秘，并兼便血者，可加桃仁、当归养血和血，润肠通便；加槐花、地榆凉血止血。

3. 现代运用　本方常用于习惯性便秘、痔疮便秘、老人与产后便秘等，证属肠燥津亏者。

4. 使用注意　本方虽为润肠缓下之剂，但含有攻下之大黄，故年老体虚，津亏血少者慎用，孕妇禁用。

【验案】中医药专家何炎燊医案

刘某，女，29岁。来中医科求治。患者体质中等，面色略显苍白虚肿，自汗，舌质偏红，苔微黄，脉细弱。又诉大便五日一行，质地干硬。思此证尿失禁、频数、大便秘结、自汗，与脾约证相似，尿失禁乃系小便频数之甚者，乃投麻子仁丸加味：火麻仁15 g，大黄8 g，枳实10 g，杏仁、芍药、厚朴、金樱子各12 g，4剂。

3月12日复诊，谓服药后大便通畅，小便即恢复正常。停药后大便又干结难下，小便也不能自控。药证相符，嘱常服麻子仁丸，保持大便通畅，携药回家。后托人来告，病愈两月，未再复发。

【歌诀】

麻子仁丸治脾约，
枳朴大黄麻杏芍。
胃燥津亏便难解，
润肠通便脾约济。

第三周　第一天

济川煎

【方源】《景岳全书》

【组成】当归10 g，牛膝6 g，肉苁蓉8 g，泽泻4.5 g，升麻2 g，枳壳3 g。

【用法】每日1剂，水煎，饭前服。

【功效】温肾益精，润肠通便。主治肾阳不足，精津亏损证。症见大便秘结，小便清长，腰膝酸软，头目眩晕，舌淡苔白，脉沉迟。

【方解】方中肉苁蓉温肾益精，润肠通便，为君药。当归补血润燥，润肠通便；牛膝性善下行，功能补肝肾，强腰膝，二药补肾润肠以通便，为臣药。枳壳下气宽肠；泽泻淡渗利湿；升麻升发清阳，清阳升则浊阴自降，相反相成，以助通便之效，以上共为佐药。诸药合用，使肾阳充足，气化复常，津布肠润而便秘得解。

【配伍特点】本方温肾通便，标本同治，治本为主；寓通于补，寄降于升。

【临床应用】

1. 辨证要点　本方为治肾虚便秘的常用方。以大便秘结、小便清长、腰膝酸软、舌淡苔白、脉沉迟为辨证要点。

2. 加减变化　针对肾虚精亏甚者，加熟地黄、枸杞滋补肾精；针对肠燥便秘甚者，加火麻仁、郁李仁润肠通便；针对气虚之神疲乏力者，加人参、白术益气健脾。

3. 现代运用　本方常用于老年人便秘、习惯性便秘、产后便秘等，证属肾虚精亏肠燥者。

4. 使用注意　本方偏于温补，凡热邪伤津及阴虚者忌用。

【验案】上海中医院院长黄文东医案

池某，男，65岁。1997年10月12日初诊。患者原有高血压病史五年，近一月来自感头晕目眩，耳如蝉鸣，乏力懒动，食纳欠馨，腰膝酸软，大便秘结，小便清长，手足怕冷，舌淡，脉沉细。证属：肾精亏虚，腑气不通。治法：温肾益精，润肠通便。处方：当归10 g，牛膝6 g，肉苁蓉8 g，泽泻4.5 g，升麻2 g，枳壳3 g，杜仲10 g，淫羊藿、枸杞子各15 g。服三剂药后大便通畅，眩晕、腰膝酸软较前好转，唯耳鸣不减。守方续服一周后耳鸣渐少，大便趋于正常，守方加减连服三月，诸症消失而愈。随访一年，未见复发。

【歌诀】
济川归膝肉苁蓉，
泽泻升麻枳壳从。
肾虚尿长又便秘，
寓通于补法堪宗。

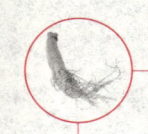

第四节 逐水

逐水剂具有攻逐水饮的作用，能使体内积水通过大小便排出，从而达到消除积水肿胀的目的。适用于水饮壅盛于里的实证。症见胸胁引痛，或水肿腹胀、二便不利、脉实有力等。其方剂常以峻下药如大戟、芫花、甘遂、牵牛子等为主，配伍养胃扶正之品如大枣，行气之品如大腹皮、槟榔、青皮、陈皮等组成。代表方如十枣汤等。

十枣汤

【方源】《伤寒论》

【组成】芫花、甘遂、大戟各10 g。

【用法】共为极细末，或装入胶囊，每次0.5～1 g，每日1次，于清晨空腹时以大枣10枚煎汤送服。

【功效】攻逐水饮。主治：①悬饮。症见咳唾，胸胁引痛，心下痞硬，干呕短气，头痛目眩，或胸背掣痛不得息，舌苔滑，脉沉弦；②水肿。症见一身悉肿，尤以身半以下肿甚，腹胀喘满，二便不利。

【方解】方中甘遂苦寒有毒，善行经隧络脉之水湿。大戟苦寒有毒，善泻脏腑之水邪。芫花辛温有毒，善消胸胁伏饮痰癖。三药峻烈，各有专攻，合而用之，能引起剧烈腹泻，将胸腹积水迅速攻逐体外。但三药有毒，峻猛伤正，故用10枚大枣煎汤送服，以其甘温缓和之性，一则制诸药之毒，缓和其峻猛之势，二则顾护脾胃，使下不伤正。

【配伍特点】本方逐水峻品与大枣相配，既培土制水，相须增效，又邪正兼顾制毒缓峻，使祛邪而不伤正。

【临床应用】

1. 辨证要点　本方为攻逐水饮之峻剂。以咳唾，胸胁引痛，或水肿腹胀、二便不利，脉沉弦为辨证要点。

2. 加减变化　一是诸药有毒，若入汤剂则难控剂量，且方中甘遂的有效成分难溶于水，故以散剂用大枣煎汤送服为佳；二是用量应从小量（0.5～1 g）开始，清晨空腹服用，并视利下次数多少、病情轻重、患者体质强弱而增减其用量，一般以日利下5～7次为用量适中；三是利下后应食糜粥调养脾胃，或交替服用健脾补益之剂以扶助正气。

3. 现代运用　本方常用于渗出性胸膜炎、肝硬化腹水、肾炎水肿、晚期血吸虫病所致的腹水等。

4. 使用注意　孕妇禁用。

【验案】国家级著名老中医丁济民医案

刘某，女，19 岁。1986 年 3 月 12 日初诊。患者 1 年前因患急性肾炎，曾在某医院就诊，服西药对症治疗，症状稍见好转。但每因劳累后导致下肢水肿，伴腰膝酸软，时见腰痛，疲倦少寐，头晕耳鸣，纳少腹胀，小便短少，面色萎黄，查尿蛋白（+），舌红苔腻，脉沉细弱。诊断为水肿。辨证：脾肾两虚。治法：健脾益肾，清热利湿，升清降浊。处方：芫花、甘遂、大戟各 10g。共为极细末，每次 1g，每日 1 次，于清晨空腹时以大枣 10 枚煎汤送服。

4 月 23 日二诊：每周来复诊 1 次，经服药 40 天后，患者精神状态明显好转，上课能专心听讲，头晕、耳鸣、腹胀症状消失，小便自调，查尿蛋白（-），劳累后偶尔下肢仍见轻度水肿，睡眠不实。嘱劳逸结合，注意休息，进食低盐饮食。上方加生姜 3 片，大枣 5 枚以调和药性，继服 1 个月。

5 月 7 日三诊：患者精神好，面色红润，水肿消失，睡眠正常，复查尿蛋白（-）。嘱继续服前药 1 个月以巩固疗效。1 年后随访，症状未见反复。

【歌诀】

十枣逐水效堪夸，

大戟甘遂与芫花。

悬饮内停胸胁痛，

大腹肿满用无差。

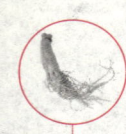

第二天

第五节　攻补兼施

　　攻补兼施剂，以攻下药与补虚药配伍组成，适用于里实正虚之大便秘结证。症见腹满便秘兼有气血津液不足之表现。若纯攻则正气更伤，纯补则里实不去，唯有攻补兼施，邪正兼顾，方可两全。常以大黄、芒硝等攻下药配伍人参、当归、生地黄、玄参等补益药组成方剂。代表方如黄龙汤、增液承气汤。

黄龙汤

【方源】《伤寒六书》

【组成】大黄、当归各9g，芒硝12g，枳实6g，厚朴、桔梗、甘草各3g，人参6g，生姜3片，大枣2枚。

【用法】水煎服，每日1剂。

【功效】泻热通便，益气养血。主治阳明腑实，气血不足证。症见自利清水，色纯青，或大便秘结，脘腹胀满，腹痛拒按，身热口渴，神疲少气，谵语，甚则循衣摸床，撮空理线，神昏肢厥，舌苔焦黄或焦黑，脉虚。

【方解】方中大黄、芒硝、枳实、厚朴泻热通便，荡涤肠胃实热积滞（急下以存正气）。人参、当归益气养血，扶正以利祛邪，下而不伤正。桔梗开肺气以通畅腑，合之大黄，上宣下通，以通为主。生姜、大枣、甘草助人参、当归补益气血，甘草又能调和诸药，诸药合用，既攻下热结，又补益气血，为攻补兼施之良方。

【配伍特点】本方特点有两个：一为泻热通便药与益气补血药相配，攻补兼施，重在攻下；二为泻热通便药与开宣肺气药、和胃药相伍，则肺肠同治，胃肠并调，协同增效。

【临床应用】

1. 辨证要点　本方为治疗阳明腑实兼气血不足证的常用方。临床以大便秘结，或自利清水、腹痛拒按、身热口渴、体倦少气、舌苔焦黄、脉虚数为辨证要点。

2. 加减变化　老年气血虚者，去芒硝，以减缓泻下之力，加火麻仁、白芍或适当增加人参、当归用量以加强补虚扶正之力。

3. 现代运用　本方常用于伤寒、副伤寒、流行性脑脊髓膜炎、流行性乙型脑炎、老年性肠梗阻等，证属阳明腑实，

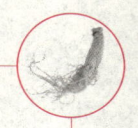

而兼气血不足者。

【验案】北京中医药大学教授吕和仁医案

张某，男，57岁。1988年1月4日初诊。患者自诉胃脘痞满、疼痛2年，加重1个月。2年前由于饮食、喝酒、吸烟等不良习惯，开始出现胃部胀满不适，偶伴胃灼热、嗳气、疼痛，生气及食冷后明显，未到医院系统检查治疗，只间断服用过"疏肝健胃丸、快胃片、胃速乐"等药物治疗，病情无明显好转，且逐渐加重趋势。1个月前自觉胃脘部痞满，较前加重，且疼痛明显。中医诊断为痞满。辨证：肝郁犯胃，浊毒内伏。治法：疏肝健脾，活血止痛。处方：黄龙汤加味，大黄、当归各9g，芒硝12g，枳实6g，厚朴、桔梗、甘草各3g，人参6g，生姜3片，大枣2枚，百合、紫豆蔻、郁金、金银花、茵陈各12g。水煎服，每日1剂。服上药后，自觉胃脘痞满、口中黏腻较前减轻，仍疼痛、纳呆。继服上药10剂后，各种不适症状消失，身体康复。

【歌诀】

黄龙汤中大承气，
人参当归甘草系。
阳明腑实气血弱，
攻补兼施作用强。

增液承气汤

【方源】《温病条辨》

【组成】玄参30g，麦冬、地黄各24g，大黄9g，芒硝4.5g。

【用法】每日1剂，水煎服，大黄后下，芒硝用药汁溶化。

【功效】滋阴增液，泻热通便。主治热结阴亏证。症见大便秘结，下之不通，脘腹胀满，口干唇燥，舌红苔黄，脉细数。

【方解】方中重用玄参为君，滋阴泻热通便。麦冬、地黄为臣，滋阴生津，君臣相合，即增液汤，功能滋阴清热，增液通便；佐以大黄、芒硝泻热通便、软坚润燥。诸药合用，共奏滋阴增液，泻热通便之效。

【配伍特点】本方重用养阴与寒下之品，攻补兼施，共成"增水行舟之剂"。

【临床应用】

1. 辨证要点　以燥屎不行，下之不通，脘腹胀满，口干唇燥，苔黄，脉细数为辨证要点。

2. 加减变化　本方主要用于温病后期，津液损伤后，又内有积滞的病证，偏于阴亏者，应重用玄参、麦冬、地黄；偏于积滞者，则重用大黄、芒硝。

3. 现代运用　本方常用于习惯性便秘、痔疮便秘、急性传染病高热期、流行性出血热少尿期、大叶性肺炎、产后尿闭、颅脑术后昏迷等，证属阴虚热结者。

4. 注意事项

（1）本方用于燥结太甚，得下后应停服，以免攻伐太过；本方寒凉甘润，不宜用于肾阳不足或脾气亏虚之便秘者。

（2）方中有玄参、芒硝，应注意配

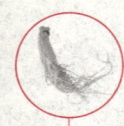

伍禁忌。

（3）大黄后下前应浸泡30分钟。

【验案】南京中医药大学教授周仲英医案

黄某，男，71岁。1999年10月8日初诊。患者4个月前不明原因开始大便干结，有时长达1周不能自排，曾在某医院灌肠等，治疗效果不佳，前来我院要求中医治疗。经用滋阴降火攻下之品（药有大黄、玄参、生地黄等），服后效果仍不理想，邀会诊。诊时患者面色无华萎黄，纳差，便秘，小便正常，唇淡、舌嫩、色暗红，苔黄浊厚，脉右虚大，左沉虚。诊断为便秘。辨证：脾气虚，肠道闭阻。治法：益气健脾，润肠通便。处方：玄参30 g，肉苁蓉15 g，麦冬、地黄各24 g，大黄9 g，芒硝4.5 g。每日1剂，水煎服，大黄后下，芒硝用药汁溶化。同时嘱患者可轻按肾俞穴以下至尾闾，顺20次，逆20次，悬灸此部位亦可。

二诊时患者自述服上方1剂后即自行排便，胃纳好转，舌嫩、色暗红，苔薄白。自此，每天早晨都有排便，患者要求出院，嘱继服前方。

【歌诀】

　　增液承气参地冬，
　　硝黄加入五药供。
　　热结阴亏大便秘，
　　增水行舟肠腑通。

第三章 和解剂

第三天

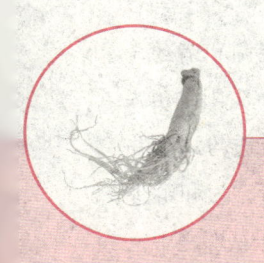

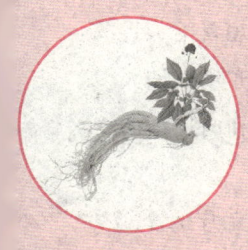

凡具有和解少阳、调和肝脾、调和寒热等作用，治疗伤寒邪在少阳、肝脾不和、肠胃不和、寒热错杂等证的方剂，统称为和解剂。和解剂原为治疗伤寒邪入少阳而设。少阳属胆，位于半表半里，既不宜发汗，又不宜泻下，唯有和解之法最为适当。胆附于肝，生理上互为表里，疾病时相互影响，且又常累及脾胃，致肝脾不和；若中气虚弱，寒热互结，又可致肠胃不和。故和解剂中，除和解少阳以治少阳病证外，还包括调和肝脾以治肝郁脾虚、肝脾不和证；调和寒热以治寒热互结，肠胃不和证。所以本章分为和解少阳、调和肝脾、调和肠胃等3类。

和解剂组方配伍较为独特，虽然和解剂大多强调平和，既非大寒大热，也不大泻大补，往往既祛邪又扶正，既疏肝又治脾，既透表又攻里，照顾面广，是和解剂的优势所在。但是，和解剂毕竟以祛邪为主，兼顾正气，平和之中皆有针对性，故在使用和解剂时，要辨证准确。

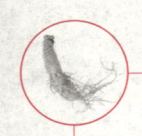

第一节 和解少阳

和解少阳剂，适用于邪在少阳的病证。症见往来寒热，胸胁苦满，默默不欲饮食，心烦喜呕，以及口苦、咽干、目眩、脉弦等。常用柴胡或青蒿与黄芩相配为主组方，兼有胃失和降者，辅以半夏、生姜和胃止呕；兼有气虚者，佐以益气扶正之品，以防邪陷入里，如人参、甘草；兼有湿邪者，佐以通利湿浊之品，导邪下泄，如茯苓、滑石等；兼有痰热内蕴者，酌情配伍陈皮、竹茹等和胃化痰。代表方如小柴胡汤、大柴胡汤、蒿芩清胆汤等。

小柴胡汤

【方源】《伤寒论》

【组成】柴胡24 g，黄芩、人参、半夏、生姜、炙甘草各9 g，大枣12枚。

【用法】水煎服，每日1剂。

【功效】和解少阳。主治：①少阳证。症见往来寒热，胸胁苦满，默默不欲饮食，心烦喜呕，口苦、咽干、目眩，舌苔薄白，脉弦者；②热入血室证。症见妇人经水时断，寒热发作有时。

【方解】方中重用柴胡，入肝胆经，疏泄肝胆，散邪透表，使少阳半表之邪得以疏散，为君药。黄芩苦寒，清泻少阳半里之热，使半里之邪得以内解，为臣药。柴胡、黄芩，一散一清，相互协同，而达到和解少阳之目的。半夏、生姜和胃降逆止呕；人参、大枣益气健脾，扶正祛邪，防邪内传入里，共为佐药。炙甘草助参、枣扶正，且能调和诸药，为使药。诸药合用，共奏和解少阳之功。

【配伍特点】其一是疏透与清泻并用，柴胡配黄芩，外透内清，为和解少阳的关键药；其二是寓扶正于祛邪之中，以和解少阳为主，兼补胃气，为"少阳枢机之剂，和解表里之总方"。

【临床应用】

1. 辨证要点　本方为治疗少阳病症的基础方，又是和解少阳法的代表方。以往来寒热、胸胁苦满、心烦喜呕、舌苔薄白、脉弦为辨证要点。亦用于妇人热入血室，以及疟疾、黄疸和内伤杂病而见少阳证者。

2. 现代运用　本方常用于治疗感冒、流行性感冒、疟疾、慢性肝炎、肝硬化、急性或慢性胆囊炎、胆结石、胆汁反流性胃炎、胃溃疡、急性胰腺炎、胸膜炎、

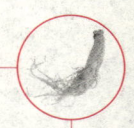

中耳炎、产褥热、急性乳腺炎、睾丸炎等，证属少阳者。

3. 使用注意　因柴胡升散，黄芩、半夏性燥，故肝火偏盛及阴虚血少者禁用本方。

【验案】中医药专家崔应珉医案

桂某，女，16岁。1999年1月9日下午以头痛、发热、咽喉肿痛、全身酸楚为主症就诊。测体温39.4℃，血18项化验均在正常范围；患者发病8小时，在家口服感冒药无效而来我院就诊。查：神志清，精神萎靡不振，面色发红，舌质红，苔薄黄，脉浮数，心肺听诊未闻及干、湿性啰音和心脏杂音，心律齐，心率每分钟110次，腹平坦，无压痛，其他部位无阳性体征。西医诊断：流行性感冒（病毒感染型）；中医诊断为"四时感冒"。处方：小柴胡汤：柴胡20 g，黄芩、人参、半夏、生姜、炙甘草各8 g，大枣10枚。水煎服，每日1剂。分早、中、晚3次温服。服药期间，禁食辛辣刺激之品，以清淡饮食为主，并多饮开水。患者连服2剂，服药4次，临床症状消失，体温正常，病告痊愈。

【歌诀】

小柴胡汤和解供，
半夏人参甘草从；
更用黄芩加姜枣，
少阳百病此为宗。

大柴胡汤

【方源】《金匮要略》

【组方】柴胡24 g，黄芩、芍药、半夏各9 g，生姜15 g，炙枳实10 g，大枣4枚，大黄6 g。

【用法】水煎服，每日1剂。

【功效】和解少阳，内泻热结。主治少阳、阳明合病。症见往来寒热，胸胁苦满，呕不止，郁郁微烦，心下痞硬，或心下满痛，大便不解，舌苔黄，脉弦数有力。

【方解】方中柴胡与黄芩相伍，和解少阳；大黄与枳实相配，内泻阳明热结，行气消痞，为本方的主要药物。白芍柔肝缓急止痛，合大黄可治腹中实痛，合枳实可理气和血，除心下满痛；重用生姜配半夏和胃降逆，以治呕逆不止；大枣益脾和中，防寒下伤中，并调和诸药，为本方辅佐药物。

【配伍特点】本方集疏、清、通、降于一体，既和解少阳，又通泻阳明，但以治少阳证为主。

【临床应用】

1. 辨证要点　本方为治少阳与阳明合病的常用方。以往来寒热、胸胁苦满、心下满痛、呕吐、便秘、苔黄、脉弦数有力为辨证要点。

2. 加减变化　本方属和解剂与泻下剂并用，其临床应用比较广泛，尤其在胆道疾患方面，疗效可靠。新药研制时，

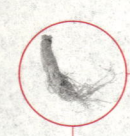

若为黄疸而设，加茵陈、栀子以清热利湿退黄；为胆石症而设，加金钱草、海金沙、郁金、鸡内金以化石；针对腑气不畅，气滞血瘀而见脘胁痛剧，宜去大枣，加郁金、川楝子、延胡索以助行气活血止痛。

3. 现代运用　本方常用于急性胰腺炎、胆石症、急性胆囊炎、胆囊切除术后、胆道蛔虫病、急性或慢性阑尾炎、胃及十二指肠溃疡等，证属少阳与阳明合病者。尚可用于急性扁桃体炎、腮腺炎、小儿高热等多种疾病。

4. 使用注意　阴虚血少者忌用本方。

【验案】国家级著名老中医邓铁涛医案

贾某，男，60岁。患胃溃疡多年不愈，近日因气恼，又复发。胃脘痛剧，呕吐酸苦，夹有咖啡色物，不能进食，大便已五天未解。西医诊为胃溃疡有穿孔可能，劝动手术治疗，其子不肯。患者脉弦滑有力，舌苔黄腻。辨证：肝火郁于胃，灼伤阴络，则吐血如咖啡色物，火自肝灼胃，则呕吐酸苦；火结气郁，则腑气不通而大便不下。处方（大柴胡汤加减）：柴胡12g，白芍、黄芩、半夏各9g，大黄、枳实各6g，生姜12g，大枣4枚。服1剂，大便畅行三次，排出黑色物与黏液甚多，而胃脘之痛，为之大减，其呕吐停止，但觉体力疲倦。后以调养胃气之剂收功。

【歌诀】

大柴胡汤用大黄，

芩夏枳芍枣生姜。

少阳阳明同合病，

和解攻里效力彰。

第四天

蒿芩清胆汤

【方源】《重订通俗伤寒论》

【组成】青蒿脑6g，淡竹茹、赤茯苓各9g，黄芩7g，半夏、生枳壳、陈皮各4.5g，碧玉散（滑石、甘草、青黛）包9g。

【用法】水煎服，每日1剂。

【功效】清胆利湿，和胃化痰。主治少阳湿热证。症见寒热如疟，寒轻热重，口苦膈闷，吐酸苦水，或呕黄涎而黏，甚则干呕呃逆，胸胁胀痛，小便黄少，舌红苔黄腻，脉弦数或滑数。

【方解】方中青蒿苦寒芬芳，清透少阳邪热，兼可辟秽化湿；黄芩善清胆热，并兼燥湿，相伍则既清化少阳湿热，又透邪外达，共为君药。淡竹茹清胆胃之热，化痰止呕；半夏燥湿化痰，和胃降逆；滑石、赤茯苓清热利湿，导湿热下行，共为臣药。青黛助黄芩清肝胆之热；枳壳、陈皮行气消痞，为佐药。甘草调和诸药，为使药。诸药合用，"为和解胆经之良方也，凡胸痞作呕，寒热如疟者，投无不效"（《重订通俗伤寒论》）。

【配伍特点】本方透、清、利三法并用，分消湿热；胆胃同治，清胆为主。

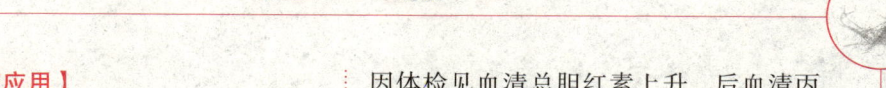

【临床应用】

1. 辨证要点　本方为治少阳湿热（痰热）证的常用方。以寒热如疟、热重寒轻、胸胁胀痛、吐酸苦水、舌红苔黄腻、脉弦数为辨证要点。

2. 加减变化　本方为清代名医俞根初根据岭南气候潮湿的特点所创制，是清胆利湿的常用方，新药研制时，可根据湿与热的轻重而加减。若热甚者，加清热解毒药黄连、栀子；湿重者，去青黛，加藿香、豆蔻、薏苡仁、车前子等化少阳湿热，利小便。

3. 现代运用　本方常用于肠伤寒、急性胆囊炎、急性黄疸型肝炎、胆汁反流性胃炎、肾盂肾炎、疟疾、盆腔炎、钩端螺旋体病等，证属少阳湿热者。

4. 使用注意　本方纯属祛邪之剂，体虚者不宜单独使用。

【验案】 著名内科专家张学文医案

张某，男，26岁。2005年9月29日初诊。有慢性病毒性乙型肝炎史。曾因体检见血清总胆红素上升，后血清丙氨酸氨基转移酶亦高，乃入住南京市立某医院，目前已出院，但病情仍见反复。近查尿黄，苔薄黄，舌红，脉细。证属少阳湿热痰浊，热重于湿。治法：清胆利湿，和胃化痰。处方：青蒿脑6g，淡竹茹、赤茯苓各9g，半夏5g，黄芩7g，生枳壳、陈皮各4.5g，碧玉散（滑石、甘草、青黛）包9g。7剂。

二诊：加海金沙（包煎）10g。7剂。

三诊：一诊方去半夏、陈皮，加天花粉12g，海金沙（包煎）10g。14剂。

四诊：感右胁不适，纳可，尿黄，苔薄白，脉濡。原方续观。继续服14剂，病情渐愈。

【歌诀】

蒿芩清胆枳竹茹，
夏陈赤苓加碧玉。
清胆利湿又和胃，
少阳湿热痰浊阻。

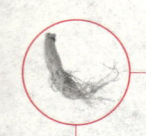

第二节 调和肝脾

调和肝脾剂，适用于肝脾不和证。多由肝气郁结，横逆犯脾；或因脾气先虚，营血不足，肝失疏泄而致脘腹胸胁胀痛、神疲食少、月经不调、腹痛泄泻、手足不温。常用疏肝理气药如柴胡、枳壳、陈皮等与健脾药如白术、茯苓等配伍组方。代表方如四逆散、逍遥散、痛泻要方等。

四逆散

【方源】《伤寒论》

【组成】炙甘草、枳实、柴胡、芍药各6g。

【用法】水煎服，每日1剂。

【功效】透邪解郁，疏肝理脾。主治：①阳郁厥逆证。症见手足不温，或腹痛，或泄利下重，脉弦；②肝脾气郁证。症见胁肋胀闷，脘腹疼痛，脉弦。

【方解】方中柴胡入肝胆经升发阳气，疏肝解郁，透邪外出，为君药。白芍敛阴养血柔肝为臣药，与柴胡合用，以补养肝血，条达肝气，可使柴胡升散而无耗伤阴血之弊。佐以枳实理气解郁，泻热破结，与柴胡配伍，一升一降，加强舒畅气机之功，并奏升清降浊之效；与白芍相配，又能理气和血，使气血调和。使以甘草，调和诸药，益脾和中。综合四药，共奏透邪解郁、疏肝理脾之效，使邪去郁解，气血调畅，清阳得升，四逆自愈。由于本方有疏肝理脾之功，因此，后世常以本方加减治疗肝脾气郁所致胁肋脘腹疼痛诸症。

【配伍特点】本方与小柴胡汤同为和解剂，同用柴胡、甘草。但小柴胡汤用柴胡配黄芩，解表清热作用较强；四逆散则柴胡配枳实，升清降浊，疏肝理脾作用较著。故小柴胡汤为和解少阳的代表方，四逆散则为调和肝脾的基础方。

【临床应用】

1. 辨证要点　本方原治阳郁厥逆证，为疏肝行气之祖方，后世多用作疏肝理脾的基础方。临床应用以手足不温，或胁肋、脘腹疼痛，脉弦为辨证要点。

2. 加减变化　兼肺脾虚寒，咳嗽、下利者，加五味子、干姜各6g；心阳虚心悸者，加桂枝6g以温振心阳；小便不利者，加茯苓6g以淡渗利水；寒凝腹痛者，加炮附子10g以散寒止痛；泄利下重者，加薤白10g以通阳泄浊。

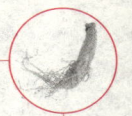

3.现代运用　本方常用于慢性肝炎、胆囊炎、胆石症、胆道蛔虫病、肋间神经痛、胃溃疡、胃炎、胃肠神经官能症、附件炎、输卵管阻塞、急性乳腺炎等，证属肝胆气郁、肝脾不和者。

【验案】中医理论家王永炎医案

黄某，男，60岁。间歇性胸脘部疼痛20余年。常因七情所伤或劳累所致而反复发作。症见阵发性胸脘部疼痛，牵引两胁，游走不定，喜按。身恶寒，口淡无味，不思饮食，时呕清涎或苦水，嗳气吞酸，小便黄，舌质淡、苔薄黄，脉弦紧。胃镜检查示：食管中下段黏膜充血，水肿，有条状糜烂。诊断为反流性食管炎。证属肝气郁结，胃失和降。治以疏肝理气和胃，方用四逆散加味。处方：柴胡、炙甘草各5 g，白芍、枳实、郁金、厚朴、香附各10 g，川楝子15 g，3剂，每日1剂，水煎服。复诊脘痛已除，再拟原方调治症状消失。

【歌诀】

四逆散里用柴胡，
芍药枳实甘草须。
此是阳邪成厥逆，
敛阴泻热平剂扶。

第五天

逍遥散

【方源】《太平惠民和剂局方》

【组成】柴胡、茯苓、白术、当归、白芍各30 g，炙甘草15 g，生姜8 g，薄荷5 g。

【用法】水煎服，每日1剂。

【功效】疏肝解郁，健脾养血。主治肝郁脾弱血虚证。症见两胁胀痛，头痛，头晕目眩，口燥咽干，神疲食少，或月经不调，乳房胀痛，苔薄、脉弦或虚。

【方解】方中柴胡疏肝解郁，以使肝气条达，为君药。白芍滋阴柔肝，当归养血活血，二味相合，养血柔肝，兼制柴胡疏泄太过，为臣药。白术、茯苓、甘草健脾益气，使营血生化有源；生姜温胃和中，薄荷少许，助柴胡疏肝而散郁热，共为佐药。甘草调和药性，为使药。诸药相合，可使肝气得舒，脾运得健，阴血得复，诸症悉除。

【配伍特点】本方肝脾同治，气血双调；疏养兼施，虚实兼顾。

【临床应用】

1.辨证要点　本方为治疗肝郁脾弱血虚证之要方，也是妇科调经之常用方。临床以胁乳胀痛，或兼月经不调、神疲食少、苔薄、脉弦细或虚为辩证要点。

2.加减变化　肝郁气滞较重者，加香附、郁金、川芎以疏肝解郁；肝郁化火，加牡丹皮、栀子以清热泻火；肝血瘀滞者，加丹参、桃仁活血祛瘀；胁下痞结者，加鳖甲、牡蛎软坚散结；脾虚甚者，加党参、山药以健脾益气；脾胃气滞，加陈皮、枳壳以理气畅脾；血虚甚者，

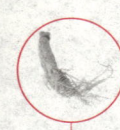

加何首乌、生地黄以补肾养血；阴虚者，加麦冬、沙参以滋阴养液。

3. 现代运用　本方多用于慢性肝炎、肝硬化、慢性胆囊炎、胃及十二指肠溃疡、慢性胃炎、肠易激综合征、月经不调、经前期紧张综合征、乳腺小叶增生症、围绝经期综合征，也可用于胆石症、盆腔炎、子宫肌瘤、精神分裂症、视神经萎缩、视神经炎、老年性白内障、黄褐斑等，证属肝郁血虚脾弱者。

4. 使用注意　阴虚阳亢者慎用本方。

【验案】中医临床家王琦医案

沈某，女，33岁。初诊日期 2006 年 8 月 5 日。左眼下睑振跳 2 周，一天中几乎跳无休止，闭眼仍跳，减少用眼并注意休息仍不能缓解来诊。望：左眼下睑不自主振跳，余无明显异常。舌质淡红，苔中后部偏厚。问：纳差，大小便调，月经量少，常推迟。切：脉左寸不足，关偏弦，右关偏沉。辨证：肝郁脾虚。处方：逍遥散加减，柴胡、薄荷（后下）、茯苓、白芍、麦芽、钩藤（后下）、桑叶、菊花、炒僵蚕、当归各 10 g，白术 20 g，炙甘草、全蝎各 5 g，净山楂 15 g，共 5 剂，水煎服。配合耳穴压豆。2006 年 8 月 9 日随访，服药 3 剂左眼已停跳，诸症皆消。

【歌诀】

逍遥散用归芍柴，
苓术甘草姜薄偕。
疏肝养血兼理脾，
丹栀加入热能排。

痛泻要方

【方源】《丹溪心法》

【组成】炒白术 30 g，炒白芍 20 g，炒陈皮 15 g，防风 10 g。

【用法】作汤剂，水煎服，每日 1 剂。

【功效】补脾泻肝，缓痛止泻。主治脾弱肝强之痛泻证。症见腹痛肠鸣，痛则即泻，泻后痛减，舌苔薄白，脉弦缓。

【方解】方中白术甘苦而温，补气健脾燥湿以扶脾虚，为君药。白芍酸凉，泻肝缓急止痛以抑肝强，兼敛脾阴，与君药合用，扶土抑木，为臣药。陈皮辛苦而温，理气燥湿，醒脾和胃，助白术以加强脾运，为佐药。防风辛香，散肝舒脾，升阳胜湿，既助白术以祛湿止泻，又合白芍使其敛而勿过，疏泄复常，兼为佐使。四味相合，扶脾助运，泻肝缓急，痛泻可愈。

【配伍特点】本方为补脾泻肝，即"扶土抑木"法；寓升疏于补敛之中，敛而不滞。

【临床应用】

1. 辨证要点　本方为治疗脾弱肝强之痛泻的要方。临床当以腹痛肠鸣、痛则即泻、泻后痛减、脉弦缓为辨证要点。

2. 加减变化　可根据肝强与脾弱的偏颇，调整白芍与白术配比。水湿下注，泄泻呈水样者，加茯苓、车前子，以利湿止泻；脾虚较甚者，神疲力乏者，加党参、山药以健脾益气；中焦虚寒，脘腹寒痛者，加干姜、吴茱萸以温中祛寒；兼有食积，呕吐酸腐者，加焦山楂、神曲，以消食和胃；脾胃气滞，脘腹胀满者，加厚朴、木香以理气行滞；气虚下陷，久泻不止者，加炒升麻、葛根以升阳止泻；湿久郁热，舌苔黄腻者，可加黄连以清热。

3. 现代运用　本方多用于急慢性肠胃炎、肠易激综合征、慢性结肠炎、慢性肝炎、慢性胰腺炎、神经性腹泻、小儿消化不良等，证属脾虚肝乘者。

4. 使用注意　脾肾阳虚者慎用本方，湿热泻痢忌用本方。

【验案】著名内科专家路志正医案

彦某，男，62 岁。因"反复腹痛、腹泻 3 年余，加重 3 天"于 2000 年 5 月 20 日入院。患者反复腹痛、腹泻 3 年，每因进食寒凉食物或情绪紧张诱发，3 天前进食寒凉食物后，上述症状加重，排烂便 8~10 行/d，排便后痛稍缓解；伴下腹部胀痛、肠鸣、纳差，小便尚调；舌脉象：舌淡胖，苔白腻，脉沉。查体：腹平，下腹部压痛、无反跳痛，肠鸣音稍亢进。中医诊断：泄泻。辨证：肝郁脾虚，脾胃虚寒。予痛泻要方加味：陈皮 12 g，白芍 20 g，防风、盐山茱萸各 10 g，煅龙骨（先煎）25 g，煅牡蛎（先煎）30 g，附子 8 g，炒白扁豆、茯苓、炒山药、炒白术各 15 g，广藿香 6 g，赤石脂 16 g。水煎内服，3 剂，每日 1 剂。

二诊：服药后患者腹痛减轻，排烂便 5~6 行/d，仍有腹痛、肠鸣；舌脉象：舌质淡，苔腻稍黄，脉沉数。调整处方为：法半夏 10 g，干姜、黄连、黄芩各 5 g，败酱草 12 g，赤石脂、姜厚朴、威灵仙各 15 g，仙鹤草 30 g，炙甘草 6 g，灵芝 20 g，路路通 16 g。水煎内服，3 剂，每日 1 剂。3 剂后患者下腹部胀痛明显缓解，排软便 1~2 行/d，2000 年 5 月 25 日出院，带药 7 剂，巩固善后。

【歌诀】

　　痛泻要方用陈皮，
　　术芍防风共成剂。
　　肠鸣泄泻有腹痛，
　　治在抑肝与扶脾。

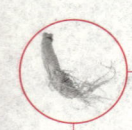

第四周 第一天

第三节　调和肠胃

调和肠胃剂具有调和肠胃、分解寒热的作用，适用于邪在肠胃、寒热错杂所致升降失常病证。症见心下痞满，恶心呕吐，肠鸣下利等。常用辛温之干姜、半夏、生姜等，与苦寒之黄连、黄芩等配伍组方。代表方如半夏泻心汤。

半夏泻心汤

【方源】《伤寒论》

【组成】半夏 12 g，黄芩、人参、干姜、炙甘草各 9 g，黄连 3 g，大枣 4 枚。

【用法】每日 1 剂，水煎服。

【功效】平调寒热，散结消痞。主治寒热互结之痞证。症见心下痞，但满而不痛，或呕吐、肠鸣下利，舌苔腻而微黄。

【方解】方中半夏辛温，散结消痞，降逆止呕，为君药。干姜辛热以温中祛寒；黄芩、黄连苦寒以清热燥湿，为臣药。君臣相伍，辛开苦降，平调寒热。人参、大枣、炙甘草益气健脾，为佐药。炙甘草兼调药性，为使药。诸药合用，寒热除，升降复，气机畅，则痞满消。

【配伍特点】本方寒热互用以和阴阳，辛开苦降以调气机，补泻兼施以顾虚实。

【临床应用】

1. 辨证要点　本方是调和寒热、辛升苦降治法的代表方，又为治寒热互结之痞证的常用方。以心下痞满、呕吐泻痢、苔腻微黄为辨证要点。

2. 加减变化　本方消痞重在治本，其行气之力较弱，应用时可加枳实、厚朴以助行气消痞之功。

3. 现代运用　本方常用于急慢性胃肠炎、慢性结肠炎、慢性肝炎、早期肝硬化等，证属寒热互结、肠胃不和者。

4. 使用注意　因气滞或食积所致的心下痞满，不宜使用本方。

【验案】中医内科专家任继学医案

范某，男，28 岁。1976 年 10 月 25 日巡回医疗时诊治。患者 1 天前饮酒吃鱼后，呕吐 2 次，胃痛较甚，大便未排。既往素有胃病不敢吃偏硬食物，舌苔黄腻，脉象虚大。《黄帝内经》曰："大则病进，小则病退"，根据舌苔与脉象

第三章　和解剂

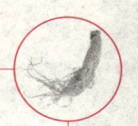

提示，中医诊断为胃脘痛、胃痞。辨证：食积湿热之邪气正旺。治法：宜苦寒泻热，佐以芳香和胃，健脾化湿。处方：半夏15 g，黄芩、人参、干姜、炙甘草各10 g，黄连5 g，大枣6枚。水煎服，每日1剂。煎服1剂后呕吐、脘痛则止，药尽3剂大便转溏，诸症消失而愈，观察月余，愈后未发。

【歌诀】

半夏泻心黄连芩，
干姜甘草与甘草；
大枣和之治虚痞，
法在降阳而和阴。

第四章 清热剂

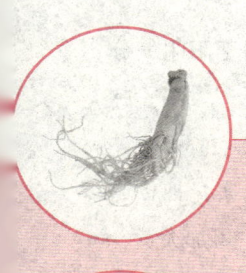

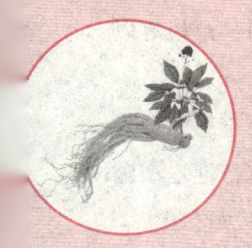

凡以清热药为主，具有清热、泻火、凉血、解毒等作用，用以治疗里热证的方剂，统称为清热剂。清热剂，一般在表证已解，热已入里，且里热虽盛，但尚未结实的情况下使用。若邪热在表，应当解表；里热已成腑实，则宜攻下；表邪未解，热已入里，又宜表里双解。邪在半表半里，当和解。

使用清热剂，注意寒凉药久服易伤胃或内伤中阳，必要时应配伍健脾和胃之品，以使祛病而不伤阳碍胃。热病易伤津液，清热燥湿药，又性燥，也易伤津液，对阴虚的患者，要注意辅以养阴药，祛邪不忘扶正。服用清热剂宜食清淡食物，忌食辛辣油腻黏腻之品。

清热剂共同药理作用：降低体温、抗病原体、抗炎、抗过敏、抗氧化、免疫调节等。根据其作用的不同，清热剂分为清气分热、清营凉血、清热解毒、清脏腑热、清虚热等五类。

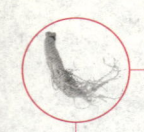

第一节 清气分热

清气分热剂，适用于热在气分证及热病后期气阴两伤证。气分热证多因温邪热毒由卫分内传而致，亦可因风寒表邪化热入里而成，临床多表现为高热，多汗，口渴，脉洪大。邪在气分的治疗，应以清热生津为法，常用辛甘大寒的石膏与苦寒质润的知母等为主组方，代表方如白虎汤。由于热邪易于耗气伤津，故对于热病后期除用石膏清热之外，还常须配伍益气生津之品如人参、麦冬等，代表方如竹叶石膏汤。

白虎汤

【方源】《伤寒论》

【组成】石膏 50 g，知母 18 g，炙甘草 6 g，粳米 9 g。

【用法】水煎服，每日 1 剂。

【功效】清热泻火，除烦生津。主治阳明气分热盛证。症见壮热面赤、烦渴引饮、汗出恶热、脉洪大有力。

【方解】方中石膏辛甘大寒，入肺胃经，能清阳明气分之热，且清中有透，甘寒相合又能生津止渴，故重用为君。知母苦寒质润，清热养阴，助石膏清肺胃之热，救已伤之津液，用为臣药。君、臣相须为用，可增清热生津之力。粳米、炙甘草益胃护津，并防君臣药大寒伤中，为佐使药。四药相伍，共成清热生津，除烦止渴之功。

【配伍特点】清透、滋润、和中并用，是辛寒清气的代表方。

【临床应用】

1. 辨证要点　本方适用于阳明气分热盛证。临床以大热、大汗、大渴、脉洪大为辨证要点。

2. 加减变化　兼阳明腑实，神昏谵语，大便秘结，小便赤涩者，可加大黄、芒硝以泻热攻积；温病气血两燔，高热烦渴，神昏谵语，抽搐发斑者，可加羚羊角（代）、水牛角、钩藤等以清热凉血，息风止痉；温疟，寒热往来，热多寒少者，可加柴胡以和解少阳；胃热消渴，烦渴引饮者，可加麦冬、天花粉、芦根等以增强清热生津之力。

3. 现代运用　本方多用于感染性疾病如流感、大叶性肺炎、流行性乙型脑炎、流行性出血热、麻疹，以及牙龈炎、糖尿病等，证属气分热盛者。

4. 使用注意　表证未解的无汗发热、血虚发热或气虚发热者，均忌用本方。

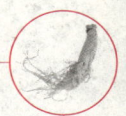

【验案】著名儿科中医专家何世英医案

孙某某，女，3岁。出麻疹后，高热不退，周身出汗，一身未了，又出一身，随拭随出。患儿口渴唇焦，饮水不啜，视其舌苔薄黄，切其脉滑数流利。辨为阳明气分热盛充斥内外，治急当清热生津，以防动风痉厥之变。处方（白虎汤）：生石膏10 g，知母5 g，炙甘草3 g，粳米6 g。服1剂即热退身凉，汗止而愈。

【歌诀】

白虎汤用石膏偎，
知母甘草粳米随；
亦有加入人参者，
燥烦热渴舌生苔。

第二天

栀子豉汤

【方源】《伤寒论》

【组成】栀子14个，淡豆豉9 g。

【用法】水煎服，每日1剂。

【功效】清宣郁热。主治热郁胸膈证。症见辗转不眠、身热心烦、反复颠倒、胸中窒塞或结痛、饥不能食、舌红苔微黄、脉数。

【方解】方中栀子苦寒，入心、肺、三焦经，清热除烦，导热下行，为君药。淡豆豉辛凉，入肺、胃经，宣发郁热、和胃畅中，为臣药。两药合用，清中有宣，共成清宣郁热、和胃除烦之效。药后吐者，是药与邪争，病势向上，正气得伸，祛邪外出。吐后邪热外泄，病证自解，故原书方后云："得吐者，止后服。"

【配伍特点】清热配伍宣散，清轻宣泄，善解胸膈郁热。

【临床应用】

1. 辨证要点　本方为治疗热郁胸膈证的代表方。临床以辗转不眠、心中烦闷、舌红、苔薄黄为辨证依据。

2. 加减变化　兼少气者，加炙甘草以益气者，名栀子甘草豉汤；兼呕者，加生姜以止呕，名栀子生姜豉汤；热壅胸腹，兼有腹满者，去豆豉，加厚朴、枳实以泻痞除满，名栀子厚朴汤。若外感热病，表邪未净者，可加薄荷、牛蒡子等以疏散风热；里热较盛，见口苦者，可加黄芩、连翘等以增清热之力；夹湿，见呕恶苔腻者，可加藿香、半夏等以和胃化浊。

3. 现代运用　本方多用于失眠、食管炎、胃炎、胆囊炎、神经衰弱症等，证属热郁胸膈者。

4. 使用注意　方中栀子生用服后易作吐，炒用可无此弊。脾胃虚寒者，不宜服用本方。

【验案】中医临床家蒲辅周医案

袁某，男，24岁。患伤寒，恶寒，发热，头痛，无汗，予麻黄汤一剂，不增减药味，服后汗出即瘥。过大半日，患者即感心烦，渐渐增剧，自言心中似有万虑纠缠，意

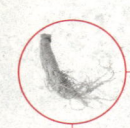

难摒弃，有时闷乱不堪，神若无主，辗转床褥，不得安眠，其妻仓皇，恐生恶变，急来求治。见其神情急躁，面容怫郁。脉微浮带数，两寸尤显，舌尖红，苔白，身无寒热，以手按其胸腹，柔软而无所苦，询其病情，曰，心乱如麻，言难表述。辨证此余热扰乱心神之候。给予栀子豉汤一剂：栀子12 g，淡豆豉10 g。先煎栀子，后纳淡豆豉。一服烦稍安，再服病去。

【歌诀】

栀子香豉绵裹汤，
清宣郁热是妙方。
主治热郁胸膈证，
脾胃虚寒不宜慌。

竹叶石膏汤

【方源】《伤寒论》

【组成】竹叶6 g，石膏50 g，半夏9 g，麦冬20 g，人参6 g，炙甘草6 g，粳米10 g。

【用法】每日1剂，先煎石膏，再入其他药物同煎，待米熟汤成后服用，每日服用3次。

【功效】清热生津，益气和胃。主治伤寒、温病、暑病余热未清之气津两伤证。症见身热多汗、心胸烦闷、气逆欲呕、口干喜饮、或虚烦不寐、舌红苔少、脉虚数。

【方解】方中以石膏、竹叶清热生津，除烦止渴，并为君药。人参补益元气，麦冬清热生津，二者益气生津为臣药。半夏降逆止呕，粳米和中益胃，炙甘草益气和中并调和药性，共为佐使药。诸药配伍，可使热清烦除，气津两复，胃气和降，诸症自愈。

【配伍特点】本方是从白虎汤衍化而来。白虎汤证为邪实正盛，故直截了当一味清热；而本方证则为热势已衰，气津两伤，兼胃气失和，故方中去清热泻火之知母，加竹叶清热除烦，人参、麦冬益气生津，半夏和胃降逆，合而用之，清热兼扶正，补虚不恋邪，实为一清补二顾之剂。正如《医宗金鉴》所言："以大寒之剂，易为清补之方。"

【临床应用】

1. 辨证要点　本方在《伤寒论》中用治"伤寒解后，虚羸少气，气逆欲吐"证。在实际运用中，凡外感热病，邪在气分，气津两伤者皆可投之。临床以身热多汗、烦渴喜饮、气逆欲呕、舌红少津、脉虚数为辨证要点。

2. 加减变化　若胃阴不足，虚火上炎，口舌糜烂，舌红少津者，可加石斛、天花粉以养阴生津；胃火炽盛，消谷善饥，舌红脉数者，可加知母、天花粉以清热降火，生津止渴。

3. 现代运用　本方常用于中暑、小儿夏季热及感染性疾病后期等，证属余热未清、气津两伤者。糖尿病证属胃热阴伤者，亦可应用。

4. 使用注意　热病邪正俱实及脾胃虚寒者忌用本方。方中粳米可用山药代替。

【验案】中医药专家颜正华医案

第四章　清热剂

张某，男，71岁。1994年5月4日初诊。因高血压心脏病，服进口扩张血管药过量，至午后低热不退，体温徘徊在37.5～38℃，口中干渴，频频饮水不解，气短乏力，气逆欲吐，汗出。不思饮食，头之前额与两侧疼痛。舌红绛少苔，脉来细数。辨证属于阳明气阴两虚，虚热上扰之证。治法：补气阴，清虚热。处方：竹叶石膏汤。竹叶12 g，生石膏40 g，麦冬30 g，人参15 g，炙甘草10 g，半夏16 g，粳米20 g。服5剂，则热退，体温正常，渴止而不呕，胃开而欲食。唯余心烦少寐未去，上方加黄连8 g，阿胶8 g以滋阴降火。又服7剂，诸症得安。

【歌诀】

　　竹叶石膏加人参，
　　麦冬半夏甘草临；
　　再加粳米同煎服，
　　清热益气可生津。

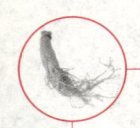

第三天

第二节　清营凉血

清营凉血剂，适用于温病过程中邪热传营证或热入血分证。邪热传营症见身热夜甚，神烦少寐，时有谵语或斑疹隐隐等；热入血分则见神昏谵语，出血发斑，舌绛起刺等。治疗热入营血证，常以清营凉血药物如水牛角、生地黄为主组方，又由于入营邪热多由气分传来，故营热证还须配用金银花、连翘、竹叶等清热之品以促邪透热转气，代表方如清营汤。热入血分多迫血妄行而致出血、发斑，而且络伤血溢每易留瘀，热与血结亦可成瘀，故血分证常配用牡丹皮、赤芍之品以散瘀凉血，使止血而不留瘀，代表方如犀角地黄汤。

清营汤

【方源】《温病条辨》

【组成】犀角（水牛角代）30 g，生地黄15 g，玄参、麦冬、金银花各9 g，竹叶心3 g，黄连5 g，丹参、连翘（连心用）各6 g。

【用法】每日1剂，水煎服。水牛角镑片先煎，后下其他药。

【功效】清营解毒，养阴透热。主治热入营分证。症见身热夜甚，神烦少寐，时有谵语，目常喜开或喜闭，口渴或不渴，或斑疹隐隐，舌绛而干，脉细数。

【方解】方中犀角（水牛角代）咸寒，入营血，清营解毒，凉血散瘀，其气清灵透发，寒而不遏，清心安神，凉肝安血为君。生地黄凉血滋阴而清热，麦冬养阴益胃而生津，玄参滋阴降火解毒。三药皆为甘寒质润之品，既可凉血解毒，又可养阴生津，为热伤营阴而设，共为臣药。根据叶桂"入营犹可透热转气"的治疗原则，配金银花、连翘、黄连、竹叶心四药，性寒而质轻，清解热毒，芳香透达，轻宣外散，使营分之邪透出气分而解，配合君药，增强其清热解毒之功，且防邪热进一步内陷发生闭阻心包或热盛动血之变；再合丹参活血消瘀，以防热与血结，共为佐药。诸药相伍，清泻营血热毒为主，兼以养阴生津、透热转气、活血散瘀。热退而神安，邪去而正复。

【配伍特点】全方凉血解毒药与滋

阴清热药相配伍，正为热伤营阴、波及血分而设；凉血解毒药与轻宣透热药相伍，体现出"入营犹可透热转气"的用药特点；凉血解毒药与活血化瘀药相伍，防止热与血结。故为热入营分证的一张良方。

【临床应用】

1. 辨证要点　本方是热入营分证的代表方剂。以身热夜甚、神烦少寐、斑疹隐隐、舌绛而干、脉数为辨证要点。

2. 加减变化　若寸脉大，舌绛而干，口反不渴者，可去黄连以避免苦燥再伤阴液。

3. 现代运用　本方现常用于流行性乙型脑炎、流行性脑脊髓膜炎、败血症、伤寒及其他重度感染性疾病，证属热入营分者。

4. 使用注意　使用本方应注意舌的变化。原著中言："舌白滑者，不可与也。""舌苔白滑，不唯热重，湿亦重矣，湿重忌柔润之药。"

【验案】 中医临床家施今墨医案

高某，男，5岁。初诊于1966年2月6日。患儿于3天前发热，体温39℃。现仍恶寒，无汗，咳嗽，晨轻暮重，食欲缺乏，唇焦不思饮，大便利，小便黄，舌尖红，苔薄黄不润，脉沉数。辨证：表邪郁闭，肺卫不宣。治法：和解少阳，兼清肺胃。处方：清营汤加减。犀角（水牛角代）6 g，生地黄3 g，玄参、麦冬、金银花各1 g，竹叶心0.5 g，黄连2 g，柴胡2.5 g，陈皮0.9 g，丹参、连翘（连心用）各1.5 g。

2月8日二诊：服药2剂，恶寒发热已轻，体温降至37℃，仍咳嗽重，纳少，唇焦，二便调，舌尖有红点苔薄白，脉沉稍数。上方去生地黄、柴胡，加生枇杷叶5 g，炙桑白皮4.5 g。

2月10日三诊：家长来述，服药2剂，热已全退，精神好，咳嗽轻，胃纳增进，夜眠好，二便调。现在用二诊方去竹叶心，加炒知母4.5 g，炒山药6 g，焦山楂3 g，炒神曲3.5 g。加以巩固。

【歌诀】

清营汤治热传营，
脉数舌绛辨分明。
犀地丹玄麦凉血，
银翘连竹气亦清。

犀角地黄汤

【方源】《备急千金要方》

【组成】 水牛角、生地黄各30 g，芍药12 g，牡丹皮9 g。

【用法】 水煎服，每日1剂。水牛角镑片先煎，余药后下。或水牛角浓缩粉用药汁冲服，每次1.5～3 g。

【功效】 清热凉血，解毒散瘀。主治：①热入血分证。症见身热谵语，斑色紫黑，舌绛起刺，脉细数，或善忘如狂，漱水不欲咽，胸中烦痛，自觉腹满，大便色黑易解；②热伤血络证。症见斑色紫黑，吐血，衄血，便血，尿血等，舌红绛，脉细数。

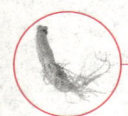

【方解】 方中用咸寒之水牛角，归心、肝二经，直入血分，清心凉血解毒，使热清血自宁，为君药。生地黄甘苦性凉，入心、肝血分，清热凉血而滋阴液，既可助水牛角清血分之热，又可补已耗伤之阴血，且兼有止血作用，为臣药。赤芍药既能活血祛瘀，又能助生地黄凉血和营泻热；牡丹皮苦辛微寒，清热凉血，活血散瘀，共为佐药。四药合用，共奏清热解毒，凉血散瘀之功。

【配伍特点】 本方清热之中兼以养阴，凉血之中佐以散瘀，使散瘀而无耗血动血之虑，凉血止血而无冰伏留瘀之虞。

本方与清营汤两方均以水牛角、生地黄为主，以治热入营血证。但清营汤是在清热凉血解毒中配伍金银花、连翘等透热清气之品，以使入营之邪热转出气分而解，适用于邪热初入营分而尚未动血之证，邪留尚浅；本方则配伍赤芍药、牡丹皮泻热散瘀，重在清热解毒，凉血散瘀，以治热毒深陷血分，而见耗血、动血之证，邪入亦深。

【临床应用】

1.辨证要点　本方主治热入血分证。运用当以各种失血、斑色紫黑、神昏谵语、身热烦躁、舌质红绛为辨证要点。

2.加减变化　若喜忘如狂，热盛与瘀血互结者，可加大黄、黄芩以清热逐瘀；若郁怒而挟肝火者，可加柴胡、黄芩、栀子以清泻肝火；若心火炽盛，可加黄连、黑栀子以增清心泻火之力；若热盛神昏者，可同时送服紫雪或安宫牛黄丸，以加强清热开窍之功；若吐血，可加三七、侧柏叶、白茅根、花蕊石以清胃止血；若衄血，可加黄芩、青蒿、白茅根以清肺凉血止血；若尿血，可加白茅根、小蓟等以清热通淋止血；若便血，可加槐花、地榆以清肠止血；若发斑，可加紫草、青黛等以加强凉血止血之功。

3.现代运用　本方常用于急性重型肝炎、肝昏迷、弥漫性血管内凝血、尿毒症、过敏性紫癜、急性白血病、流行性脑脊髓膜炎、败血症、斑疹伤寒、溃疡病出血等，证属血分热盛者。

4.使用注意　阳虚失血、气虚失血、阴斑不宜使用本方；脾胃虚弱者慎用本方。

【验案】 中医内科专家任继学医案

患者，女，31岁。1989年2月就诊。患者平素为过敏体质，近4个月颜面部反复出现片状红斑、瘙痒，自行外用肤轻松软膏可缓解症状，于10天前停用肤轻松软膏，面部皮肤出现密集的红色丘疹，自觉瘙痒，红斑逐渐加重。诊见：面颊部皮肤潮红，微肿，可见密集的红色小米粒大小的丘疹，自觉灼热难忍，瘙痒，皮肤干燥可见细碎脱屑，舌质红，舌苔黄，脉数。中医诊断：药毒。证属：风盛血热证。治法：清热凉血，疏风止痒。处方：犀角地黄汤加减。生地黄30g，赤芍、牡丹皮各12g，水牛角8g，青蒿、地骨皮各15g，黄芩25g，金银花、连翘、石膏、知母各16g，白鲜皮20g，荆芥、防风各10g，甘草6g。每天1剂，水煎分2次服用，服用7剂后，皮肤灼热感减轻，皮肤干燥脱屑，水肿消退，伴微痒，舌脉同前，去石膏、知母，加麦冬10g，

第四章 清热剂

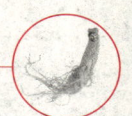

继续服用10剂,皮损消失痊愈。

【歌诀】

　　犀角地黄芍药舟,
　　热入血分吐衄斑;
　　蓄血留瘀烦如狂,
　　凉血散血症可安。

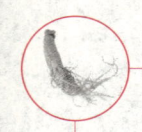

第四天

第三节　清热解毒

清热解毒剂，常用苦寒泻火解毒药如黄连、黄芩、黄檗、栀子、蒲公英、金银花等为主组成。若兼便秘溲赤者，可配伍大黄、芒硝等以导热下行，所谓"以泻代清"；热毒郁结于体表或头面者，可酌配防风、白芷、薄荷、牛蒡子之类以疏散透达，所谓"火郁发之"。本类方剂适用于温疫、温毒或疮疡疔毒等病证。症见烦热、错语、吐衄、发斑、或口舌生疮，便秘溲赤，以及疔毒痈疡，局部红肿热痛等。代表方剂如黄连解毒汤、普济消毒饮、凉膈散等。

黄连解毒汤

【方源】《肘后备急方》

【组成】黄连、山栀子各9g，黄芩、黄檗各6g。

【用法】水煎服，每日1剂。

【功效】泻火解毒。主治三焦火毒热盛证。症见大热烦躁、错语不眠、口燥咽干；或热病吐血、衄血；或热甚发斑；或身热下痢；或湿热黄疸；或外科痈疡疔毒。小便黄赤，舌红苔黄，脉数有力。

【方解】方中以大苦大寒之黄连以清心火兼泻中焦为君，黄芩清上焦之火毒为臣，黄檗泻下焦火热为佐，栀子通泻三焦之火，导火热下行从小便而去。四药相合，集大苦大寒于一方，苦寒直折三焦火毒，故可通治一切实热火毒之证。

【配伍特点】本方苦寒直折，泻火解毒，上下俱清，三焦兼顾。

【临床应用】

1. 辨证要点　本方为治疗三焦火毒热盛的代表方。以大热烦躁、出血发斑、口燥咽干、小便黄赤、舌红苔黄、脉数有力为辨证要点。

2. 加减变化　温毒发斑，斑色紫黑者，本方合犀角地黄汤，加强凉血解毒之力（《温热暑疫全书》）；热陷心包之神昏错语者，本方去黄檗，加牛黄、郁金、朱砂以开窍醒神（《痘疹心法》）；伤寒大热不止，烦躁干呕，口渴喘满，阳厥极深，蓄热内盛者，本方加柴胡、连翘以清解宣散火毒（《万病回春》）；热毒充斥大热发狂者，本方加石膏以加强清热生津之力（《伤寒大白》）。

3. 现代运用　本方泻火解毒之力较强，现代常用于急性细菌性痢疾、中毒

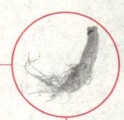

性菌痢、肺炎、急性黄疸型肝炎、败血症、脓毒血症、急性泌尿系感染、流行性脑脊髓膜炎、流行性乙型脑炎、外科痈疽疔毒、精神分裂症及其他急性感染性疾病等，证属实热火毒证者。

4. 使用注意　本方属大苦大寒之剂，苦寒直折，易损伤脾胃，非壮实之体，实热火毒，不可轻投，且不可多服久服，中病即止。对于非火毒炽盛或津液耗伤较甚者，不宜使用本方。

【验案】中医理论家张炳厚医案

许某，女，37岁。初诊：1995年6月1日。右胁痛时作2年，腹胀1个月。乙肝病毒感染10年，未经系统治疗。近2年感右胁时痛，疲乏口干时苦，曾就诊本院。查B超示：肝硬化，胆囊炎，脾大。血常规：三系降低，提示脾亢。近1个月自诉右胁时痛，腹胀疲乏，口干时苦。查B超示：肝硬化，胆囊炎，脾大，甲肝检查阴性，腹胀逐渐加重，为求系统中医治疗，遂来求诊。实验室检查：B超：肝硬化，脾大门脉11mm，慢性胆囊炎，HBV-DNA（+）。血常规：白细胞计数2.67×10^9/L，红细胞计数3.5×10^{12}/L，血小板计数6.2×10^9/L，肝功能：谷丙转氨酶42U/L，谷草转氨酶53U/L。舌体暗淡，舌苔薄，脉弱。诊断：肝积、胁痛（乙型肝炎、肝硬化）。辨证为阴伤瘀阻，热毒未清。治法滋养肝肾，解毒化瘀，运脾软坚。处方：黄连解毒汤加减，黄连、山栀子各10g，茵陈12g，鸡内金9g，生牡蛎15g，黄芩、黄檗各6g。

水煎服，每日1剂。复诊：服药7剂，HBV-DNA（-），症状减轻，肝功能好转，病情轻，证治对路，阴伤渐复但毒热未清。加减续服。

【歌诀】

黄连解毒汤四味，
黄檗黄芩栀子备。
躁狂大热呕不眠，
吐衄斑黄均可为。

普济消毒饮

【方源】《东垣试效方》

【组成】黄芩、炒黄连各15g，陈皮、甘草（生用）、玄参、柴胡、桔梗各6g，连翘、板蓝根、马勃、牛蒡子、薄荷各3g，僵蚕、升麻各2g。

【用法】水煎服，每日1剂。

【功效】清热解毒，疏风散邪。主治大头瘟证。症见恶寒发热、头面红肿掀痛、目不能开、咽喉不利、舌燥口渴、舌红苔白兼黄、脉浮数有力。

【方解】方中重用黄连、黄芩以酒炒之，可使药力上行达于头面而清解热毒为君。连翘、牛蒡子、薄荷、僵蚕四药气味轻清，辛凉宣泄、清热解毒之时，又具疏散上焦头面风热之功为臣。玄参、马勃、板蓝根既助君臣以加强其清解疫毒之力，又合薄荷、桔梗、甘草以清利咽喉；陈皮辛香理气，疏壅消滞，以利肿毒之消散，共为佐药。升麻、柴胡辛凉疏散，理气解郁，其气上升，既可疏散风热，又能引诸药上行而达于头面，且升阳散火而寓"火郁发之"之意，功

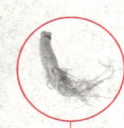

兼佐使之用。生甘草清热解毒，调和各药亦为使药。诸药相伍，清热解毒，疏散风热之时，清降与升散并用，因势利导，为大头瘟病之良方。

注：大头瘟是感受风热时毒而引起的，以头面掀赤肿大为特征的一种急性外感热病。多发生于冬春季节。发病较急，初起以全身憎寒，发热，头面红肿疼痛等表现为主要特点。根据其临床表现，与西医的颜面丹毒、流行性腮腺炎颇为相似，临床上可参照辨证治疗。

【配伍特点】本方苦寒清泻与辛凉升散并用，清中有散，降中有升，药至病所，火郁发之。

【临床应用】

1. 辨证要点　本方为治疗大头瘟的专用方剂之一。以头面红肿掀痛、恶寒发热、舌质红、脉浮数为辨证要点。

2. 加减变化　原书或加防风、川芎、当归身，以增强活血疏散之力，如大便硬者，加酒煨大黄，以利之；肿势甚者，宜砭刺之；本方去升麻、柴胡以防其升阳助热，因方中用药多为轻清上浮之品，再用升、柴亦为多余，而加金银花、荆芥疗效更佳（《温病条辨》）。

3. 现代运用　本方现代可用于腮腺炎、颌下腺炎、颜面丹毒、急性扁桃体炎、头面部蜂窝织炎、急性化脓性中耳炎、急性淋巴结炎伴淋巴管回流障碍等，证属风热毒邪郁结头面者。

4. 使用注意　本方用药多苦寒辛散之品，对阴虚及脾虚便溏者应慎用。

【验案】中医内科专家陈可冀医案

宋某，男，41岁。2000年4月11日初诊。主诉及现病史：头面部起红色斑丘疹，上覆银白色鳞屑2年。经多家医院诊断为牛皮癣，口服及外用多种药物，反复发作，久治不愈，近期因外感及饮酒，上述症状加重。现症：头面部均可见丘疹，疹色焮红，鳞屑较多，束状发，薄膜现象及点状出血征阳性，瘙痒明显，心烦，口渴，微恶寒，小便黄赤，大便干燥；舌质红，苔黄，脉滑数。西医诊断：银屑病。中医诊断：白疕。辨证：毒热内蕴，上攻头面。治法：清热解毒，疏风散邪。处方：普济消毒饮加减。酒黄芩、陈皮、生甘草、何首乌、当归、玄参、连翘、板蓝根各10g，酒黄连、柴胡、桔梗、僵蚕、升麻各5g。水煎服，一日2次。第3遍煎液外洗头面，一日2次。

二诊（2000年4月18日）：上方用7剂，心烦、口渴明显减轻，无恶寒及发热，丘疹有所消退，二便通调。上方去柴胡、黄连，继续口服及外洗。

三诊（2000年5月9日）：上方又用21剂，丘疹大部分消退，无新生丘疹，瘙痒止，二便通调。上方去升麻、板蓝根，加桂枝2g，又服21剂愈。

【歌诀】

普济消毒芩连鼠，
玄参甘桔蓝根侣；
升柴马勃连翘陈，
僵蚕薄荷为末咀；
或加人参及大黄，

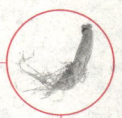

大头天行力能御。

第五天

凉膈散

【方源】《太平惠民和剂局方》

【组成】川大黄、芒硝、炙甘草各12 g，山栀子仁、薄荷、黄芩各6 g，连翘25 g。

【用法】上药共为粗末，每服6~12 g，加竹叶3 g，蜜少许，水煎服。亦可作汤剂服。

【功效】泻火通便，清上泻下。主治上中二焦郁热炽盛证。症见身热口渴、胸膈烦热、面赤唇焦、口舌生疮、谵语狂妄或咽痛吐衄，便秘溲赤或大便不畅，舌红苔黄，脉滑数。

【方解】方中重用连翘，清热解毒之中又为轻清透散之品，一药而具清散二功，清解胸膈之郁热为君药。黄芩苦寒，清热泻火，以清上焦胸膈肺热见长；栀子通泻三焦火热，引火下行从小便而去；大黄、芒硝通便泻热，荡热于下，而成上下分消之势，共为臣药。薄荷、竹叶辛凉轻清，疏散透热于上，为佐药。甘草、蜂蜜既缓和大黄、芒硝之峻，又补养胃津而润燥结，和诸药而功兼佐使。诸药相合，既疏散清泻胸膈之热于上，又通腑荡涤燥热于下，上清下泻，上下分消，以泻代清，共成泻火通便、清上泻下之功。

【配伍特点】本方清上与泻下并行，泻下以清泻胸膈郁热。所谓"上病下取""以泻代清"。

【临床应用】

1. 辨证要点　本方为治疗上、中焦胸膈郁热证的常用方。临证之中以胸膈烦热、面赤唇焦、烦躁口渴、舌红苔黄、脉滑数为辨证要点。

2. 加减变化　肺热较盛，上焦积热，见肺胀而咳，胸高上气而渴者，本方合白虎汤，增强清热之力（《保命歌括》）；火热上攻眼目，而见眼泪热极，珠碜泪出，忽然肿痛难忍，五轮胀起者，去竹叶、蜂蜜，加黄连增强清热之力（《银海精微》）；兼见肝经热盛，肝风痉厥者，加羚羊角（代）以凉肝息风（《重订通俗伤寒论》）；胃有实热而牙痛者，去竹叶、蜂蜜，加石膏、知母、黄连、升麻增强清热泻火解毒之功（《寿世保元》）。

3. 现代运用　常可用于大叶性肺炎、支气管扩张感染、咽喉炎、口腔炎、急性扁桃体炎、急性鼻窦炎、胆道感染、急性黄疸型肝炎等，证属上中二焦火热实证者。

4. 使用注意　本方具有通腑之功，但只是"以泻代清"之意，并非承气汤以攻泻为主，临床运用时应予以注意。当服本方得下利时，即要停服余剂，以免脾胃损伤。对于体弱、孕妇当慎用之。

【验案】著名儿科中医专家刘韵远医案

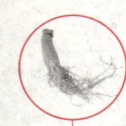

丁某，女，8岁。日来高热不退，壮热无汗，喘促鼻煽，阵咳不止，痰多，夜卧不宁，时有惊惕，小溲短，体温40.1℃，两颊微赤，两肺可闻啰音，胸透有肺炎改变，白细胞 18.4×10^9 / L，舌苔白薄，脉浮数，指纹赤紫。西医诊断为支气管肺炎。中医诊断为肺热病。辨证属风寒束表，里热闭肺。治法解表清里，化痰定喘。处方：川大黄、芒硝、炙甘草各10 g，山栀子仁、薄荷、黄芩各8 g，连翘20 g，竹叶3 g，蜂蜜5 g。水煎服。服药16小时后，体温降至36.3℃，夜眠安宁，呼吸平稳，咳轻痰少，次晨舌苔薄黄，脉略数。表证已罢，里热未净，原方去连翘，继服1剂后，改服麻杏合剂，6日后病愈出院。

【歌诀】

凉膈硝黄栀子翘，
黄芩甘草薄荷饶；
竹叶蜜煎疗膈上，
中焦燥实服之消。

仙方活命饮

【方源】《校注妇人良方》

【组成】白芷、贝母、防风、赤芍、当归、甘草、皂角刺(炒)、炙穿山甲(代)、天花粉、乳香、没药各6 g，金银花、陈皮各9 g。

【用法】水煎服，每日1剂。或水酒各半煎服。

【功效】清热解毒，消肿溃坚，活血止痛。主治阳证痈疡肿毒初起。症见患处红肿掀痛、或身热凛寒、舌苔薄黄、脉数有力。

【方解】方中以金银花，甘寒轻清，功善清热解毒，芳香透达，疏散邪热而消痈散结，为阳证痈疮肿毒之要药为君。当归、赤芍活血凉血，通滞和营；乳香、没药通络散瘀，消肿止痛；陈皮理气畅达，使气血和畅，经络通达，营卫调和，则邪无滞留之所，瘀去肿消，共为臣药。白芷、防风辛散疏风透邪，畅通肌表营卫，散结消肿；穿山甲（代）、皂角刺行散走窜，最善通络，溃坚消痈，无脓可溃散，有脓可透脓，为外科痈疡之良药；天花粉、贝母清热化痰，散结排脓，共为佐药。甘草生用清热解毒，调和诸药为使。加酒煎药者借其酒之通行周身，助药力直达病所。诸药合用，清热解毒，化瘀通络，溃坚散结为主，配以疏邪透表，行气化痰，调畅营卫诸法。全面体现了外科阳证内治消法的配伍特点，故有"此疡门开手攻毒之第一方也"之称（《古今名医方论》）。

【配伍特点】本方与普济消毒饮均属清热解毒方剂。而普济消毒饮主治大头瘟，乃风热疫毒发于头面，故于清热解毒泻火之中，更重疏风散邪，寓"火郁发之"之意；而本方为通治阳证肿毒之方，于清热解毒之中，更重活血通络，消肿散结，行气化痰，而尤宜于痈疡初起之证。

第四章 清热剂

【临床应用】

1. 辨证要点　本方为治疗外科阳证痈疡肿毒的代表方剂。以局部红肿掀痛、脉数有力为辨证要点。

2. 加减变化　热毒重、红肿甚者，合五味消毒饮以加强清热解毒之力；伴大便秘结者，加大黄、木鳖子以通腑泄热，助痈疡之消散（《丹溪心法附余》）；临证之中，可根据痈疡所在部位不同，而分别加引经药以速达病所。在头部加川芎；在颈项加桔梗；在胸部加瓜蒌皮；在胁部加柴胡；在腰背部加秦艽；在上肢加姜黄；在下肢加牛膝，以增疗效。

3. 现代运用　本方常用于治疗蜂窝织炎、疖肿、深部脓肿、脓疱疮、化脓性扁桃体炎、化脓性阑尾炎、急性乳腺炎等各种化脓性炎症，证属阳证痈疡肿毒者。

4. 使用注意　本方用于阳证痈疡未溃之前，若痈疡已溃，则不宜使用。若脾胃虚寒，气血不足者慎用本方。阴证痈疡禁用之。本方既可内服，亦可外敷，内外配合使用。

【验案】 中医药专家张伯礼医案

张某，女，44 岁。1988 年 4 月 14 日初诊。该患者因诊断有慢性食道炎、乳腺结节来我处就诊，刻下症：进食后嗳气、胸骨后疼痛，发热，复发性口腔溃疡，咽喉肿痛，心烦易怒，心悸失眠，大便燥结，耳根痛，乳房胀痛，经前加重，经期血块较多，脉象弦滑。望诊：扁桃体Ⅱ度肿大，舌边溃疡。舌淡苔薄白舌边瘀斑。按诊：双乳房外上方有肿块。证属气滞血瘀，热毒壅聚。治法：活血化瘀，清热解毒。处方：仙方活命饮化裁。金银花 40 g，防风、白芷（后下）、当归、陈皮、赤芍、黄芩、柴胡各 10 g，炙甘草 8 g，天花粉 30 g，浙贝母 6 g，乳香 3 g，没药 5 g，皂角刺 12 g，穿山甲粉（代）3.5 g，连翘 15 g。7 剂，水煎服。

1988 年 4 月 22 日复诊：口腔溃疡、咽痛、耳根痛服药 3 天病去 80%，服药 5 剂愈。胸痛及乳房胀痛亦去 50%，效不更方，前方去黄芩、连翘，加茯苓 10 g，白术 15 g，生姜 20 g，薄荷 12 g。续服 50 余剂，诸证皆瘥。

【歌诀】

仙方活命金银花，

防芷归陈草芍加；

贝母蒌根加乳没，

山甲角刺酒煎佳。

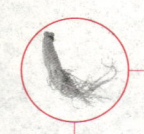

第五周 第一天

第四节　清脏腑热

清脏腑热剂，适用于邪热偏盛某一脏腑所产生的病证。本类方剂按所治脏腑火热证候不同，分别使用不同的清热药，如心经热盛，用黄连、栀子等清心火；肝胆热盛，用龙胆草、夏枯草等清肝泻火。代表方如导赤散、泻白散、清胃散、芍药汤、白头翁汤等。

导赤散

【方源】《小儿药证直诀》

【组成】地黄、甘草、木通各6g，淡竹叶3g。

【用法】水煎服，宜饭后服用，每日1剂，分两次服。

【功效】清心利水养阴。主治：①心经火热证。症见心胸烦热、口渴面赤、意欲饮冷及口舌生疮；②心热移于小肠证。症见小便赤涩刺痛、舌红、脉数。

【方解】方中地黄甘凉而润，入心肾经，凉血滋阴以制心火；木通苦寒，入心与小肠经，上清心经之火，下导小肠之热，两药相配，滋阴制火而不恋邪，利水通淋而不损阴，共为君药。竹叶代之以淡竹叶，其味甘而淡，清心除烦，淡渗利窍，导心火下行，为臣药。甘草清热解毒，宜生用，尚可直达茎中而止淋痛，并能调和诸药，还可防木通、地黄之寒凉伤胃，为方中佐使。四药合用，共收清热利水养阴之效。

【配伍特点】本方甘寒与苦寒相合，滋阴利水为主，滋阴而不恋邪，利水而不伤阴，泻火而不伐胃。

【临床应用】

1. 辨证要点　以心胸烦热、口渴、口舌生疮或小便赤涩，舌红脉数为辨证要点。

2. 加减变化　若心火较盛，可加黄连清心泻火；心热移于小肠，小便不通，可加车前子、茯苓以增强清热利水之功；阴虚较甚，加麦冬增强清心养阴之力；小便淋涩明显，加萹蓄、瞿麦、滑石之属，增强利尿通淋之效；出现血淋，可加白茅根、小蓟、旱莲草凉血止血。

3. 现代运用　本方常用于口腔炎、鹅口疮、小儿夜啼、急性泌尿系统感染等，证属心经有热或心热移于小肠者。

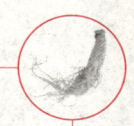

4. 使用注意

（1）方中有甘草，应注意配伍禁忌。

（2）方中木通宜选用木通或川木通，关木通因其肾毒性，已停止使用；木通苦寒，地黄阴柔寒凉，故脾胃虚弱者慎用。

【验案】国医大师方张琪医案

庞某，男，10岁。于1991年7月17日初诊。2个月前发现尿色异常，尿混浊色赤，在当地医院化验尿蛋白（++），红细胞充满，疑诊"急性肾小球肾炎"，用青霉素治疗半个多月，尿中红细胞有时15～20/HP，有时则充满。来诊时尿色黄赤，小腹满闷不舒，大便秘结，手足心热，舌质红，苔白少津，脉滑数。辨证为瘀热阻于下焦之血证。治法：泻热逐瘀，凉血止血。处方：地黄、甘草、木通各6 g，淡竹叶3 g。水煎服，饭后服用，每日1剂，分两次服。

7月23日二诊：服上方6剂，尿检红细胞10～15/HP，蛋白（+），尿色转淡，大便通畅，1日1次，小腹满闷症状减轻，仍有手足心热，舌质红、苔白，脉滑稍数。上方继服6剂。

7月27日三诊：尿检红细胞4～8/HP，蛋白（-），除手足心热外，余无明显症状，仍以前方加藕节20 g，侧柏叶15 g。

7月31日四诊：尿检红细胞1～3/HP，尿蛋白（-），舌尖红，苔白有津，改用益气养阴清热法巩固疗效。连服10余剂，诸症消失，尿检皆阴性而告愈。随访半年病情稳定未复发。

【歌诀】

导赤生地与木通，

草梢竹叶四般攻。

口糜淋痛小肠火，

引热同归小便中。

龙胆泻肝汤

【方源】《医方集解》

【组成】酒炒龙胆草、木通、醋柴胡、甘草各6 g，炒黄芩、酒炒栀子、酒炒生地黄各10 g，泽泻12 g，酒炒当归3 g，盐车前子（包煎）9 g。

【用法】水煎服，其中车前子宜包煎，饭前服用，每日1剂，分两次服。

【功效】清泻肝胆实火，清利下焦湿热。主治：①肝胆实火上炎证。症见头痛目赤，胁痛，口苦，耳聋，耳肿等，舌红苔黄，脉弦数有力；②肝胆湿热下注证。症见阴肿、阴痒、阴汗、小便淋浊或妇女带下黄臭等，舌红苔黄腻，脉弦数有力。

【方解】方中龙胆草大苦大寒，既能泻肝胆实火，又能利肝胆湿热，泻火除湿，两擅其功，切中病机，故为君药，宜选用酒龙胆，以缓和其苦寒之性并引药上行。黄芩、栀子苦寒泻火，燥湿清热，加强君药泻火除湿之力，用以为臣。方中黄芩宜用酒黄芩，借助酒性升散，引药力达于病所，栀子宜用炒栀子，防其过于苦寒凉遏。湿热之邪，当利导下

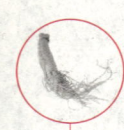

行，从膀胱泽泻，故又用渗湿泻热之泽泻、木通、车前子，导湿热从水道而去；肝乃藏血之脏，若为实火所伤，阴血亦随之消耗，且方中诸药以苦燥渗利伤阴之品居多，故用当归、生地黄养血滋阴，使邪去而阴血不伤。方中当归宜用酒当归，既增强其补血和血之效，又制其他药之凉遏。肝体阴用阳，性喜疏泄条达而恶抑郁，火邪内郁；肝胆之气不舒，骤用大剂苦寒降泻之品，既恐肝胆之气被抑，又怕折伤肝胆生发之机。故方中柴胡宜用醋柴胡，疏畅肝胆之气，并能引诸药归于肝胆之经，以上皆为佐药。甘草宜生用，既可清热解毒，又可调和诸药，护胃安中，属使药而兼佐药之用。

【配伍特点】本方清利并行，既清肝胆实火，又利肝经湿热；泻中有补，清泻渗利之中寓滋阴养血之功；降中寓升，苦寒降泻之中又寓疏畅升达气机之效。

【临床应用】

1. 辨证要点　以口苦溺赤，舌红苔黄，脉弦数有力辨证要点。

2. 加减变化　若肝胆实火较盛，可去木通、车前子，加黄连以助泻火之力；若湿盛热轻者，可去黄芩、生地黄，加滑石粉、薏苡仁以增强利湿之功；若玉茎生疮，或便毒悬痈，以及阴囊肿痛，红热甚者，可去柴胡，加连翘、黄连、大黄以泻火解毒。

3. 现代运用　本方常用于顽固性偏头痛、阴部湿疹、高血压、急性结膜炎、外耳道疖肿、急性黄疸型肝炎、急性胆囊炎、急性肾盂肾炎、急性膀胱炎、尿道炎、外阴炎、睾丸炎、急性盆腔炎、带状疱疹等，证属肝胆实火、湿热者。

4. 使用注意

（1）方中龙胆草有小毒，剂量不宜过大。

（2）方中有甘草，应注意配伍禁忌。

（3）方中药多苦寒、渗利，脾胃虚寒者和孕妇慎用。

【验案】中医药专家石学敏医案

唐某，女，31岁。近3个月来，右侧小腹隐痛且胀，胀甚于痛。医院检查并诊断为"右侧输卵管积水"。心烦口苦，口中发腻，双下肢汗出，苔黄腻，脉沉而滑稍数。其心烦口苦，口腻，为肝胆湿热内郁上熏引起；下肢汗出，为肝胆湿热下注并熏蒸使然；小腹胀痛，为肝胆湿热阻滞气机所致。故辨为肝胆湿热下注，气机不畅之候。应清利肝胆，调畅气机。遂用龙胆泻肝汤加枳实18 g，乌药9 g，连服12剂而诸症去，输卵管积水消失。

【歌诀】

龙胆泻肝栀芩柴，
生地车前泽泻偕；
木通甘草当归合，
肝经湿热力能排。

第二天

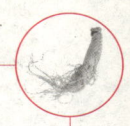

清胃散

【方源】《脾胃论》

【组成】生地黄、当归各6g,牡丹皮、黄连（拣净）、升麻各9g。

【用法】水煎服,每日1剂。

【功效】清胃凉血。主治胃火牙痛证。症见牙痛牵引头痛、面颊发热、其齿喜冷恶热；或牙龈红肿溃烂；或唇舌颊腮肿痛；或牙宣出血；口气热臭,口干舌燥,舌红苔黄,脉滑数。

【方解】方中黄连苦寒,直折胃中火热,为君药。生地黄凉血滋阴,兼以止血；牡丹皮凉血清热,同为臣药。当归养血和血为佐药。升麻清热解毒,升散郁火,寓"火郁发之"之意；与黄连相配,则泻火而无凉遏之弊,散火而无升焰之虞；兼以引经,为佐使之药。诸药合用,共奏清胃凉血之效。

【配伍特点】本方清热与凉血并用,苦降与升散同施,养阴与泻火兼顾,但以清降为主。

【临床应用】

1. 辨证要点　本方为治疗胃火牙痛的常用方剂。临证应用以牙痛牵引头痛、口气热臭、舌红苔黄、脉滑数为辨证要点。

2. 现代运用　本方常用于口腔溃疡、牙龈炎、牙周炎、三叉神经痛、胆汁反流性胃炎、痤疮、口臭等疾病,证属胃有火热证者。

3. 使用注意　若牙痛因风寒或肾虚火炎所致者,不宜使用本方。

【验案】国医大师李振华医案

夏某,女,28岁。近几年来经常牙痛,近因牙痛加重前来诊治。刻诊：牙痛如冰,食冷热加剧,心胸烦热,手足不温,舌质红,苔薄黄,脉浮弱；辨为阳虚证与心热证,治当温阳散寒,清热除烦,给予清胃散加味,生地黄、当归、炙甘草各6g,牡丹皮、黄连（拣净）、升麻各9g,栀子15g,香豉24g,干姜、生川乌各5g,黄连、细辛各10g,6剂。第1次煎35分钟,第2次煎30分钟,合并药液,每日1剂,每天分3服；

二诊：牙痛减轻,予前方6剂；

三诊：牙痛冰凉减轻,予前方6剂；

四诊：心胸烦热减轻,予前方6剂；

五诊：牙痛冰凉解除,予前方6剂；

六诊：牙痛冰凉止,予前方6剂。

随访1年,一切尚好。

【歌诀】

清胃散用升麻连,
当归生地牡丹全；
或加石膏清胃热,
口疮吐衄与牙宣。

芍药汤

【方源】《素问·病机气宜保命集》

【组成】芍药30g,当归、黄连、黄芩各15g,槟榔、木香、肉桂、炙甘

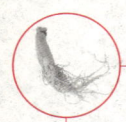

草各6g,大黄9g。

【用法】水煎服,每日1剂。

【功效】清热燥湿,调和气血。主治湿热痢疾证。症见腹痛、便脓血、赤白相兼、里急后重、肛门灼热、小便短赤、舌苔黄腻、脉弦数。

【方解】方中芍药苦酸微寒,缓急止痛,行血排脓,重用为君药。黄连、黄芩苦寒,清热燥湿解毒,为臣药。大黄苦寒沉降,泻热逐瘀,荡涤积滞,行"通因通用"之法;当归行血和血,助芍药除便脓血;木香、槟榔行气导滞,以解里急后重,均为佐药。肉桂(官桂)辛热,既可防芩、连苦寒伤阳与冰伏湿热之弊,又可助归、芍行血之力,亦为佐药。甘草和中调药,与芍药相配,更能缓急止痛,为佐使之药。诸药合用,共奏清热燥湿,调和气血之效。

【配伍特点】本方清热燥湿与和营缓急并举,纳温通于苦燥之内,相反相成;且寓调和气血、"通因通用"之法。

【临床应用】

1. 辨证要点　本方为治疗湿热痢疾的常用方剂。临床应用以腹痛、便脓血、赤白相兼、里急后重、舌苔腻微黄为辨证要点。

2. 现代运用　本方常用于细菌性痢疾、阿米巴痢疾、溃疡性结肠炎、过敏性结肠炎、肛窦炎等疾病,证属肠道湿热者。

3. 使用注意　若痢疾初起有表证、虚寒痢及久痢者,不宜使用本方。

【验案】北京中医药大学教授吕和仁医案

吴某,女,41岁。1986年7月22日初诊。慢性腹泻病史多年,每因情志因素或饮食不当而诱发或加重,此次发作持续已近4个月,经数家医院检查未能明确诊断。刻下:肠鸣便溏,腹痛即泻,泻下物呈不消化状,腹部怕冷,矢气较多,寐差失眠,口干苦,舌质偏暗,舌苔白腻,脉细弦。中医诊断为泄泻。辨证:肝脾不和。治法:抑肝扶脾。处方:芍药20g,当归、黄连、黄芩各10g,槟榔、木香、肉桂、炙甘草各8g,大黄9g。水煎服,每日1剂;并嘱其调畅情志,切忌恼怒。服上方20剂,腹泻基本控制,大便每日1～2次,尚能成形,腹胀、肠鸣趋向缓解,腹痛不著,夜寐略有改善,腹部仍有冷感,舌脉如前。原方去木香,加山药10g,改肉桂3g,继服14剂,大便转常,余症基本消失。

【歌诀】

芍药汤中用大黄,
芩连归桂槟草香。
清热燥湿调气血,
里急腹痛自安康。

第三天

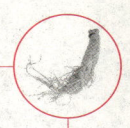

第五节　清虚热

清虚热剂，适用于热病后期，余热未尽，阴液已伤，热伏阴分所致的夜热早凉；或肝肾阴虚，骨蒸潮热或久热不退；或阴虚火盛的发热、盗汗证。虚热证的病机特点有阴液耗损和虚热内扰两个方面，故本类方剂常以滋阴清热与清透伏热配伍组方，方如青蒿鳖甲汤、清骨散、当归六黄汤等。

青蒿鳖甲汤

【方源】《温病条辨》

【组成】青蒿、知母各6g，鳖甲15g，生地黄12g，牡丹皮9g。

【用法】水煎服，每日1剂。

【功效】养阴透热。主治温病后期，阴液耗伤，热伏阴分证。症见夜热早凉，热退无汗，舌红苔少，脉细数。

【方解】方中鳖甲咸寒质重，直入阴分，入络搜邪，滋阴退热，阴液得复则有托邪外出之力，虚热可清而无滋腻恋邪之弊；青蒿苦辛而寒，质轻芳香，清解之中又具透散之力，清热透络，引邪外出。两药相伍，"有先入出之妙，青蒿不能直入阴分，有鳖甲领之入也；鳖甲不能独立阳分，有青蒿领之出也"（《温病条辨》），共为君药。生地黄滋阴凉血，知母养阴清热，共助鳖甲滋阴退热，为臣药。牡丹皮清泻阴血中之伏热而凉血散血为佐药。五药相配伍，标本兼顾。

【配伍特点】本方滋养之中有清泻之功，清泻之中又具透解之力。立法之旨在于使深伏于阴分之邪透出阳分而解，且滋阴不恋邪，祛邪不伤正。

【临床应用】

1. 辨证要点　本方是治疗温病后期，阴液耗伤，邪伏阴分之虚热证的常用方。以夜热早凉，热退无汗，舌红苔少，脉细数为辨证要点。

2. 加减变化　若暮热早凉，汗解渴饮，气分之热偏盛者，去生地黄，加桑叶、天花粉以辛凉清透，生津止渴。

3. 现代运用　本方现代常用于治疗不明原因的发热、慢性病患者出现消耗性发热、各种传染病恢复期低热、慢性肾盂肾炎、肾结核、小儿夏季热、一些

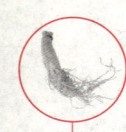

外科手术后低热等，证属阴虚内热者。

4.使用注意　本方中青蒿不耐高温，可用沸药汁泡服。

【验案】中医内科专家李今庸医案

谭某，女，22岁。患者体形消瘦，平素体虚易感，因受凉，接触外感病人后出现反复发热、咳嗽2周就诊。发热以低热为主，以午后及夜间发热时体温较高，畏寒，反复刺激性干咳，痰少色白质黏，口苦咽干，心悸，失眠，五心烦热，大便溏，舌质淡，舌尖红，苔薄白，脉细数。曾于发病后住院查胸片提示支气管炎改变，血常规未见异常。西药予静脉滴注头孢西丁钠、氨溴索，退热治疗服柴胡桂枝汤和止嗽散汤，发热可缓解，但1～3日后再发，热势不减，咳嗽仍然较剧烈，且服上述中药后出现大便次数增多，便溏，失眠、心悸加重。此阴液消耗，体虚邪恋，予青蒿鳖甲汤加味治之。青蒿20g，鳖甲8g，地骨皮12g，生地黄15g，桑白皮25g，知母6g，连翘、牡丹皮、防风各10g，细辛3g，百合9g。服用6剂后，发热咳嗽消失，睡眠好转，后予玉屏风散益气固表善后，随访3个月未复发。

【歌诀】

青蒿鳖甲知地丹，
热伏阴分此方攀。
夜热早凉无汗出，
养阴透热服之安。

清骨散

【方源】《证治准绳》

【组成】银柴胡6g，盐知母5g，胡黄连、地骨皮、秦艽、醋鳖甲（先煎）、青蒿（后下）各3g，甘草2g。

【用法】水煎服，方中鳖甲宜先煎，青蒿宜后下，饭后服用，每日1剂，分两次服。

【功效】清虚热，退骨蒸。主治肝肾阴虚、虚火内扰证。症见骨蒸潮热或低热日久不退、形体消瘦、唇红颧赤、困倦盗汗或口渴心烦，舌红少苔，脉细数等。

【方解】方中银柴胡味甘苦性微寒，直入阴分而清热凉血，善退虚劳骨蒸之热而无苦燥之弊，为君药。知母宜用盐知母，功专降火滋阴以退虚热；胡黄连入血分而清虚热；地骨皮凉血而退有汗之骨蒸，三药俱入阴退虚火，以助银柴胡清骨蒸潮热，共为臣药。秦艽、青蒿皆辛散透热之品，清虚热并透伏热使从外解；鳖甲咸寒，以醋炙后，酸收敛阴，既滋阴潜阳，又引药入阴分，为治虚热之常用药，同为佐药。使以甘草，宜用生甘草，既可清热，又调和诸药，并防苦寒药物损伤胃气。

【配伍特点】本方集退热除蒸之品于一方，重在清透伏热以治标，兼顾滋养阴液以治本。

【临床应用】

1. 辨证要点　以骨蒸潮热、形瘦盗汗、舌红少苔、脉细数为辨证要点。

2. 加减变化　若血虚者，加当归、白芍、生地黄以益阴养血；咳嗽多者，加阿胶、麦冬、醋五味子以益阴润肺止咳。

3. 现代运用　本方可用于结核病，或其他慢性消耗性疾病的发热骨蒸，证属阴虚内热者。

4. 使用注意

（1）原方为煮散剂，剂量偏小，若用饮片水煎，剂量宜增加。

（2）方中有甘草，应注意配伍禁忌。

（3）本方药多寒凉质润，易伤脾胃，脾胃气虚，大便溏泄者不宜使用。

【验案】国家级著名老中医邓铁涛医案

李某，女，38岁。1983年8月初初诊。主诉：于1983年1月经某医院X线胸片检查，确诊为肺结核，即用西药抗结核治疗，服药6个月后，昼夜汗出不止，常伴恶风，心悸，干咳少痰，五心烦热，失眠多梦，大便干结，小便量少。后服中药治疗月余，亦未见好转。于1983年8月延余诊治。症见形体消瘦，面色萎黄，舌质红干无苔，脉象细数无力。中医辨证为肺痨。证属气阴两虚。治法：益气养阴之法。处方：银柴胡10 g，盐知母8 g，胡黄连、地骨皮、秦艽、醋鳖甲（先煎）、青蒿（后下）各9 g，甘草5 g。3剂，每日1剂，水煎分2次服。

9月2日二诊：服药3剂，汗止过半，上述诸症悉减。嘱照方连服药10剂，除仍干咳外，诸症告愈。

【歌诀】

清骨散用银柴胡，

胡连秦艽鳖甲辅；

地骨青蒿知母草，

骨蒸劳热保无虞。

第四天

当归六黄汤

【方源】《兰室秘藏》

【组成】当归、生地黄、熟地黄、黄连、黄芩、盐黄檗各6 g，蜜黄芪12 g。

【用法】水煎服，饭前服用，每日1剂，分两次服。

【功效】滋阴泻火，固表止汗。主治阴虚火旺盗汗证。症见发热盗汗、面赤心烦、口干唇燥、大便干结、小便黄赤、舌红苔黄、脉数。

【方解】方中当归、生地黄、熟地黄入肝肾而滋阴养血，阴血充则水能制火，共为君药。盗汗乃因水不济火，心火独亢，迫津外泄所致，故臣以黄连清心泻火，并合黄芩、黄檗，泻火以除烦，清热以坚阴，其中黄檗宜用盐黄檗，增强滋阴降火之效，君臣相合，滋阴泻火兼施，标本兼顾。汗出过多，导致卫虚不固，故倍用黄芪，宜用蜜黄芪，长于

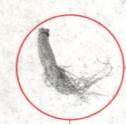

益气补中，升阳实卫以固表，且合当归、熟地黄益气养血，亦为臣药。诸药合用，共奏滋阴泻火，固表止汗之功。

【配伍特点】 本方滋阴与泻火并进，标本兼顾，使阴固而水能制火，热清则耗阴无由；且益气固表与育阴泻火相配，育阴泻火为主，益气固表为辅，以使营阴内守，卫外固密。

【临床应用】

1. 辨证要点　以盗汗面赤，心烦溲赤，舌红，脉数为辨证要点。

2. 加减变化　本方滋阴清热之力较强，且偏于苦燥，若阴虚而实火较轻者，可去黄连、黄芩，加知母，以其泻火而不伤阴；汗出甚者，可加浮小麦、山茱萸，增强止汗作用；若阴虚阳亢，潮热颧赤突出者，加白芍、醋龟甲，滋阴潜阳。

3. 现代运用　本方常用于甲状腺功能亢进、结核病、糖尿病，证属虚火旺者。

4. 使用注意

（1）原方为煮散剂，用量较小，如改为饮片煎服，剂量宜适当增加。

（2）脾胃虚弱，纳减便溏者不宜使用本方。

【验案】 中医药专家何炎燊医案

魏某，女性，29岁，已婚。因咳嗽、痰带血丝已8年来就诊。患者自1951年7月起，常有咳嗽吐痰，并带血丝，疲劳气短，动则汗出，午后低热，经X线片证实，右上肺有空洞两处，痰中发现抗酸杆菌。近2年来腹痛频作，便溏，每日二三行至六七行不等。经各类抗结核药（异烟肼、对氨基水杨酸钠、链霉素）内服、肌内注射、肺导管注入，以及内服铁破汤等，均无显著效果，乃于1961年8月29日来院门诊。既往史及家庭史无特殊，结婚6年未育。体检：体瘦，脸白，颧红，声音低短，脉细，舌苔薄，头部器官正常，甲状腺稍大。右肺上部呼吸音显著减低，心音正常。腹部阴性，诊断为空洞型肺结核。治疗经过：诊治以来，始终以当归六黄汤为主，随症加用之药物有青蒿、地骨皮、百部草、白及、川贝母、诃子肉、阿胶、龟甲胶等。自1961年12月28日起，又加用白豆蔻，研末口服，用量3g，持续服至1962年9月中旬最后一次门诊，历时一年许。最后患者自觉症状显著好转，X线片检查：肺部空洞较治疗前缩小1/3，并怀胎7个月余。

【歌诀】

当归六黄二地黄，
芩连芪柏共煎尝。
滋阴泻火兼固表，
阴虚火旺盗汗良。

第五章 祛暑剂

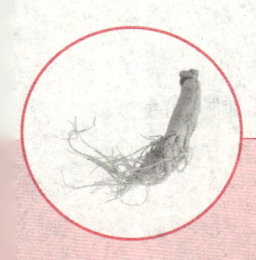

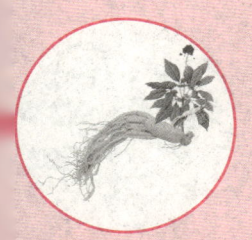

　　以祛暑药为主，具有祛除暑邪、清热化湿的作用，主治各种暑病的方剂，称为祛暑剂。中医学认为，暑邪致病有显著的季节特征，以火热为其阳性证候，多见身热、面赤、小便短赤、舌红、脉数等症；暑邪高温致人腠理开泄、汗出较多，伤津耗气，易见气短乏力、心烦口渴等症；夏季高温多雨，暑病多挟湿，兼见体倦困重、胸闷、腹痛泄泻、小便不利、舌苔白腻等症；夏季贪凉多用空调冷气，形成内外高热与寒冷交替，寒邪易外袭肌表腠理，常见恶寒发热，头身痛，无汗脉浮等症。祛暑剂以祛暑解表、清热利湿、益气和中、养阴生津为组方原则，组方药物以祛暑利湿为主，如白扁豆、荷叶、香薷等，代表方剂有香薷散、六一散、清暑益气汤等。

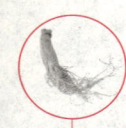

香薷散

【方源】《太平惠民和剂局方》

【组成】香薷 10g，白扁豆（微炒）、厚朴、生姜（炙熟）各 5g。

【用法】每日 1 剂，水煎服，或加酒少量同煎，用量按原方比例酌减。

【功效】祛暑解表，化湿和中。主治阴暑证（夏月伤于寒湿）。症见恶寒发热、头重身痛、无汗、胸脘痞闷、腹痛吐泻、舌苔白腻、脉浮。

【方解】方中香薷气辛微温，发汗解表、化湿和中，是为君药；厚朴辛温，味苦，能燥湿消痰，生姜炙后更益宽中和胃之效，是为臣药；白扁豆味甘微温，健脾化湿，和中消暑，为佐药。入酒少许为使，温散以助药力。三药合用，共奏祛暑解表，化湿和中之功。

【配伍特点】本方解暑于散寒解表之中，祛湿于行气健脾之义，实为治疗夏日外寒内湿之阴暑的有效配伍。

【临床应用】

1. 辨证要点　本方为治疗夏夜乘凉饮冷，伤于寒湿之阴暑证的常用方，临床以恶寒发热、头重身痛、无汗、胸闷、苔白腻、脉浮为辨证要点。

2. 加减变化　若内热甚，症见水泻、脉数者，去白扁豆，加黄连以清热，名黄连香薷散；伤暑霍乱烦闷，喘呕吐泻，可加人参、茯苓、半夏、砂仁、木瓜、藿香等以补益中气，祛痰辟秽。

3. 现代运用　本方常用于夏季感冒、急性胃肠炎等，证属外感风寒夹湿者，亦可用于夏季因贪凉引起的空调病。

4. 使用注意　若属表虚有汗或中暑热，汗出、心烦、口渴、喘促者不宜使用本方；素体气虚胃弱之人，食少体倦，亦不宜用本方，恐其温散之性耗伤正气。

【验案】中医临床家施今墨医案

张某，女，10 岁。1965 年 8 月 3 日初诊，发热 5 天，体温在 39～40℃，汗出不畅，口渴，唇燥而不欲多饮，咽喉觉痛，神志清楚，大便 4 日未排，按腹作胀，脉象濡数，苔色淡白。中医诊断为暑热感冒。辨证为暑热内闭。治法：清暑透表，通腑导滞。处方：香薷 10g，白扁豆（微炒）、厚朴、生姜（炙熟）各 6g，菊花 9g，枳实 8g，知母 12g。

8 月 4 日复诊：上方于昨日下午煎服后，汗出颇透，大便畅排 2 次，午夜后热退身凉，今日上午体温为 36.5℃，口不渴，唇不燥，咽喉不痛，腹部舒适，脉细和，苔薄白。嘱原方续服半剂，而后病愈。

【歌诀】

三物香薷豆朴先，

散寒化湿功效兼；

若益银翘豆易花，

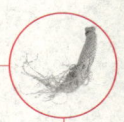

新加香薷祛暑煎。

第五天

六一散

【方源】《宣明论方》

【组成】滑石 60 g，甘草 10 g。

【用法】研为细末，每服 9～18 g，包煎，或温开水调下，每日 2～3 次。

【功效】祛暑利湿。主治暑湿证。症见身热烦渴、小便不利、或泄泻。

【方解】方中滑石味甘淡性寒，体滑质重，既可清解暑热，以治暑热烦渴，又可通利水道，使三焦湿热从小便而去，故为君药。甘草生用，能清热泻火，益气和中，与滑石相配伍，一可甘寒生津，使利小便而不伤津液；二可防滑石之寒滑重坠以伐胃，为佐使药。药虽两味，却具巧思，有清热不留湿，利水而不伤阴之妙，是治疗暑湿病的常用基础方。但本方究属药少力薄之剂，暑湿重者，还当同其他方药配伍使用。

【配伍特点】本方药性平和，清热而不留湿，利湿而不伤阴，是为清暑利湿之名方。

【临床应用】

1. 辨证要点　本方主治感暑夹湿证，临床以身热烦渴、小便不利等为辨证要点。

2. 加减变化　本方加红曲 15 g，治赤痢，名清六丸；加干姜 15 g，治白痢，名温六丸（《丹溪心法》）；加生侧柏叶、生车前草、生藕节，治血淋，名三生益元散（《医方考》）。

3. 现代运用　本方常用于泌尿系统感染、男性前列腺炎等，证属暑湿或湿热下注者，以及湿疹、夏季皮炎等皮肤类疾患。

4. 使用注意　本方性寒而滑，脾虚者及孕妇不宜；老年人、体虚者及病后伤津所致的小便不利禁用。

【验案】南京中医药大学教授周仲英医案

金某，35 岁。于 2004 年 6 月 9 日初诊，主诉患慢性前列腺炎 4 年余，用中西药治疗，效果不显。刻诊：尿频、尿急、尿痛，小便余沥不尽，尿道口有黏液，大便努挣后滴白，下腹及会阴部疼痛，并向睾丸放射，舌质紫，苔黄，脉弦细。检查：前列腺左侧有压痛和结节；前列腺液常规：卵磷脂小体（＋＋），脓细胞（＋＋＋），红细胞（＋）；B 超检查前列腺稍大，内部见回声光斑，包膜不光整。病机属湿热留于下焦，阻滞经络。治法：清利湿热，化瘀消肿。处方：六一散加味煎。滑石（后下）60 g，甘草 6 g，黄檗 20 g，败酱草 30 g，蒲公英 25 g，土茯苓 16 g，车前子、赤芍、焦栀子、小蓟各 15 g。每日 1 剂，水煎服，早、晚各 1 次。30 天为 1 个疗程。服 10 剂，尿沫滴白已少，尿频、尿急、尿痛及下腹、会阴胀痛明显好转。再拟原方巩固治疗 1

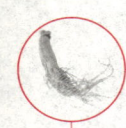

个月。临床症状基本消失。复查前列腺不肿,无压痛,结节已消失。B超检查前列腺未见异常。随访1年,未见复发。

【歌诀】

六一散用滑石草,
清暑利湿此方饶。
加入辰砂名益元,
兼能镇心亦有效。

新加香薷饮

【方源】《温病条辨》

【组成】香薷、厚朴、连翘各6g,金银花、鲜扁豆花各9g。

【用法】每日1剂,水煎服。服后取微汗,不汗再服。

【功效】祛暑解表,清热化湿。主治暑温感寒两兼证。症见发热头痛、恶寒无汗、口渴面赤、身重酸痛、胸闷不舒、舌苔白腻、脉浮而数。

【方解】方中香薷辛微温而芳香,解表散寒,祛暑化湿,以除寒热表证,为君药。配以辛凉芳香之金银花、连翘、鲜扁豆花,以清透暑热,解暑止渴,为臣药。湿为阴邪,非温不解,故佐以辛温芳香之厚朴,以化湿除满而解胸闷,止酸痛,去腻苔。五药配伍,辛温与辛凉合用,可使外寒得解,暑热得清,湿浊得化,诸症自愈。

【配伍特点】本方辛温与辛凉合用,可使外寒得解,暑热得清,湿浊得化,诸症自愈。

【临床应用】

1. 辨证要点 本方适用于暑温初起,复感于寒之中暑感寒两兼之证。临床以发热头痛、恶寒无汗、口渴面赤、苔白腻、脉浮数为辨证要点,尤以"汗不出者"为使用要点。

2. 加减变化 若恶寒无汗重者,可加紫苏叶、荆芥以增强发汗解表之力;无内湿苔不腻者,可减厚朴以防辛温香燥伤津。

3. 现代运用 本方可用于中暑、夏季感冒等,证属外感风寒、内有暑湿者。

【验案】国医大师方和谦医案

何某,男,16岁。1983年7月29日就诊。症见:恶寒发热,头痛身重,发热不扬,汗出不畅,口微渴不多饮,胸闷脘痞,纳呆泛恶,腹胀、大便溏泄,小便涩,舌苔薄黄而腻,脉濡数。3天前在学校卫生室用退热、抗病毒、消炎药效果不佳,今来中医院就诊。查体:体温38.7℃,血、尿常规正常。辨证为暑热感冒。处方:藿香正气散合新加香薷饮藿香、桔梗、香薷、枳壳、法半夏、陈皮、扁豆、金银花、连翘各6g,白芷、白术、茯苓各10g,紫苏梗、厚朴、大腹皮、佩兰、甘草各5g,服上方6剂,热退恶寒止,诸症悉除,以藿香正气两瓶善后而愈。

【歌诀】

新加香薷朴银翘,
扁豆鲜花一齐熬。

暑温口渴汗不出，

清热化湿又解表。

第六周 第一天

清暑益气汤

【方源】《温热经纬》

【组成】西洋参 5 g，麦冬 9 g，黄连 3 g，竹叶、荷梗、知母各 6 g，甘草 3 g，石斛、粳米各 15 g，西瓜翠衣 30 g。

【用法】每日 1 剂，水煎 2 次分服。

【功效】清暑益气，养阴生津。主治暑热气津两伤证。症见身热汗多、口渴心烦、小便短赤、体倦少气、精神不振、脉虚数。

【方解】方中西洋参益气生津，养阴清热，合西瓜翠衣清热解暑，生津利尿，共为君药。荷梗助西瓜翠衣解暑清热，石斛、麦冬助西洋参养阴生津，共为臣药。黄连、知母、竹叶清热除烦，均为佐药。甘草、粳米益气和中，为使药。诸药合用，清、补同施，可使暑热得清，气津得复，诸症自除。

【配伍特点】全方十味药物大体可分为两部分，各占五味药。一部分是清热祛暑，药如西瓜翠衣、荷梗、黄连、知母、竹叶；另一部分是益气生津，药如西洋参、石斛、麦冬、甘草、粳米。两部分有机结合，共成夏令防治中暑之剂。

【临床应用】

1.辨证要点　本方适用于夏日中暑，气津两伤之证。临床以身热汗多，心烦口渴，体倦少气，脉虚数为辨证要点。

2.现代运用　本方可用于高温中暑、小儿夏季热等，证属暑热气津两伤者。

3.使用注意　因方中兼有滋腻之品，故暑病夹湿者不宜用之。

【验案】中医药专家焦树德医案

鲁某，女，57 岁。夏月中暑，气津两伤。症见身热汗多，口渴心烦，小便短赤，体倦少气，住院。1989 年 7 月 15 日初诊。舌根部苔黄腻，脉弦滑，左寸无力。证属气虚湿阻、肝郁化火。治法：益气健脾化湿、疏肝理气安神。投清暑益气汤：西洋参 5 g，石斛 15 g，麦冬 9 g，竹叶、荷梗、知母各 6 g，黄连、甘草各 3 g，粳米 15 g，西瓜翠衣 30 g。服 6 剂后痊愈。

【歌诀】

经纬清暑益气汤，

善治中暑气阴伤。

洋参冬斛荷瓜翠，

连竹知母甘粳襄。

第六章 温里剂

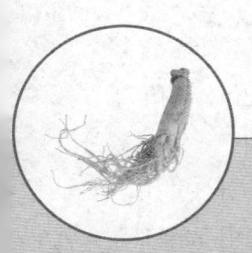

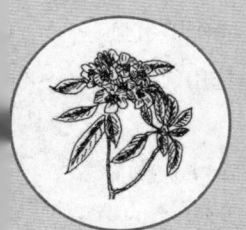

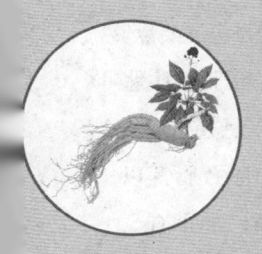

　　凡以温热药为主组成，具有温中祛寒，回阳救逆，散寒通脉等作用，为治疗里寒证的一类方剂，统称为温里剂。里寒证的形成多因素体阳虚，寒从内生；或外寒入里，深入脏腑经络；或过服生冷寒凉，损伤阳气所致。以肢冷蜷卧，恶寒喜暖，面色苍白，口淡不渴，小便清长，舌淡苔白，脉沉迟或紧为主要临床表现。根据里寒证的病位有脏腑经络之别，病势有轻重缓急之分，本章方剂分为温中祛寒、回阳救逆、温经散寒三类。

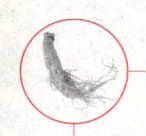

第一节 温中祛寒

温中祛寒适用于中焦脾胃虚寒证。症见脘腹冷痛，呕恶下利，不思饮食，肢体倦怠，手足不温，舌淡苔白，脉沉细或沉迟等。常用温中散寒药物干姜、高良姜、吴茱萸、桂枝等为主组成。寒为阴邪，多伤脾胃之气，故多配伍甘温益气之人参、党参、黄芪、白术、饴糖等药温补兼施；中焦虚寒又可以导致营卫气血化生不足，阴阳俱虚，故多配伍滋养阴血之芍药、当归、熟地黄、大枣等药；如兼肾阳不足，畏寒怕冷、腹泻加重，宜配附子、肉桂之属温补脾肾；如兼寒湿中阻，脘腹胀满、便溏者，宜配草豆蔻、厚朴、陈皮之属温中散寒，祛湿行气。

理中丸

【方源】《伤寒论》

【组成】人参、干姜、炙甘草、白术各 20 g。

【用法】上四味研末，蜜和为丸，每丸 10 g。每日 3 次，每次 1 丸。

【功效】温中祛寒，补气健脾。主治脾胃虚寒证。症见脘腹疼痛，喜温喜按，呕吐下利，不欲饮食，畏寒肢冷，口淡不渴，舌淡苔白，脉沉细或沉迟。亦可用于出血、病后多涎唾、小儿慢惊等。

【方解】方中干姜大辛大热，温中祛邪，振奋脾阳，为君药。人参甘温，补气健脾，为臣药。君臣相伍，虚寒兼治，是温中健脾的常用药。中焦虚寒，每易生湿，故佐白术健脾燥湿，合人参健脾气而复升降。炙甘草益气健脾，调和诸药，是佐药而兼使药之用。四药配伍，温中阳，益脾气，助运化，故曰"理中"。

【配伍特点】本方温中与补气并用，以温为主。理中丸方后原书中亦有"然不及汤"四字。盖汤剂较丸剂作用力强而迅速，临床可视病情之缓急选用剂型。

【临床应用】

1. 辨证要点　本方为治脾胃虚寒证的基础方。以脘腹疼痛，喜温喜按，下利，畏寒肢冷，舌淡苔白，脉沉细为辨证要点。

2. 加减变化　如寒凝气滞而脘腹胀满疼痛者，加陈皮、木香等以行气止痛；针对泄泻明显者，加乌梅、赤石脂等以温中止泻；胃寒而呕吐甚者，加丁香、白豆蔻等以温胃止呕；如寒甚者，加附子或肉桂等以增温里助阳之力。

3. 现代运用　本方常用于急性或慢

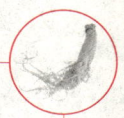

性胃肠炎、胃及十二指肠溃疡、胃痉挛、胃下垂、胃扩张、慢性结肠炎等，证属脾胃虚寒者。

4. 使用注意　本方性偏温燥，阴虚内热者忌用。

【验案】中医药专家何炎燊医案

王某，男，39岁。初诊于1989年2月11日。病者腹泻已逾一年，经常肠鸣，大便稀溏，日下八、九次，食欲欠佳，完谷不化，曾经数十医诊治而不效。予诊时，患者面色苍白无华，精神疲乏，腹部稍胀而喜按，舌苔浮有一层黄色厚腻物，脉细迟。此是脾虚泄泻，法宜补中益土，方用理中汤：人参10 g，炒白术9 g，黑干姜7.5 g，炙甘草6 g。连服6剂，病情大有好转，继服6剂，药尽即瘥。

【歌诀】

理中丸主温中阳，
人参白术草干姜。
呕利腹痛阴寒盛，
或加附子更扶阳。

第二天

小建中汤

【方源】《伤寒论》

【组成】桂枝9 g，炙甘草6 g，大枣4枚，白芍18 g，生姜9 g，饴糖30 g。

【用法】水煎服，每日1剂。

【功效】温中补虚，和里缓急。主治中焦虚寒，肝脾不和证。症见腹中拘急疼痛，喜温喜按，神疲乏力；或心悸而烦，面色无华；或手足烦热，咽干口燥；舌淡苔白，脉细弦。

【方解】方中重用甘温质润之饴糖为君，温补中焦，缓急止痛。臣以辛温之桂枝，温阳气，祛寒邪；酸甘之白芍，养营阴，缓肝急，止腹痛。佐以生姜温胃散寒；大枣补脾益气。炙甘草益气和中，调和诸药，是为佐使之用。其中饴糖配桂枝，辛甘化阳，温中焦而补脾虚；白芍配甘草，酸甘化阴，缓急止痛。六药合用，使中气强健，气血生化有源，则诸症自愈，故以"建中"名之。

【配伍特点】本方肝脾同治，阴阳并调，重在温中助阳。

【临床应用】

1. 辨证要点　本方为治中焦虚寒，肝脾不和证的常用方。以腹中拘急疼痛，喜温喜按，舌淡，脉细弦为辨证要点。

2. 加减变化　若治中焦寒甚而脘腹冷痛明显，可加干姜、高良姜以增温中止痛之力；兼治气虚甚而气短、自汗者，加黄芪、人参等补气健脾；兼治肝血不足而小腹、少腹挛痛者，加当归养血和血。

3. 现代运用　本方常用于胃及十二指肠溃疡、慢性胃炎、神经衰弱、再生障碍性贫血、功能性低热等，证属中焦虚寒、肝脾不和者。

【验案】北京中医药大学教授吕和仁医案

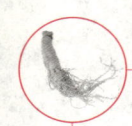

张某，男，20岁。1991年10月14日初诊。患者自诉反复胃脘隐痛3年，加重5日。现症见胃脘隐痛，纳前为甚，食后痛减，喜暖喜按，时有腹胀，反酸欲呕，不思饮食，神疲易乏，大便偏溏，舌淡红，苔薄白，脉弦细。曾在本医院做纤维胃镜检查诊断为十二指肠溃疡、慢性胃炎。服用甲氧氯普胺、西咪替丁等药物治疗效不佳。辨证为中焦虚寒，脾胃失和。处方：变通小建中汤加减。桂枝12 g，炙甘草6 g，大枣4枚，白芍18 g，饴糖25 g，党参、白术各10 g，炮姜6 g，海螵蛸15 g，茯苓9 g，陈皮8 g。水煎服，每日1剂。服上药6剂后，胃脘痛减。用上方稍加出入，调治月余，诸症消失。做胃镜检查提示为十二指肠溃疡已愈合。随访1年病未复发。

【歌诀】

小建中汤芍药多，
桂枝甘草姜枣和；
更加饴糖补中气，
虚劳腹痛服之瘥。

大建中汤

【方源】《金匮要略》

【组成】花椒6 g，干姜12 g，饴糖（烊化）30 g，人参（另煎）8 g。

【用法】每日1剂，水煎服。药液兑入饴糖，文火加热溶化，分两次温服。

【功效】温中补虚，缓急止痛。主治中阳虚衰，阴寒内盛之脘腹剧痛证。症见胸脘及腹中寒痛剧烈，呕吐不能饮食，腹中痛无定处，隆起块状物上下走窜，不可触及，四肢厥冷，舌质淡苔白滑，脉沉伏而迟。

【方解】方中花椒味辛性热，温脾胃，助肾阳，散寒止痛，为君药。干姜辛温，暖脾胃，助花椒散寒之力，饴糖甘润可温中补虚，缓急止痛，助花椒止痛之功，共为臣药。佐以人参补气健脾，合饴糖补中州之阳，中气足则痛自消。诸药配伍，共奏温中补虚、缓急止痛之效。

【配伍特点】本方温补兼施，温阳散寒，补中缓急，以温为主。

【临床应用】

1. 辨证要点 症见腹痛剧烈累及胸脘，呕吐不能饮食，手足厥冷，舌质淡，苔白滑，脉沉紧。

2. 加减变化 咳嗽者，加蜜紫菀、蜜款冬花；咳血者，加阿胶珠；遗精泻泄者，加龙骨、牡蛎；心悸气短、自汗盗汗者，加黄芪；怔忡者，加茯神。

3. 现代运用 本方常用于治疗胃及十二指肠溃疡、胆绞痛、肠粘连、胰腺炎等，证属中阳虚衰、阴寒内盛者。

4. 使用注意

（1）阴虚、寒凝气滞者忌用本方。

（2）方中有人参，应注意配伍禁忌。

【验案】国家级著名老中医邓铁涛医案

王某，女，34岁。1969年10月30日初诊。自诉：胃脘不舒，呕吐反酸，

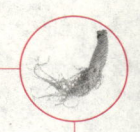

食入即吐，时已两月个余，且身痛头重，心悸，气短，大便七八日不下，月经提前，舌有裂纹，脉沉涩。中医诊断为胃脘痛，胃疡。处方：花椒5g，干姜10g，饴糖（烊化）30g，人参（另煎）8g。每日1剂，水煎服。药液兑入饴糖，文火加热溶化，分两次温服。

二诊：服药效果良好，呕吐大减，大便顺利解下，唯余心烦一症，脉沉伏。10月30日，处方加桔梗9g，竹茹4.5g。2剂，隔日1剂。

三诊：诸症已愈，唯面部、手部、脊背经络不舒，麻木拘紧，脉沉缓。处方：桂枝、葛根、白芍各9g，甘草6g，石菖蒲4.5g，木瓜6g，木香2.4g，砂仁2.4g，生姜4.5g，大枣10g。2剂，隔日1剂。

【歌诀】

大建中汤药四样，
花椒干姜参饴糖。
阳虚阴寒腹冷痛，
温中补阳痛痊愈。

第三天

吴茱萸汤

【方源】《伤寒论》

【组成】制吴茱萸、人参（另煎）各9g，生姜18g，大枣4枚。

【用法】每日1剂，水煎服，分二次温服。大枣入煎剂时要劈开去核，生姜切片。

【功效】温中补虚，降逆止呕。主治肝胃虚寒，浊阴上逆证。症见食后欲呕、胸满脘痛、吞酸嘈杂、或干呕，或吐清涎冷沫、巅顶头痛，畏寒肢凉，甚则伴手足厥冷，大便溏泄，烦躁不宁，舌淡苔白滑，脉沉弦或迟。

【方解】方中吴茱萸温胃暖肝以祛寒，和胃降逆以止呕，为君药。重用生姜温胃散寒，降逆止呕，助吴茱萸温降之力，为臣药。人参甘温，益气健脾，为佐药。大枣助人参补气和中，合生姜调理脾胃，调和诸药为使药。诸药配伍，共奏温中补虚，降逆止呕之功。

【配伍特点】本方温、降、补合用，以温降为主，肝、肾、胃三经同治。

【临床应用】

1. 辨证要点　以食后欲吐，或巅顶痛，呕吐涎沫，畏寒肢凉，舌淡苔白滑，脉沉迟或弦细辨证要点。

2. 加减变化　若清阳上扰、烦躁不眠甚者，可加磁石以重镇安神；若呕吐较甚者，可加姜半夏、姜厚朴等以增强和胃止呕之力；头痛较甚者，可加川芎、藁本以加强止痛之功。肝胃虚寒重证，可加干姜、小茴香等温里祛寒。

3. 现代运用　本方应用常用于治疗慢性胃炎、妊娠呕吐、神经性呕吐、神经性头痛、耳源性眩晕等，证属肝胃虚寒者。

4. 使用注意

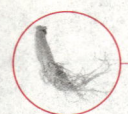

（1）郁热胃痛，呕吐吞酸，阴虚呕吐，或肝阳上亢之头痛应禁用本方。

（2）呕吐较重的患者，服药时采取冷服法，以免格拒呕吐。

（3）方中有人参，应注意配伍禁忌。

【验案】中医理论家裘沛然医案

张某，女，45岁。1985年5月10日以头部疼痛一周就诊。一周前，病人无明显诱因于凌晨四时左右，突然出现头部胀痛，痛势剧烈，难以忍受，不伴有恶寒、发热、恶心、干呕、吐涎沫等症状。行急诊头颅CT、血流图及神经科医师协查后排除占位性病变，诊断为血管扩张性头痛。服用曲马朵、氟桂利嗪等药物后症状略有缓解，但仍较痛。病前二便正常，病后大便稀溏，余无所苦。诊其脉沉紧乏力、舌质嫩红、苔薄白。脉症合参，证属肝经虚寒，治法：温肝散寒止痛。处方：吴茱萸汤加减化裁。吴茱萸10 g，人参8 g，桂枝2 g，小茴香12 g，生姜5 g，大枣6 g。上方服用3剂后症状明显减轻，续服原方治疗6剂，症状完全消失，大便也变为正常。随访至今未再复发。

【歌诀】

吴茱萸汤暖肝胃，

人参生姜和大枣。

胃寒呕吐与下利，

肢冷头痛皆痊愈。

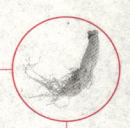

第二节　回阳救逆

回阳救逆剂，主治阳气衰微，阴寒内盛，甚至阴盛格阳或戴阳等证，症见四肢厥逆、精神萎靡、恶寒蜷卧、下利清谷、甚则大汗淋漓、脉微细或脉微欲绝等。由于阳气已衰到极点，必用大辛大热之剂回阳救逆，故常用附子、干姜、肉桂等为主组成方剂。若亡阳又伴气脱者须与补气之人参配伍；若阳气衰微，阴盛格阳于外或虚阳上浮，须少佐寒凉，以为反佐；或服以防邪盛拒药。代表方如四逆汤、回阳救急汤。

四逆汤

【方源】《伤寒论》

【组成】生附子15 g，炙甘草、干姜各6 g。

【用法】水煎服，每日1剂。

【功效】回阳救逆。主治心肾阳衰寒厥证。症见四肢厥逆，恶寒蜷卧，神衰欲寐，面色苍白，腹痛下利，呕吐，舌苔白滑，脉微细者。

【方解】方中以大辛大热之生附子为君，入心、脾、肾经，温壮元阳，破散阴寒，回阳救逆。生用药性更为猛烈，能够迅速通达周身内外，是"回阳救逆第一品。"臣以辛热之干姜，入心、脾、肺经，温中散寒，助阳通脉。附子与干姜相须为用，相得益彰，温里回阳之力大增，是回阳救逆的常用组合。正如《本经疏证》所云："附子以走下，干姜以守中，有姜无附，难收斩将夺旗之功；有附无姜，难取坚壁不动之效。"配伍炙甘草为佐，补脾胃而调和诸药，且可缓干姜、附子峻烈之性，使其破阴回阳而无暴散之虞。综观本方，药简力专，配伍精当，能救人于顷刻之间，速达回阳之效，使阳复厥回，故名"四逆汤"。

【配伍特点】本方治以心脾肾兼顾，峻温心肾为主。

【临床应用】

1. 辨证要点　本方是回阳救逆的基础方。临床应用以四肢厥逆，神衰欲寐，面色苍白，脉微细为辨证要点。

2. 加减变化　阴寒甚者，增加附子、干姜的剂量；针对阳衰而兼气脱者，加人参益气固脱；针对阳衰寒凝而致瘀者，加红花、桂枝等活血通络。

3. 现代运用　本方常用于心肌梗死、心力衰竭、肺源性心脏病、肺炎、中毒性休克、急性胃肠炎吐泻过多、胃下垂、

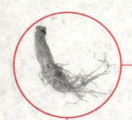

放射性白细胞减少症、泄泻、大汗虚脱等，证属阳衰阴盛者。

4.使用注意　若服药后出现呕吐拒药者，汤药宜冷服以行反佐之法。血虚寒滞之厥逆非本方所宜，热厥禁用。

【验案】北京中医药大学教授吕和仁医案

张某，男，49岁。1972年3月10日初诊。5天前，突发咽紧喉痒，胸中满闷，脘腹胀痛，恶心呕吐，急诊，心电图示后壁心肌梗死，血压为零，经抢救，症见好转。血压尚低（80/50mmHg），胸痛彻背，恶寒蜷卧，四肢厥冷，神疲乏力，面色苍白，唇甲皆青，尿频清长，大便溏薄，舌淡苔白，脉迟，微弱不起。胸阳不振，寒邪太盛，气失宣达，心脉闭阻。治以回阳救逆、益气复脉为主。处方：四逆汤加味。生附子15 g，炙甘草8 g，白术12 g，陈皮10 g，肉桂2.5 g，干姜6 g。水煎服，每日1剂。

3月14日二诊：胸痛顿轻，恶寒大减，血压渐升（90/60 mmHg），脉来较前有神，此时"心于阴中求阳"，改拟益气养阴、通阳复脉。处方：人参、麦冬各25 g，五味子、制附子、干姜、炙甘草各10 g。6剂。水煎服。

3月23日三诊：胸痛续减，气足转温，唇甲红润，二便改善，血压逐增（105/70 mmHg），舌淡红，苔薄，脉缓。重按略显无力，再平补气血、通阳复脉。处方：党参25 g，麦冬12 g，生地黄16 g，丹参20 g，桂枝、生姜各10 g，大枣5枚，炙甘草15 g。10剂。水煎服。

4月7日四诊：基本康复，气力觉充，血压回升（112/80 mmHg），时有轻微胸痛，再以上方加瓜蒌20 g，薤白15 g。续进10剂，症状消失。

【歌诀】

四逆汤中附草姜，
四肢厥冷急煎尝。
腹痛吐泻脉微细，
急投此方可回阳。

第（四）天

回阳救急汤

【方源】《伤寒六书》

【组成】附子（先煎）、炒白术、茯苓、姜半夏各9 g，干姜、蜜甘草、陈皮、人参（另煎）各6 g，肉桂、醋五味子各3 g，麝香（冲服）0.1 g，生姜3片。

【用法】水煎服，每日1剂。临服药时，药液中加入麝香0.1 g调服。

【功效】回阳救逆，益气生脉。主治寒邪直中三阴，真阳衰微证。症见恶寒蜷卧、四肢厥冷、腹痛战栗、或唇甲青紫、或吐涎沫、吐泻而口不渴、神衰欲寐、舌淡苔白、脉沉微，甚或无脉。

【方解】本方以四逆汤合六君子汤，再加肉桂、五味子、麝香、生姜组成。方中以附子配干姜、肉桂，其温壮元阳，

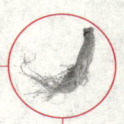

祛寒通脉之功尤为显著，为君药。六君子汤补益脾胃，固守中州；半夏宜用姜半夏，能燥湿化痰，降逆止呕，能除阳虚水湿不化所生的痰饮；白术宜用麸炒白术，益气健脾；甘草宜用蜜甘草，补中气，和诸药，共为臣药。人参助附子，可益气回阳固脱；佐以醋五味子补心、益气复脉，同为佐药。麝香辛香走窜，通行十二经脉，合醋五味子酸甘敛阴，可防麝香辛散太过，散中有收，既可以疏布诸药于全身，又可以避免虚阳浮越于外，为使药。诸药配伍，共奏回阳救逆、益气生脉之效。

【配伍特点】本方大辛大热，辛香走散与酸甘敛阴相结合，温壮元阳、益气复脉，祛寒除湿，散收和合。

【临床应用】

1. 辨证要点　以四肢厥冷，神衰欲寐，吐泻腹痛，口不渴，甚则身寒战栗，舌淡苔白，脉沉微，甚或无脉为辨证要点。

2. 加减变化　若呕吐涎沫，或少腹痛者，可加制吴茱萸、木香、醋延胡索，温中止呕，下气止痛；泄泻不止者，可加石榴皮以涩肠止泻；有气虚脱肛者，可加蜜升麻、蜜黄芪等益气升阳止泻；呕吐不止者，可加生姜温胃止呕；若无脉者，佐以少许苦寒滋润的猪胆汁，清热降火，止汗止呕，可以泻相火而润燥金，以防阳微阴盛而阳脱。有瘀血者，可加三七、益母草以活血化瘀；食欲不振者，可加炒白扁豆以健脾利湿。

3. 现代运用　本方常用于吐泻严重的急性胃肠炎、慢性泄泻、心源性休克、心力衰竭等，证属亡阳欲脱者。

4. 使用注意

（1）方中麝香用量不宜过大，加入药液调服。肉桂粉碎为末，以药液冲服。人参另煎，兑服。

（2）本方是辛热峻剂，不宜过量，服药后，手足温和即止。

（3）方中有附子、肉桂、人参、甘草、姜半夏，应注意配伍禁忌。回阳救急汤中附子与半夏相反，按照现行《中华人民共和国药典》规定是属于配伍禁忌。无胃气不和、恶心呕吐者，可不使用半夏。必须使用时应注意两药用量，处方医师应双签字。方中有麝香，运动员及相关人员应慎用；孕产妇禁用。

（4）附子需先煎、久煎，根据用量大小，久煎 1 ~ 3 小时。

【验案】中医内科专家任继学医案

陈某，男，52岁。1982年4月10日初诊。4年前始患糖尿病，去年明确诊断为胰岛素依赖型糖尿病。每日24 ~ 36U胰岛素。近半年来反复腹泻，每日大便3 ~ 4次。于4月2日住内分泌科治疗糖尿病，顺便治腹泻。用药1周后腹泻仍无缓解，请中医会诊服中药。查体：患者面色黧黑，自述神疲乏力，腰腿酸软，阳痿。食欲好，但进食后胃脘部胀满，腹部不适，即想大便，呈稀糊状，无黏液，大便常规未见异常。舌质淡，苔白腻而润，

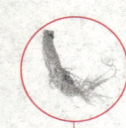

两脉沉细而弱。依据上述症状，结合所辨当属脾肾阳虚，查前在院外所用处方，多为治糖尿病中药。如重用石膏、知母清胃热；重用石斛、天冬、玉竹以滋养脾阴；或加黄芩、栀子、夏枯草以清肝，久服苦寒、甘寒药，脾胃气虚，虽用南沙参、太子参等益气但终不能运化水谷精微。辨证：久病，穷必及肾，故脾肾阳虚。治法：健脾益肾、涩中以固精微。处方：回阳救急汤加减。附子（先煎）10 g，姜半夏、炒白术、茯苓各 9 g，陈皮、干姜、蜜甘草、人参（另煎）各 6 g，肉桂 5 g，醋五味子 3 g，麝香（冲服）0.1 g。每日 1 剂，水煎服。

二诊（1982 年 4 月 16 日）：前方连进 5 剂，腹部舒适，大便次数明显减少，每日 1～2 次，晨起大便亦不急迫，查舌腻有减，脉沉。效不更方，原方再加生谷芽 12 g 以生发胃气。

三诊（1982 年 4 月 22 日）：前方又进 5 剂，述大便仅每日 1 次，胃口亦好，力量见增，患者于次日出院，遂给六君子丸，参苓白术散汤方，嘱隔日 1 剂，服 2 周。半年后得见患者，诉疗效巩固。

【歌诀】

回阳救急加六君，

麝香三厘合生姜；

肉桂附干姜五味，

寒厥三阴回阳温。

参附汤

【方源】《正体类要》

【组成】人参 15 g，炮附子 30 g。

【用法】水煎服，每日 1 剂。

【功效】回阳，益气，救脱。主治元气大亏，阳气暴脱证。症见手足厥逆，冷汗淋漓，呼吸微弱，或上气喘急，脉微欲绝等。

【方解】方中人参甘温大补脾肺之元气以固后天，使脾肺之气旺则五脏之气皆旺；附子大辛大热，温壮元阳，大补先天，使先天之阳生则一身之阳生。二药相配，上助心阳，下补肾命，中补脾土，共奏回阳固脱之功。

【配伍特点】本方大补元气与温壮元阳相须为用，药简力强，共奏益气回阳固脱之功。

【临床应用】

1. 辨证要点　本方为益气救脱的代表方剂。临床使用以手足厥逆，冷汗淋漓，呼吸微弱，脉微欲绝为辨证要点。

2. 加减变化　本方去附子，治大汗淋漓，呼吸微弱，面色苍白，脉微细者，名"独参汤"；去人参，加黄芪以益气固表，治阳虚自汗，名"芪附汤"。

3. 现代运用　本方常用于大出血、产后失血、创伤性休克、心力衰竭等，证属阳气暴脱者。

4. 使用注意　方中人参，不宜用党参替代。病情危重者，应加大参、附用量，连续服用。休克患者无法口服者,可鼻饲。

【验案】南京中医药大学教授周仲英医案

刘某,男,62岁。1965年5月8日初诊。1年多前,因心肌梗死合并心力衰竭而住某医院,经抢救逐渐好转。去年5月、10月、12月各发作1次心绞痛。去年住院期间检查有糖尿病,常感口渴,喜饮水,不能久坐。近来因体力活动多,疲乏无力,四肢关节痛,心悸不舒,检查心电图为心房颤动,陈旧性心肌梗死,下肢肿,轻度心力衰竭。脉左沉细,余弦缓,薄白苔。处方:参附汤加味。人参15 g,炮附子20 g,五味子(杵碎)5 g,炒远志、天麻各6 g,炒酸枣仁(杵碎)、生龙骨、炒浮小麦、桑枝、松节各9 g,橘红3 g,大枣3枚。7剂。

5月27日复诊:药后症减,近又因劳累,前天早晨头晕,恶心,呕吐,面色淡白,很快就好转。咳嗽有痰,偶带血丝,检查尚有轻度心力衰竭,心电图仍有心房颤动。头枕部生一小疖子,脉沉滑无力,舌红苔中心白腻,属心气不足,营卫不和,气血失调,内热发痈,治宜调营卫、益心气、和气血、解痈毒。处方:人参(或北沙参)5 g,附子6 g,五味子3 g,生黄芪9 g,当归4.5 g,忍冬藤、金银花各4.5 g,土茯苓10 g,陈皮3 g,炙甘草2 g,大枣3枚。5剂。头枕部疖肿消散。原方去忍冬藤、金银花、土茯苓,加远志3 g,炒酸枣仁(杵碎)9 g,继服而渐好转。

【歌诀】

参附汤是救脱方,

补气回阳效力彰。

元气大亏阳暴脱,

脉微肢厥自尔康。

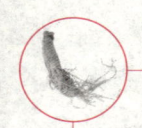

第五天

第三节　温经散寒

温经散寒剂，适用于寒邪凝滞经脉引起的手足不温，肢体疼痛，或肌体麻木不仁等。常以温经散寒药如桂枝、细辛等为主组方。由于寒凝经脉证多因素体血虚、阳气不足，感受寒邪所致。寒凝经脉，则血行不畅，故本类方剂常配伍养血活血、益气温阳之品。代表方剂有当归四逆汤、黄芪桂枝五物汤等。

当归四逆汤

【方源】《伤寒论》

【组成】当归 12 g，桂枝、白芍、细辛各 9 g，炙甘草 5 g，木通 3 g，大枣 9 枚。

【用法】水煎服，每日 1 剂。

【功效】温经散寒，养血通脉。主治血虚寒凝经脉证。症见手足厥寒、舌淡苔白、脉细欲绝或沉细者；或寒入经络，致腰、股、腿、足疼痛。

【方解】方中当归苦辛甘温，既可补营血之虚，又可行血脉之滞；桂枝温经散寒，活血通脉，与当归相配，补虚散寒，温通血脉，共为君药。白芍酸苦微寒，益阴补血，助当归养血和血，以充血脉；细辛辛温，温经散寒，助桂枝驱散寒邪，温经止痛，共为臣药。木通苦寒，善通血脉而利关节，得桂、辛之温，则寒而不滞，为佐药。重用大枣养血和营，炙甘草益气和中，调和药性，两药相合，健脾以资化源，助君臣药补营血、通阳气，共为佐使药。全方诸药相合，使营血充，阳气振，寒凝散，经脉通，则手足自温，诸症得解。

【配伍特点】本方特点：温经、养血、通脉并行，散寒通脉而不伤阴血。

【临床应用】

1. 辨证要点　本方为温经散寒，养血通脉之方，临证以手足厥冷，肢节寒痛，舌淡，脉细涩或迟为辨证要点。

2. 加减变化　经脉寒凝较重，腰、股、腿、足冷痛者，可加川乌；寒凝厥阴，妇女经期错后或痛经，可加川芎、乌药、香附；血脉瘀滞，肢端青紫者，可加桃仁、红花。

3. 现代运用　本方常用于血栓闭塞性脉管炎、雷诺病、多发性神经炎、坐骨神经痛、风湿及类风湿关节炎、痛经等，

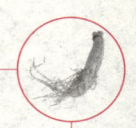

证属血虚寒凝经脉者。

【验案】著名内科专家祝谌予医案

李某，女，19岁。1973年3月2日初诊。主证：病已两周，开始形似外感，发热身痛，服药无效，膝、踝各关节灼热样疼痛日甚，四肢并见散在性硬节之红斑，体温逐渐升至39℃以上不退，行动不便，大便燥，小便灼热，唇干口燥，舌质绛红无苔，脉沉细而数。辨证：内有蕴热，与风湿相搏，或外感风热。治法：清热活血，祛风除湿。处方：当归四逆汤加减。当归12 g，桂枝15 g，芍药、细辛各9 g，炙甘草5 g，通草3 g，大枣8枚，丹参10 g，鲜生地黄8 g，桑寄生13 g。予以本方治疗，每日1剂，每天2次。患者服用3天后体温降至正常，关节肿痛明显减轻，关节红斑减退。经服药半个月后，患者症状消失，四肢活动正常。

【歌诀】

归四逆汤芍桂枝，
细辛甘草通草施。
血虚寒厥四末冷，
温经通脉最相宜。

黄芪桂枝五物汤

【方源】《金匮要略》

【组成】黄芪15 g，桂枝、芍药各12 g，生姜18 g，大枣4枚。

【用法】水煎服，每日1剂。

【功效】益气温经，和营通痹。主治营卫虚弱之血痹。症见肌肤麻木不仁，或肢节疼痛，或汗出恶风，舌淡苔白，脉微涩而紧。

【方解】方中黄芪大补脾肺之气，固表实卫，外可扶正御邪，内可护营止汗，为治肌肤麻木之要药，为君药。桂枝发散风寒，温经通痹，助黄芪以温阳强卫；芍药养血和血，益阴敛营，与桂枝相配，调和营卫，共为臣药。倍用生姜，助桂枝以散外邪；大枣甘润，助芍药以和营阴；姜枣相合，又可调和脾胃，共为佐使。全方相合，使卫阳复振，营卫调和，则风邪得解，气血得行，经脉通利，肌肤得养，诸症悉除。本方由桂枝汤去甘草，倍生姜，加黄芪而成，变解肌发表为温阳通痹之剂。

【配伍特点】本方益气温阳、祛风散寒、和营通痹同用，固表实卫而不留邪，祛邪除痹而不伤正。

【临床应用】

1. 辨证要点　本方为素体营卫不足，外受风寒之血痹而设。临床以肌肤麻木不仁，或汗出恶风，舌淡，脉微涩为辨证要点。

2. 加减变化　本方散邪之力较弱，若风寒重而麻木甚者，可加防风、天麻；血行不畅而见疼痛者，加桃仁、红花；邪深入络，痹痛日久不愈者，加地龙、蕲蛇；肝肾不足，见筋骨痿软者，加杜仲、牛膝；血虚者加当归、川芎；阳虚畏寒者，可加附子、千年健。

3. 现代运用　本方多用于中风后遗

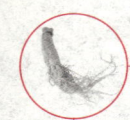

症、神经麻痹、原发性低血压、产后身痛等病，还可用于雷诺病、风湿性关节炎、肩周炎、慢性滑膜炎等，证属营卫不足、风客血脉者。

【验案】 中医药专家李宜方医案

田某，男，42岁。1988年2月6日就诊。右手麻木、发冷、脉测不得一年余。劳累或受凉后症状加重，并背部紧缩疼痛，遇阴雨天加剧。半年前曾在省级医院诊为大动脉炎。血压左臂150/90mmHg，右臂血压没有显示。舌质淡红，苔薄白，右脉不得。中医诊为脉痹，辨证属营卫不和，气虚血瘀，脉道痹阻。治法：调和营卫、补气温阳行痹。处方：黄芪桂枝五物汤加味。黄芪30g，芍药15g，桂枝9g，红花10g，川芎12g，生姜3片，大枣6枚。水煎服，日1剂。服药6剂后，自觉右手麻木减轻，脉搏微弱可取，背部紧缩疼痛亦明显好转。守方加当归15g，丹参20g，以增强活血之力，再进12剂。药毕自述右手麻木、背部紧缩疼痛等症均消失，切诊右手脉有力可取。至此，服药不足20剂而症获痊愈。

【歌诀】

黄芪桂枝五物汤，
芍药大枣与生姜。
益气温经调营卫，
肌肤麻木血痹康。

第七周 第一天

阳和汤

【方源】《外科证治全生集》

【组成】 熟地黄30g，鹿角胶9g，炮姜炭、麻黄各2g，肉桂、生甘草各3g，白芥子6g。

【用法】 水煎，2次分服。

【功效】 温阳补血，散寒通滞。主治阴疽。包括贴骨疽、脱疽、流注、痰核、鹤膝风等。症见局部皮色不变、痠痛无热、漫肿无头、平塌凹陷、畏寒不渴、舌淡苔白、脉沉细。

【方解】 方中重用熟地黄峻补阴血，配以血肉有情之品的鹿角胶以填精血、壮筋骨，二者合用，于大补阴血之中寓"阴中求阳"之意，为君药。炮姜炭、肉桂温阳散寒通滞，共为臣药。麻黄辛温量小，既助姜、桂温阳，又辛散寒邪于肌表；白芥子祛皮里膜外之寒痰湿滞；二药合用，散邪通滞，为佐药。生甘草解疮毒，调诸药，为使药。

【配伍特点】 本方补血药与温阳药共用，通散与滋腻之品合伍，刚柔相济，补而不滞。本方因其温阳补血之力较峻，用治阴疽，服后犹如离照当空，阴霾四散，能散阴寒而布阳和，故以"阳和"名之。

【临床应用】

1. 辨证要点　本方是治阴证疮疡著名而有效的代表方剂。临床以局部皮色不变、漫肿无头、疲痛无热、脉沉细为辨证要点。阳证疮疡、阴虚有热及破溃日久者，禁用本方。

2. 加减变化　方中麻黄只起激发阳气散表寒的作用，故用量宜轻；熟地黄补血固本，用量宜重；肉桂改为桂枝则温通血脉之力更强。

3. 现代运用　本方常用于治慢性骨髓炎及骨膜炎（贴骨疽）、骨结核（流痰）、血栓闭塞性脉管炎（脱疽）、慢性淋巴结炎（痰核）、类风湿关节炎（痹证）、肌肉深部脓肿（流注）等，证属阳虚血弱、寒凝痰滞者。

【验案】著名内科专家刘渡舟医案

何某，男，36岁。患者四肢关节肿胀、疼痛、畸形已4年，伴发热、跛行。近年来病情加剧，曾住院治疗4个月余，以激素、抗生素、抗风湿药等治疗无效，反致上消化道出血2次，血止后返家。血沉112mm/h，抗链球菌溶血素"O"1∶625，类风湿因子（+），X线片示：双手指、腕、腿骨、脚趾脱钙，骨质疏松、关节变形。心电图示：窦性心律，高血压。检查：体温38℃，两手8个手指中节和脚指关节肿胀，不能伸直，抬举困难。舌苔薄黄而根腻，脉弦细滑。

辨证：邪阻经脉气血，血行受阻致血瘀。

治法：活血化瘀，清热解毒，消肿散结。

处方：阳和汤加减。熟地黄20g，鹿角胶10g，炮姜炭、麻黄各5g，肉桂、生甘草各3g，白芥子6g，红花、杜仲、当归、生黄芪各8g。以此方水煎，每日3次，每次20mL，饭后服。两个月后，血沉11mm/h，抗链球菌溶血素"O"正常，类风湿因子（-）。用药3个月，症状、体征改善，能上班做轻便工作。心电图复查正常。X线片示：诸关节较前好转。后以每晚10～30mL，递减维持，且加服滋肾养肝、舒筋壮骨之药巩固疗效。现坚持上班4年，未复发。

【歌诀】

阳和汤治阴疽方，
鹿胶桂地芥麻姜；
再入甘草同煎服，
温补通滞散寒良。

第二天

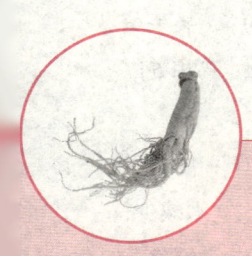

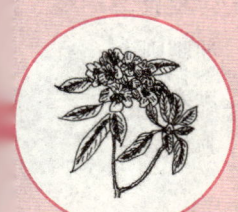

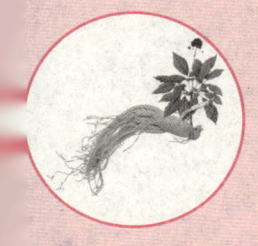

第七章 表里双解剂

凡具有表里同治的功用，主治表里同病的方剂，统称表里双解剂。

表里同病之证，一般应遵循先表后里的原则，当里虚甚或里实急重者应先治里，唯有表里之证相互影响，单用解表或单治其里，均会导致表里不解的情况下，才会采用表里双解剂。由于表里同病，临床症候表现比较复杂，按八纲辨证，可分表虚里实、表实里虚、表里俱虚、表里俱实，以及表热里寒、表寒里热、表里俱热、表里俱寒等证。对此之治，如果单施以解表，则在里之邪不能祛；单治其里，则在表之邪亦难解，唯有表里同治、双管齐下方为适宜。本类方剂常由解表药和泻下药、清热药、温里药等共同组成。使用表里双解剂，还当权衡表里主次轻重，调整表药与里药的配伍及分量比例。代表方有葛根黄芩黄连汤、五积散、防风通圣散等。

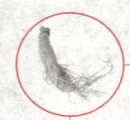

葛根黄芩黄连汤

【方源】《伤寒论》

【组成】葛根15 g，炙甘草6 g，黄芩、黄连各9 g。

【用法】水煎服，每日1剂。

【功效】解表清里。主治表邪未解，邪热入里证。症见身热、下利臭秽、肛门灼热、胸脘烦热、口干作渴、汗出气喘、舌红苔黄、脉数。

【方解】方中葛根入脾胃经，既能辛凉以解表退热，又能升发脾胃清阳而止泻，重用为君。黄芩、黄连苦寒，清热燥湿，善清肠胃湿热而治热痢，为臣药。甘草甘缓和中，调和诸药，为佐使之用。四药合用，共成解表清里之剂。

【配伍特点】本方清里为主，兼以疏表，表里同治。清凉升散配伍苦寒清降，寓"清热升阳止利"之法。

【临床应用】

1. 辨证要点　本方是治疗热痢、热泻的常用方，不论有无表证，皆可应用。以身热下利，苔黄，脉数为辨证要点。

2. 加减变化　若有里急后重者，加槟榔、木香以行气而除后重；若腹痛者，加炒白芍、当归尾以柔肝活血止痛；若呕吐者，加半夏、生姜以降逆止呕；若夹食滞者，加焦山楂、焦神曲以消食止泻。

3. 现代运用　本方常用于治疗急性肠炎、胃肠型感冒、细菌性痢疾、肠伤寒等，证属表证未解、里热甚者。

4. 使用注意　对于虚寒下利而不发热，脉沉迟或微弱者，不宜使用本方。

【验案】南京中医药大学教授周仲英医案

王某，女，66岁。2006年3月29日初诊。五更泻10余年。初诊：患者从小即肠胃弱，30多岁时曾经腹泻一段时间，体重下降，消瘦，吃青菜、油腻则泄泻，腹不胀，纳少，乏力腿软，下肢发凉，口干欲饮，舌质暗，苔薄白，脉沉弱。有心肌缺血病史。诊断为泄泻。辨证：脾肾阳虚证。处方：葛根15 g，炙甘草6 g，黄芩、黄连各9 g，补骨脂10 g，吴茱萸8 g，五味子12 g，炒山药30 g，乌梅5 g。6剂，水煎服，每日1剂。

二诊（2006年4月14日）：服药后自觉稍好，体力增，口渴减轻，饮水减少，失眠好转，曾做甲状腺、肿瘤等检查，均无异常发现。现不食青菜、油腻则大便正常，四肢肌温正常，但足厥寒冷，以致不能入睡，舌质淡，苔薄，脉沉弱。

【歌诀】

葛根黄芩黄连汤，
甘草四般治二阳。
解表清里兼合胃，
喘汗自利保安康。

五积散

【方源】《仙授理伤续断秘方》

【组成】白芷、川芎、炙甘草、茯苓、当归、肉桂、白芍、半夏各5 g，陈皮、

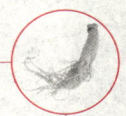

枳壳、麻黄各10 g，苍术30 g，桔梗20 g，干姜、厚朴各6 g。

【用法】每日1剂，水煎服。

【功效】散寒祛湿，理气活血，化痰消积。主治外感风寒，内伤生冷证。症见脾胃宿冷、腹胁胀痛、胸膈停痰、呕逆恶心，或外感风寒，内伤生冷，心腹痞闷，头目昏痛，肩背拘急，肢体怠惰，寒热往来，饮食不进，及妇人血气不调，心腹疼痛，经候不调，或闭不通。

【方解】方中麻黄、白芷辛温发汗解表，散外寒为君药。臣以干姜、肉桂，辛热温里，以祛内寒。佐药以苍术、厚朴燥湿健脾；陈皮、半夏、茯苓、甘草行气燥湿化痰，以消痰积；当归、白芍、川芎活血化瘀止痛，以化血积；桔梗、枳壳一升一降，理气宽胸，善行气积。使药以炙甘草健脾和中，调和诸药。诸药合用，使表里两解，则脾胃调和，腹痛吐泻止，身痛发热除。

【配伍特点】本方以汗、温、消、补四法兼施，表里同治，气血并调，兼化痰湿，但以温消为主。

【临床应用】

1. 辨证要点　本方用于外感风寒，内伤生冷证，临床应用以脾胃宿冷、腹胁胀痛、胸膈停痰、呕逆恶心、肩背拘急、肢体怠惰、妇人血气不调、心腹疼痛、经候不调或闭不通为辨证要点。

2. 加减变化　若心胁脐腹胀满刺痛、反胃呕吐、泻利清谷，加煨姜、盐；头痛体痛、恶寒发热、项背强痛者，加葱白、淡豆豉；但觉寒热者，或身不甚热者，肢体拘急者，或手足厥冷者，加炒吴茱萸；寒热不调，咳嗽喘满者，加大枣；妇人难产者，加醋一合，不拘时服。

3. 现代运用　本方常用于坐骨神经痛、腰痛、喘咳、胃痛、痛经等，证属表里俱寒者。

4. 使用注意　若患者属于湿热者忌用本方；素体阴虚忌用本方。

【验案】北京中医药大学教授吕和仁医案

刘某，男，5岁。1986年8月3日初诊。患儿一天前因饮食不慎出现腹痛肠鸣、恶心呕吐、便泄如水，伴恶寒发热、无汗、头痛肢重，舌淡，苔白腻，脉浮。证属外感风寒，内伤生冷，困遏脾阳。治法：解表化湿，温中散寒，理气和胃。处方：五积散加肉桂（后下）2 g。水煎服，每日1剂。连服2剂而愈，诸症悉除。

【歌诀】

　　五积散治五般积，
　　麻黄苍芷归芍齐；
　　枳桔桂苓甘草补，
　　川芎两姜半陈皮。
　　发表温里活血瘀，
　　祛湿化痰兼顺气。

第三天

防风通圣散

【方源】《宣明论方》

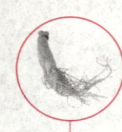

【组成】防风、川芎、当归、白芍、大黄、薄荷叶、麻黄、连翘、芒硝各6g，黄芩、桔梗、石膏各12g，滑石20g，甘草10g，白术、荆芥、栀子各3g。

【用法】水煎服，每日1剂。

【功效】疏风解表，清热泻下。主治风热壅盛，表里俱实证。症见憎寒壮热，头目昏眩，目赤睛痛，口苦舌干，咽喉不利，胸膈痞闷，咳呕喘满，涕唾稠黏，大便秘结，小便赤涩，舌苔黄腻，脉数有力。亦用治疮疡肿毒，肠风痔瘘，丹毒斑疹等。

【方解】方中防风、薄荷、荆芥、麻黄疏风解表，使在表之风邪汗而解之。大黄、芒硝通便泻热；滑石、栀子利尿清热，使里热之邪从二便而解；再用黄芩、连翘、石膏清泻内蕴于肺胃之热邪；桔梗宣畅肺气，通利咽喉；由于火热之邪，易灼血耗气，汗下并用，亦易伤正，故用当归、白芍、川芎养血和血，使汗不伤表；白术、甘草，益气和中，使清、下而正不伤里。诸药合而成方，汗、下、清、利、补五法俱备，上、中、下三焦并治，实为一剂表里双解的良方。

【配伍特点】本方是在凉膈散基础上加减而成，两方在立法、功用上多有相近之处。如病机均有邪热结滞，配伍均用疏达、清解、导下之法，但本方多用发散肌表、清泻肺胃、清利水道，立意在解表攻里，主治表里同病；彼方则专于清解里热，主治中上二焦郁热。

【临床应用】

1. 辨证要点 本方主治表里俱实证。以憎寒壮热无汗、口苦咽干、二便秘涩、舌苔黄腻、脉数为辨证要点。

2. 加减变化 若表证较轻者，可酌减解表药芒硝之量，或去麻黄；内热不甚者，去石膏；无便秘者，可去芒硝；涎嗽者，加姜制半夏6g。

3. 现代运用 感冒、头面部痈肿、急性结膜炎、高血压、肥胖症、习惯性便秘、痔疮等，证属表里俱实者，均可治之。

4. 使用注意 本方汗、下之力峻猛，非大满大实不用，胃气虚损及孕妇慎用。

【验案】国医大师路志正医案

沈某，男，66岁。初诊：2004年5月13日。眩晕、头痛月余。已患眩晕（高血压病）20余年，常服复方降压片等维持血压在（150～170）/（90～100）mmHg。4月6日过生日时，心情愉悦并饮酒助兴，下午15:00在送别亲友时，突感头痛加剧，伴眩晕、呕吐随即意识不清，牙关紧闭，四肢抽搐，当时血压240/120mmHg。立即肌内注射硫酸镁等药，抽搐控制，急住某医院，诊为"高血压脑病"，静脉滴注甘露醇、呋塞米、硝普钠、清开灵等药，6小时后意识转清，头痛好转，但仍眩晕，时有恶心呕吐，用甘露醇、呋塞米可缓解，停用则病复如初。经用天麻钩藤饮、镇肝熄风汤、泽泻汤等中药，效果不著。特请路老会诊，症见眩

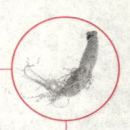

晕，目不敢睁，天旋地转，时有恶心、呕吐，心胸烦闷，脘腹胀满，口出浊气熏人，大便10余天未行，小便短赤，面红目赤，舌红苔黄厚腻，脉沉弦有力，血压180/110mmHg。辨证：痰热内结，浊热上扰。治法：通腑泻热化浊，平肝息风。处方：防风通圣散加减：防风、川芎、当归、白芍、大黄各10g，薄荷叶、麻黄、连翘、芒硝各6g，黄芩、桔梗、石膏各8g，滑石15g，甘草12g，白术、荆芥、栀子各3g。3剂，每日1剂，水煎服，嘱频频服用。1剂后患者腹中矢气频转；2剂后恶心呕吐止，眩晕减，矢气仍频，味极臭；3剂后下大便10余枚，腹胀顿减。建议停用静脉滴注，上方大黄减为6g，再进3剂诸症皆逝。察舌微红，苔薄微腻，脉弦细滑，血压150/95mmHg。热势见去，腑气已通，易以健脾化痰、平肝息风之半夏白术天麻汤善其后。半年后随访，患者饮食起居及血压如常。

【歌诀】

防风通圣大黄硝，
荆芥麻黄栀芍翘；
甘桔芎归膏滑石，
薄荷芩术力偏饶。

疏凿饮子

【方源】《济生方》

【组成】泽泻、商陆、赤小豆、炒羌活、大腹皮、椒目、木通、秦艽、茯苓皮、槟榔各15g。

【用法】水煎服，每日1剂。

【功效】逐水利尿，疏风发表。主治阳水实证。症见遍身水肿、无汗、喘呼气急、烦渴、二便不利。

【方解】方中用羌活、秦艽发汗解表，以开鬼门（汗孔），使水从汗孔出；用大腹皮、茯苓皮辛散淡渗，消散皮肤之水；用商陆、槟榔破结攻积，以去菀陈莝，使水从大便排出；更用花椒、赤小豆、木通、泽泻利水道以洁净府，使水从小便而出。其泻水之功，有如疏江凿河，分减泛滥之水势，故名"疏凿饮子"。

【配伍特点】本方逐水利尿，疏风发表，其泻水之功，有如疏江凿河。

【临床应用】

1. 辨证要点　本方通利二便，兼以发表，用治水湿壅盛，表里同病的阳水实证。一身尽肿，口渴，二便不利为辨证要点。

2. 加减变化　若水邪迫肺，呼吸喘促较甚者，加葶苈子、杏仁泻肺行水，降逆平喘。

3. 现代运用　本方常用治急性肾炎，证属水湿壅盛、表里俱实者。

4. 使用注意　阴水证及孕妇忌用本方。

【验案】国医大师杨甲三医案

刘某，女，19岁。1996年3月12日初诊。患者1年前因患急性肾炎，曾在某医院就诊，服西药对症治疗，症状稍见好转。但每因劳累后又下肢水肿，伴腰膝酸软，时见腰痛，疲倦少寐，头

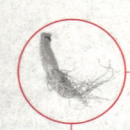

晕耳鸣，纳少腹胀，小便短少，面色萎黄，查尿蛋白（+），舌红苔腻，脉沉细弱。诊断为水肿。辨证：脾肾两虚。治法：健脾益肾，清热利湿，升清降浊。处方：疏凿饮子加减。泽泻、商陆、赤小豆各12 g，炒羌活、大腹皮、椒目、木通、秦艽、茯苓皮、槟榔、党参、当归各10 g，生地黄、山药各15 g。7剂。水煎服，每日1剂，早、晚2次，空腹分服。

4月23日二诊：每周来复诊1次，经服药40余剂后，患者精神状态明显好转，上课能专心听讲，头晕、耳鸣、腹胀症状消失，小便自调，查尿蛋白（-），劳累后偶尔下肢仍见轻度水肿，睡眠不实。嘱劳逸结合，注意休息，进食低盐饮食。上方加生姜3片，大枣5枚以调和药性，继服1个月。

5月7日三诊：患者精神好，面色红润，水肿消失，睡眠正常，复查尿蛋白（-）。嘱继续服前药1个月以巩固疗效。1年后随访，症状未见反复。

【歌诀】

疏凿槟榔及商陆，
苓皮大腹同椒目；
赤豆羌泻木通，
煎加生姜阳水服。

第四天

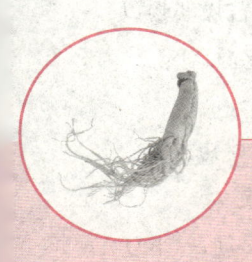

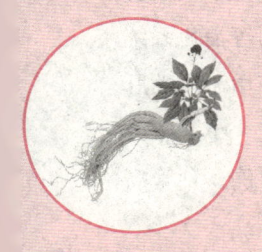

第八章 补益剂

　　凡以补虚药为主,具有补益人体气、血、阴、阳,强壮脏腑功能等作用,用以治疗各种虚证的方剂,统称补益剂。虚证的形成,既有先天的禀赋不足,又有后天营养失调的因素,诸如饮食不节、寒温失宜、情志失调、疾病耗损等,均可导致机体气血阴阳不足,脏腑功能减弱衰退,从而产生各种虚证。虚证所涉及的范围较广,但概括起来有气虚、血虚、气血两虚、阴虚、阳虚、阴阳两虚等,故补益剂相应分为补气、补血、气血双补、补阴、补阳、阴阳双补六类方剂。

　　使用补益剂时,应注意以下几点:首先,补益剂是为虚证而设,必须辨别虚证的真假,有谓"至虚之病,反见盛势;大实之病,反有羸状"(《景岳全书》),临证务必辨清虚实,免犯"虚虚实实"之戒;其次,对虚证而不受补的患者,宜先调理脾胃,《素问·平人气象论》曰:"有胃气则生,无胃气则死。"再由于补益之药,性多壅滞,故补益剂中常配伍理气和胃之品以调畅气机,使补而不滞;最后,补益剂宜文火久煎,务使药效尽出,且以空腹服用为佳。

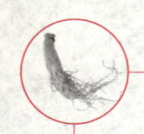

第一节 补气

补气剂,适用于脾肺气虚证。症见肢体倦怠乏力,少气懒言,语音低微,动则气促,面色萎白,食少便溏,舌淡苔白,脉虚弱,严重者出现虚热自汗,或脱肛、子宫脱垂等。常用补气药如人参、党参、黄芪、白术、甘草等为主,根据兼夹证的不同,分别配伍理气、渗湿、升阳举陷、补血、养阴等药物组成方剂。代表方如四君子汤、参苓白术散、补中益气汤、生脉散等。

四君子汤

【方源】《太平惠民和剂局方》

【组成】人参(另煎)、白术、茯苓各9g,甘草6g。

【用法】水煎服,每日1剂,分2次服。

【功效】益气健脾。主治脾胃气虚证。症见气短乏力、面色萎白、语声低微、食少便溏、舌淡苔白、脉虚弱。

【方解】方中人参宜用生晒参,取其甘温益气,健脾养胃的作用,为君药。白术性苦温,健脾燥湿,协助人参补益脾胃之气,为臣药;宜选麸炒白术,增强健脾作用,缓和燥性。佐以甘淡之茯苓,健脾渗湿,与人参、白术相配,则健脾祛湿之功增强。甘草宜用蜜甘草,益气和中,调和诸药,为使药。四药配伍,共奏益气健脾之功。

【配伍特点】本方重在补益脾胃之虚,以益气健脾为主,兼以苦燥淡渗以祛湿浊,颇合脾喜缓、喜燥恶湿之性。

【临床应用】

1. 辨证要点　面白食少、气短乏力、舌淡苔白、脉虚弱为辨证要点。

2. 加减变化　若呕吐者,加姜半夏以降逆止呕;胸膈痞满者,加麸炒枳壳、陈皮以行气宽胸;心悸失眠者,加炒酸枣仁以宁心安神;兼畏缩肢冷、脘腹疼痛者,加干姜、附子以温中散寒止痛。

3. 现代运用　本方主要用于慢性胃炎、胃及十二指肠球部溃疡等消化系统疾病,证属脾胃气虚者。亦用于慢性肝炎、冠心病、妊娠胎动不安、小儿感染后脾胃虚弱、小儿低热及胃癌、食管癌等肿瘤的辅助治疗。

4. 使用注意

(1)目前临床使用的中药常用党参代替人参,注意甄别。

（2）方中有人参、甘草，应注意配伍禁忌。

（3）阴虚或实热证者慎用本方。

【验案】中医药专家陈可冀医案

吴某，男，51岁。初诊日期：1989年10月14日。主诉：胃中嘈杂2个月，加重1周。病史：患者半年前无明显诱因出现胃中嘈杂不安，偶有胃痛，但无恶心呕吐等症状，就诊查胃镜示萎缩性胃炎，经对症治疗（具体治法不详），有所好转。2个月前无明显诱因胃中嘈杂加重，遂来诊。现症见：胃中嘈杂，甚则痞闷，疼痛，昼轻夜重，纳呆，二便如常，舌色紫黯，苔薄白，脉沉弦。中医诊断：胃脘痛。辨证：肝胃不和。治法：疏肝理气，和胃止痛。处方：香砂四君子汤加减。生晒参20g，茯苓、炒白术各15g，木香5g，砂仁、枳壳、厚朴、藿香、甘草各10g。上诸药服7剂，每日1剂，水煎分3次口服。

二诊诸症悉减，但觉食后胃中嘈杂，舌淡苔薄白，脉沉弦。处方：香砂四君子汤加减。党参20g，茯苓、焦白术各15g，木香5g，砂仁、吴茱萸、黄连、延胡索、莱菔子、甘草各10g，鸡内金、丹参各15g。上诸药服7剂，每日1剂，水煎分3次口服。

三诊诸症悉减，偶有腰膝酸软，两目干涩，舌淡边有齿痕苔薄白，脉沉弦。处方：四君子汤加减。党参20g，茯苓、焦白术、枸杞、菊花、鸡内金各15g，砂仁、香橼、佛手、藿香、柴胡、甘草各10g。上诸药服7剂，每日1剂，水煎分3次口服。药后诸症均减，随访至今，未见复发。

【歌诀】

四君子汤中和义，
参术茯苓甘草比；
益以夏陈名六君，
祛痰补气阻虚饵；
除却半夏名异功，
或加香砂胃寒使。

参苓白术散

【方源】《太平惠民和剂局方》

【组成】莲子肉、薏苡仁、砂仁、桔梗各5g，白扁豆7.5g，白茯苓、人参、甘草、白术、山药各10g，大枣5枚。

【用法】水煎服，每日1剂。

【功效】益气健脾，祛湿理气。主治脾虚夹湿证。症见面色萎黄、四肢乏力、形体消瘦、胸脘痞闷、纳差食少、或吐、或泻、或咳嗽痰多色白、舌淡苔白腻、脉虚缓。

【方解】方中人参健脾补气，山药健脾止泻，共为君药。白术健脾燥湿，茯苓健脾渗湿，莲子肉补脾涩肠，共为臣药。白扁豆健脾化湿，薏苡仁健脾利湿，砂仁化湿醒脾，行气和胃；桔梗宣肺理气化痰，兼载诸药上行而成培土生金之功，共为佐药。炙甘草益气和中，调和诸药，为佐使。大枣亦助补益脾胃之功。诸药配伍，有健脾止泻，祛湿行滞之功。

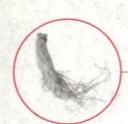

《古今医鉴》收载本方时，多一味陈皮，更增行气和胃之效。

【配伍特点】本方补脾与祛湿合用，正邪兼顾；脾肺兼调，主在补脾，寓"培土生金"之义。本方与四君子汤两方均有补气健脾作用，但四君子汤以补气为主，为治疗脾胃气虚证的基本方；本方由四君子汤加味而成，兼能和胃渗湿及补肺，适宜于脾胃气虚夹湿的泄泻证，兼可用于肺脾气虚夹有痰湿的咳嗽证。

【临床应用】

1. 辨证要点　本方药性平和，温而不燥，临床运用除脾胃气虚症状外，亦用于泄泻，或咳嗽咳痰色白、舌苔白腻、脉虚缓等证。

2. 加减变化　兼中焦虚寒而腹痛喜温喜按，加干姜、肉桂等以温中祛寒止痛；纳差食少者，加炒麦芽、焦山楂、炒神曲等以消食和胃；咳痰色白量多者，加半夏、陈皮等以燥湿化痰。

3. 现代运用　本方主要用于慢性胃肠炎、慢性支气管炎、肺结核、慢性肾炎、糖尿病泄泻、妇女带下清稀量多等病。

【验案】中医内科专家刘沈林医案

秦某，男，37岁。初诊：2007年11月6日。慢性泄泻已近10年，肠镜检查为慢性结肠炎。大便溏薄，每日2～3次。黎明时肠鸣辘辘，必泻一次如水样。进早餐后也要泻一次方能出门，大便常夹完谷不化，四肢不温，腹部尤其怕冷，小便清长，食欲尚可，脘腹无胀痛，面色少华，形体偏瘦，舌质淡，苔薄白腻，边有齿痕，脉沉细。多年来口服中西药较多，但泄泻未愈。久泻脾必虚，命门火衰于下。中医诊断为泄泻。治法：温补脾肾，固涩下元。处方：参苓白术散加减。莲子肉12g，薏苡仁、砂仁、桔梗各6g，白扁豆8g，白茯苓、人参、甘草、白术、山药各10g，大枣5枚。

二诊：2007年11月13日。服药1周，大便有时成形，五更泄泻渐少。唯进食纳腻，大便仍溏，腹部怯寒。舌苔薄白，脉细。治法：温肾暖脾，涩肠止泻。处方：炒党参20g，炒白术、益智仁各10g，巴戟天12g，煨木香6g，炒白芍8g，炙升麻3g，炙甘草5g，焦山楂、炒神曲各15g。

三诊：2007年11月27日。腹泻基本已止，每日1～2次，多数成形。畏寒怕冷改善，据云多年来腹部不温之状现已少见。拟上方加减进治。患者慢性泄泻近10年，命门火衰，中阳不运，固涩无权。经中药调来，泻止病愈，后来复诊随访，多年来未再作泻。

【歌诀】

参苓白术扁豆陈，
莲草山药砂苡仁；
桔梗上浮兼保肺，
枣汤调服益脾神。

第五天

补中益气汤

【方源】《内外伤辨惑论》

【组成】黄芪18g，炙甘草9g，人参、升麻、柴胡、陈皮、当归、白术各6g。

【用法】水煎服，每日1剂。

【功效】补中益气，升阳举陷。主治：①脾虚不升证。症见头晕目眩、视物昏瞀、耳鸣耳聋、少气懒言、语声低微、面色萎黄、肢倦体软、纳差便溏、舌淡脉弱；②气虚发热证。症见身热、自汗、渴喜热饮、气短乏力、舌嫩红、脉大无力。

【方解】方中黄芪甘温质轻，入脾肺二经，一则补中益气，升阳举陷；二则补肺实卫，固表止汗，重用为君药。人参、白术健脾益气，增强黄芪的药力，同为臣药。气虚日久，常损及血，故配伍当归养血和营；气虚易滞，故配陈皮理气行滞，兼以补气防壅，俱为佐药。佐使以小量升麻和柴胡，协诸益气之品以升提下陷之气；炙甘草健脾益气，调和诸药；此三味共为佐使。诸药配伍，使气虚得补，清阳得升，发热得除。本方为治疗中虚气陷证的要方，又为甘温除热之良剂。

【配伍特点】本方补中益气，兼行和血、行滞；甘温补气升阳而能升陷除热。本方与四君子汤、参苓白术散三方同属甘温益气健脾之剂，用于治疗脾胃虚弱证。其中四君子汤为益气健脾的基本方，适用于脾胃气虚、运化力弱之证；参苓白术散益气健脾，祛湿止泻，主治脾虚夹湿之泄泻证；补中益气汤健脾补气之力大，且能升阳举陷，适用于中虚气馁，清阳不升之证。

【临床应用】

1. 辨证要点　本方为补气升阳，甘温除热的代表方。临床以体倦乏力，少气懒言，面色萎黄，脉虚软无力为辨证要点。

2. 加减变化　兼头痛者，加蔓荆子、川芎，以助升阳止痛之力；兼腹痛者，加白芍以缓急止痛；兼气滞腹胀者，加枳壳、木香、砂仁等，以行气消痞；久泻不愈者，加莲子肉、诃子、肉豆蔻等，以涩肠止泻；烦热较甚者，加黄柏、生地黄等，以泻下焦阴火。

3. 现代运用　本方常用于治疗肌弛缓性疾病，如子宫脱垂、胃、肝、脾、肾等内脏下垂、胃黏膜脱垂、脱肛、疝气、膀胱肌麻痹、重症肌无力等；还用于原因不明的低热、慢性结肠炎、乳糜尿、功能失调性子宫出血、习惯性流产、慢性肝炎、原发性低血压等，证属中气不足、清阳不升者。

4. 注意事项　阴虚火旺及实证发热者禁用本方；肾元虚惫者忌用本方。

【验案】中医临床家蒲辅周医案

周某，女，53岁。诉：近1个月来，每日4:00～5:00出现腹痛，继则腹泻，

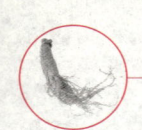

少则数次，多则十余次，曾服小檗碱片疗效不显。故来就诊。笔者最初诊为五更泻，予四神丸，服药3剂后症状不减。再诊，方知此病始于暴饮暴食之后，日泻数十次，矢气则舒，且伴胃脘部不适，四肢欠温，头晕耳鸣，背部寒冷，劳则加剧，舌淡，苔白，脉沉细。证属脾胃气虚，清阳不升，胃肠气滞。治法：健脾益气升阳，兼通腑滞。处方：补中益气汤加减。炙黄芪20g，人参8g，山楂、当归各15g，炒白术、枳实、陈皮各10g，升麻、厚朴各9g，柴胡6g，炙甘草5g。水煎服，日1剂。服药5剂后，腹泻已减大半，背部恶寒稍减，继之上方加葛根10g，干姜6g，调理1周而愈。

【歌诀】

补中益气芪术陈，
升柴参草当归身。
甘温除热功独擅，
益气升阳诚可珍。

生脉散

【方源】《医学启源》

【组成】麦冬、人参各9g，五味子6g。

【用法】水煎服，每日1剂。

【功效】益气养阴，敛汗生脉。主治气阴两虚证。症见肢体倦怠，气短声低，汗多懒言，口干舌燥，或干咳少痰或心悸怔忡，或胸闷胸痛，或气促汗出，病情危重，舌干红少苔，脉微细弱或虚大而数。

【方解】方中人参甘温，既可大补元气，又能补气生津，用作君药。麦冬甘寒，养阴生津，是为臣药；人参配麦冬，为气阴双补之常用药对。五味子酸温收涩，着重敛阴止汗，兼可益气生津，用为佐药。三药成方，共奏益气养阴，敛汗生脉之功。

【配伍特点】本方三药配伍，重在补气，兼以养阴，佐以敛肺，一补一润一敛，药少力专效宏，既可补气阴之虚，又可敛气阴之散，使汗敛阴存，气充脉复，故名"生脉散"。

【临床应用】

1. 辨证要点　本方主治气阴两虚证，运用以体倦气短，汗出神疲，舌红少苔，脉细弱为辨证要点。

2. 加减变化　若气阴不足，兼有内热者，则可用西洋参代人参；若病情危重者，人参宜选用野山参或红参；若气阴不足而未至虚脱，病情尚轻者，可用党参代之。治疗急性心肌梗死、休克等危重疾病，可使用"生脉注射液"静脉给药。

3. 现代运用　本方常用于心肌病、心律失常、病态窦房结综合征、冠心病、心绞痛、心肌梗死、心脏衰竭、肺源性心脏病、休克、低血压、中暑、肺结核、慢性支气管炎、糖尿病、克山病等，证属气阴两虚者。

4. 使用注意　本方补敛兼备，治证

第八章　补益剂

当属正虚无邪；若外邪未尽，不宜早用。

【验案】国医大师张琪医案

王某，男，48岁。2001年9月5日初诊。主诉心悸、胸闷伴周身乏力2年余。确诊为"病毒性心肌炎"，因治疗效果不佳，于中医院门诊治疗。患者自诉2年前曾因感冒，继而常出现心悸、胸闷，脉律不齐，劳累后易出现，伴有周身发力，头晕、自汗、咽干、口渴、纳可、眠差、二便调，舌淡红，苔薄黄，脉细数。心电图示：室性早搏频发。中医诊断：心悸。辨证：气阴两虚。中药以益气养阴为原则，处方：生脉散加减。太子参、金银花、当归、黄芪各15 g，麦冬20 g，五味子10 g，黄连9 g，川芎、虎杖、知母各12 g，瓜蒌、丹参、酸枣仁各30 g。每日1剂，水煎服，早晚饭后各一次温服。

14天后患者复诊，自述胸闷、乏力、汗出、咽干等症状较前明显减轻，自觉期前收缩发作较前减轻，仍有心悸、多梦。以上方为主方，加生龙骨、紫石英各30 g，继服。后随症加减，坚持服用半年后随访，患者自觉室早发作较前明显减轻，心电图示：偶发室性早搏。

【歌诀】

生脉麦味与人参，
保肺清心治暑淫。
气少汗多兼口渴，
病危脉绝急煎斟。

第八周 第一天

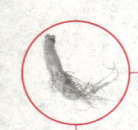

第二节 补血剂

补血剂具有补血作用，适用于血虚证。症见面色无华，头晕眼花，心悸失眠，唇甲色淡，舌淡，脉细等。常用熟地黄、当归、白芍、阿胶、龙眼肉等补血药为主组成方剂。因气能生血，故本类方剂常配补气之人参、黄芪等益气生血；又因血虚易致血滞，故本类方剂又常与活血化瘀之川芎、红花等相伍以祛瘀生新；补血药多阴柔易腻滞碍胃，故宜酌配理气和胃之品以防滋腻滞气。代表方如四物汤、当归补血汤、归脾汤等。

四物汤

【方源】《仙授理伤续断秘方》

【组成】当归、川芎、白芍、熟地黄（酒蒸）各9 g。

【用法】作汤剂，水煎服。每剂煎3次，早、中、晚空腹时服。

【功效】补血调血。主治营血虚滞证。症见头晕目眩，心悸失眠，面色无华，妇人月经不调，量少或经闭不行，脐腹作痛，甚或瘕块硬结，舌淡、口唇及爪甲色淡，脉细弦或细涩。

【方解】方中熟地黄甘温味厚质润，长于滋养阴血，为补血要药，故为君药。当归甘辛温，补血养肝，活血调经，为臣药。佐以白芍养血益阴，川芎活血行气。四药配伍，共奏补血调血之功，血虚者用之补血，血瘀者用之行血。

【配伍特点】本方补血配活血，动静相伍，补调结合，补血而不滞血，行血而不伤血。

【临床应用】

1. 辨证要点　本方是补血调经的基础方。临床以面色无华，唇甲色淡，舌淡，脉细为辨证要点。

2. 加减变化　若兼气虚者，加人参、黄芪，以补气生血；以血滞为主者，加桃仁、红花，白芍易为赤芍，以加强活血祛瘀之力；血虚有寒者，加肉桂、炮姜、吴茱萸，以温通血脉；血虚有热者，易熟地黄为生地黄，另加黄芩、牡丹皮清热凉血；妊娠胎漏者，加阿胶、艾叶止血安胎。

3. 现代运用　本方常用于妇女月经不调、胎产疾病、荨麻疹、骨伤科疾病，以及过敏性紫癜等，证属营血虚滞者。

第八章　补益剂

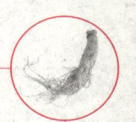

4. 使用注意　对于阴虚发热，以及血崩气脱之证，不宜使用本方。

【验案】著名妇科专家蔡小荪医案

姚某，女，18岁。初诊：1982年4月6日。病史：室女月经一个月数至（末次月经4月4日，前次月经3月22日，再上次月经3月10日）。时多时少，色鲜有块，便艰口干，夜不安寐，身体瘦怯，面黄少华，脉细弦数，舌边尖红。辨证：阴虚生热，营血亏虚。治法：养血宁心，滋阴清热。处方：四物汤加味。当归、川芎、白芍、熟地黄（酒蒸）各10 g，女贞子、柏子仁、玉竹、地骨皮、泽泻、炙龟甲、朱茯神各9 g，麦冬12 g。

二诊：4月9日。药后经净，改服大补阴丸善后调治。再次转经5月1日，经期已基本正常，症状也显著好转，续服原方3剂巩固。

【歌诀】

四物地芍与归芎，

血家百病此方通。

经带胎产俱可治，

加减运用在胸中。

当归补血汤

【方源】《内外伤辩惑论》

【组成】黄芪30 g，当归（酒洗）6 g。

【用法】水煎服，每日1剂。

【功效】补气生血。主治血虚发热证。症见肌热面赤、烦渴欲饮、脉洪大而虚、重按无力等。亦治妇人经期、产后血虚发热头痛；或疮疡溃后久不愈合者。

【方解】方中重用黄芪，其用量五倍于当归，旨在大补脾肺之气，使气旺血生，为君药。臣以少量当归，养血和营。如此配伍，则阳生阴长，气旺血生，阴平阳秘，而虚热自退。至于妇人经期、产后血虚发热头痛，亦为血虚所致，故取其益气养血而退热。疮疡溃后久不愈合者，缘于气血亏损，故亦可用本方补气养血，扶正脱毒，以利于生肌收口。

【配伍特点】本方虽治血虚阳浮证，但却以大剂量黄芪配少量当归组方，目的在于补气生血，即"有形之血生于无形之气"之意，这也是本方的配伍特点。

【临床应用】

1. 辨证要点　本方为补气生血以治血虚发热的基础方。临床以面赤肌热、口渴喜热饮、脉洪大而虚为辨证要点。

2. 加减变化　若妇女经期或产后感冒发热头痛者，加葱白、淡豆豉、生姜、大枣以疏风解表；疮疡久溃不愈，气血两虚而又余毒未尽者，可加金银花、升麻、甘草以清热解毒；血虚气弱出血不止者，可加煅龙骨、阿胶、山茱萸以固涩止血。

3. 现代运用　本方可用于妇人经期、产后发热等属血虚阳浮者，以及各种贫血、过敏性紫癜等，证属血虚气弱者。

4. 使用注意　阴虚发热证忌用本方；实热、湿热、暑热所致发热者禁用本方。

【验案】国医大师许润三医案

冯某，女，32岁。初诊：1994年5

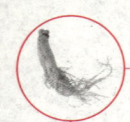

月13日。患者1994年4月14日用米非司酮终止早孕，服药第2天，排出胚胎组织1枚，但阴道出血一直不止，量多。5月3日，静脉滴注催产素10U未效。5月7日大量出血至今，伴头晕心慌，气短肢麻，舌淡红，苔黄，脉细数。妇科检查：外阴产型，阴道通畅，内有较多积血，宫颈肥大，子宫后位，略大，无压痛，双侧附件未触及异常。查血常规：血红蛋白90 g/L，红细胞 3.12×10^{12} /L，白细胞 6.4×10^{9} /L，中性粒细胞73%，淋巴细胞27%。B超检查：子宫切面内径 7.4cm×7.3cm×6.6cm，宫腔内见一1.8cm×1.6cm大小强光团回声。辨证：残胎瘀滞，气血亏虚。治法：下胎祛瘀，益气养血。处方：当归补血汤加减。黄芪30 g，当归24 g，川芎10 g，益母草25 g，桃仁9 g，生山楂20 g，姜炭6 g，阿胶12 g（烊化），川牛膝12 g，党参15 g。2剂，每日1剂，水煎，分2次温服。

二诊：1994年5月17日。血止2天，仍感头晕倦怠，心慌气短，舌淡红，苔白，脉虚。B超复查，子宫内径 6.1cm×5.7cm×5.1cm，宫腔内未见异常回声。用归脾汤益气养血以善后调经。处方：黄芪30 g，党参25 g，白术15 g，广木香9 g，炙甘草6 g，酸枣仁16 g，远志10 g，当归8 g，茯苓18 g，龙眼肉13 g，阿胶12 g（烊化）。10剂。随访：月经正常，无何不适。

【歌诀】

当归补血重黄芪，
芪归用量五比一。
补血生气代表剂，
血虚发热此方宜。

第二天

归脾汤

【方源】《校注妇人良方》

【组成】白术（炒）、当归、茯苓、人参、黄芪（炒）、远志、龙眼肉、酸枣仁（炒）各3 g，木香、炙甘草各1.5 g，生姜10 g，大枣5枚。

【用法】水煎服，每日1剂。

【功效】益气补血，健脾养心。主治：①心脾气血两虚证。症见心悸怔忡，健忘失眠，盗汗，体倦食少，面色萎黄，舌淡，苔薄白，脉细弱；②脾不统血证。症见便血，皮下紫癜，妇女崩漏，月经超前，量多色淡，或淋漓不止，舌淡，脉细弱。

【方解】方中黄芪补脾益气，龙眼肉既补脾气又养心血，共为君药。人参、白术助黄芪益气补脾，当归滋阴养血助龙眼肉增强补心养血之效，均为臣药。茯苓、酸枣仁、远志宁心安神；木香辛香而散，理气醒脾，以防大量益气补血药滋腻碍胃，使补而不滞，俱为佐药。炙甘草补气健脾，调和诸药，为使药。煎药时加入姜、枣，意在调和脾胃，以

第八章　补益剂

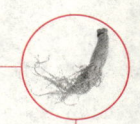

资化源。全方共奏益气补血、健脾养心之功，为治疗思虑过度，劳伤心脾，气血两虚之良方。

【配伍特点】一是心脾同治，重在补脾，使脾健则气血生化有源；二是气血并补，重在补气，脾气旺血自生，血足则心有所养。

归脾汤与补中益气汤同用参、芪、术、草以益气补脾。但前者是补气药配伍养心安神药，意在心脾双补，复其生血、统血之职，主治心脾气血两虚之心悸怔忡、健忘失眠、体倦食少，以及脾不统血之便血、崩漏等；后者是补气药配伍升阳举陷药，意在补气升提，恢复脾胃升清降浊之能，主治脾胃气虚气陷之少气懒言、发热及脏器下垂等。

【临床应用】

1. 辨证要点　本方是治疗心脾气血两虚证的常用方。临床以心悸失眠，体倦食少，便血或崩漏，舌淡，脉细弱为辨证要点。

2. 加减变化　崩漏下血偏寒者，可加艾叶炭、炮姜炭温经止血；偏热者，加生地炭、阿胶珠、棕榈炭清热止血。

3. 现代运用　本方常用于胃及十二指肠溃疡出血、功能性子宫出血、再生障碍性贫血、血小板减少性紫癜、神经衰弱、心脏病等，证属心脾气血两虚及脾不统血者。

【验案】中医妇科专家朱小南医案

陆某，女，38岁。病史：患者13岁月经初潮，周期尚准，20岁后有痛经，29岁结婚后经水超前。1957年因操劳过度，经水淋漓不止，有时量多如冲，严重时卧床浸透棉垫。崩漏年余，初夹血块，色紫红，后渐淡，质稀薄如清水，头眩目花，嗜睡乏力，面目浮肿，有一个时期尚有潮热，曾在医院用激素治疗，仍然无效。1959年1月前来门诊。患者面色萎黄，两目虚肿如卧蚕，唇色淡白，时常眼前发暗，头晕腰酸，精力不支，时崩时漏，下部流血，已无关拦，脉细软，舌苔薄白。辨证：肝肾虚亏，固摄无权。治法：填补肝肾，塞流固本。处方：白术、当归、茯苓、人参、黄芪、远志、龙眼肉、酸枣仁各6g，木香、炙甘草各3g，生姜10g，大枣5枚。经上方调经后，崩漏渐停，甚至在1年间，经水已准期，量亦一般，3天净。以后虽曾出现月经超前，量稍偏多，但未再发生血崩及淋漓日久的证候。

【歌诀】

归脾龙眼肉四君，
芪归木香远枣仁。
益气补血健脾心，
临床应用要认真。

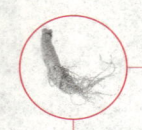

第三节 气血双补

气血双补剂，适用于气血两虚证，症见面色无华，头晕目眩，心悸怔忡，食少倦怠，气短懒言，舌淡，脉虚无力等。常用补气药如人参、黄芪、白术等与补血药如当归、熟地黄、白芍、阿胶等共同组成方剂。如气血两虚属虚而有寒者，宜配伍肉桂、桂枝温里散寒。代表方剂如八珍汤、炙甘草汤等。

八珍汤

【方源】《瑞竹堂经验方》

【组成】当归、川芎、熟地黄、白芍、人参、炙甘草、茯苓、白术各30g。

【用法】加生姜5g，大枣2枚。水煎服，每日1剂。

【功效】益气补血。主治气血两虚证。症见面色苍白或萎黄，头晕目眩，四肢倦怠，气短懒言，心悸怔忡，饮食减少，舌淡苔薄白，脉细弱或虚大无力。

【方解】方中人参、熟地黄为君，两药均味甘性温，合用以益气补血。白术、当归为臣，白术助人参补气之功，当归增熟地黄养血之效。白芍养血敛阴，川芎活血行气，茯苓渗湿健脾，且芎、苓可使气血双补而不呆滞，俱为佐药。炙甘草益气补中，调和药性，为佐使药。煎加生姜、大枣，调养脾胃，以助生化气血。共奏气血两补之功。

【配伍特点】本方由补气的四君子汤与补血的四物汤合方而成，气血双补，故名"八珍"。

【临床应用】

1.辨证要点　本方主治气血两虚证，以气短乏力，眩晕心悸，舌淡，脉细无力为辨证要点。

2.加减变化　若气短乏力明显，气虚偏重者，宜重用人参，并酌加黄芪等，以增补气之功；眩晕心悸明显，血虚偏重者，宜重用熟地黄，并酌加阿胶等，以增补血之力；兼夜寐不宁者，加酸枣仁、五味子以宁心安神；兼脘腹胀满者，加木香、砂仁以理气和中。

3.现代运用　本方常用于病后虚弱、贫血、白细胞减少、冠心病、心律失常、低血压、神经衰弱、慢性疲劳综合征，以及妇女功能性子宫出血、月经不调等，证属气血两虚者。

4.使用注意　《成方便读》指出，"细阅方意，只能调理寻常一切气血不

第八章　补益剂

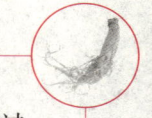

足之证。若真正气血大虚,阴阳并竭之证,似又不宜再以归、芎之辛散扰阴,地、芍之阴寒碍阳耳"。

【验案】 国医大师周信有医案

韩某,女,62岁。1988年8月22日初诊。患者自诉1986年年初,心前区经常发闷、憋气、喜长叹,去某医院做心电图检查,诊为"冠心病"。以后病情逐渐加重,每遇劳累、情绪激动或饮食不节时均可诱发,发作时,除胸闷加重外,还伴有阵发性心前区疼痛,有时向左腋下放射,出汗,不能活动,发作时间可持续数分钟。服用硝酸甘油片可获暂时缓解,但不能根治。近日来发作较为频繁,伴失眠、心悸、疲乏无力,血压时有偏高。查患者形体较胖,颜面略白,语言低微,手心微汗,脉细弦略滑,苔薄白,质淡略黯。辨证:气虚、阳虚、寒凝气滞,痰浊内生,血脉瘀阻。治法:宣阳通痹,理气活血。处方:八珍汤加减。当归、川芎、熟地黄、白芍药、人参、炙甘草、茯苓、白术各30 g,瓜蒌10 g,半夏9 g,赤芍15 g,川芎12 g,丹参20 g,红花8 g。水煎服,连服10剂。

9月2日二诊:服药后,自感胸闷、憋气明显减轻,心前区疼痛的程度和频率均减。但活动后仍有气短、心悸感觉。自汗、大便干,苔脉如前。治疗:原方去丹参,加郁李仁20 g,酒大黄6 g,继服1周。

9月9日三诊:自诉胸闷、憋气已消除,劳累后心前区时有疼痛,但一过即逝,大便已通畅。治疗:上方去酒大黄,继服1个月。半年后随访,除劳累后稍感气短外,诸症皆除,心前区痛再未发作。为了巩固疗效,患者仍间断服用原方。

【歌诀】

　　双补气血八珍方,
　　四珍四物加枣姜;
　　再加黄芪与肉桂,
　　十全大补效增强;
　　去芎再加陈志味,
　　即是人参养荣汤。

第三天

炙甘草汤（又名复脉汤）

【方源】《伤寒论》

【组成】 蜜甘草12 g,生姜、桂枝各9 g,地黄20 g,人参（另煎）、阿胶珠（烊化）各6 g,麦冬、炒火麻仁各10 g,大枣10枚。

【用法】 水煎服,每日1剂。

【功效】 滋阴养血,益气温阳,复脉定悸。主治:①阴血不足证,症见阳气虚弱证脉结代,心动悸,虚羸少气,舌光少苔,或舌干而瘦小者;②虚劳肺痿证,症见咳嗽,涎唾多,形瘦短气,虚烦不眠,自汗盗汗,咽干舌燥,大便干结,脉虚数。

【方解】 方中甘草宜用蜜甘草,取其补脾和胃、益气复脉之功;地黄清热

113

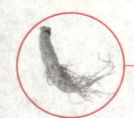

凉血、养阴生津，二药重用，益气养血以复脉之本，共为君药。麦冬滋养心阴，火麻仁、阿胶滋阴养血润燥，资生化之源，三药共为臣药；其中火麻仁宜选用炒制品，以增强润肠燥、滋阴血的作用；阿胶选用阿胶珠，炒珠后研细末烊化为宜，充分发挥阿胶补血止血、滋阴润燥之功效。人参益心气、补脾气，以滋气血生化之源；生姜辛温，具宣通之性，合桂枝以温通阳气，配大枣益脾胃以滋化源，调阴阳、和气血，四药共为佐药；其中人参以生晒参为宜，可大补元气，复脉固脱，补脾益肺，生津养血。诸药合用，可以益心气，补心血，滋心阴，温心阳，使血气畅通，脉始复常，故又名"复脉汤"。

【配伍特点】本方滋阴养血，益气助阳，滋而不腻，温而不燥，刚柔并济，相得益彰。

【临床应用】

1. 辨证要点　脉结代，心悸动，虚羸少气，舌光少苔。

2. 加减变化　方中可加酸枣仁、柏子仁以增强养心安神定悸之力，或加龙齿、磁石重镇安神；偏于心气不足者，重用蜜甘草、人参；偏于阴血虚者重用地黄、麦冬；心阳偏虚者，易桂枝为肉桂，加附子以增强温心阳之力；阴虚而内热较盛者，易人参为南沙参，并去桂枝、生姜、大枣，酌加黄檗、知母，则滋阴液降虚火之力更强。

3. 现代运用　本方常用于心律失常、病毒性心肌炎、风湿性心脏病、冠心病、季节性低血压、特发性血小板减少性紫癜、小儿汗证等，证属阴血不足、阳气虚弱者，以及老慢支、肺结核等，证属气血两伤之虚劳干咳证者。

4. 使用注意

（1）方中地黄用量宜大，取其滋阴养血之力。

（2）方中有人参、甘草，应注意配伍禁忌。

（3）本方含有地黄、麦冬等黏滞之品，最好与清酒同服，得清酒之辛通，疏通血脉，使其能补而不滞。

（4）本方用药甘温滋补，阴虚内热者慎用；中虚湿阻，便溏胸痞者不宜服用。

【验案】中医药专家李介鸣医案

齐某，男，40岁。1992年2月12日初诊。患者近3个月因工作劳累，熬夜而出现阵阵心悸，气短，胸闷憋气，咽部发堵等症状。心电图示：房性期前收缩；心率72次/min，律不齐，期前收缩7～10次/min。给予美西律每次100～150mg，每日3次，口服。开始期前收缩尚能控制，但稍减量或偶尔忘服则期前收缩次数增加。现心悸气短，脉跳间歇，伴胸闷憋气，咽部发堵，眠差梦多，疲乏无力，舌质淡，苔薄白，脉细结代。血压112/70 mmHg。心率70次/min，律不齐，期前收缩9次/min。辨证：心脾两虚，心神失养。治法：补益心脾，镇惊安神。处方：炙甘草汤加减。蜜甘

第八章 补益剂

草12g,生姜、桂枝各9g,人参(另煎)、阿胶珠(烊化)各6g,当归15g,地黄20g,麦冬、远志、炒火麻仁各10g,大枣10枚。7剂。水煎服。

2月19日二诊:服上方7剂后,心悸气短减轻,期前收缩减少,但感胃脘胀满,舌苔薄白,脉细滑。心率70次/min,期前收缩3~5次/min。守方,上方去远志,加佛手行气消胀。14剂。水煎服。

3月4日三诊:上方连服14剂,近1周来,期前收缩明显减少,胸闷憋气,咽部发堵消失,小腹微胀,舌苔薄白,脉细。心率75次/min,律齐。复查心电图示:房性期前收缩消失。守上方加木香10g,每日1剂巩固疗效。

【歌诀】

炙甘草汤参姜桂,
麦冬地黄与麻仁;
大枣阿胶加酒服,
通阳复脉效力彰。

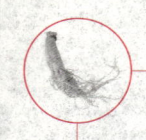

第四节 补阴剂

补阴剂，适用于阴虚的病证。阴虚与五脏均有密切关系，尤以肾阴虚为主。而且心肾、肝肾、肺肾等往往相合为病。症见形体消瘦，头晕耳鸣，潮热颧红，五心烦热，盗汗失眠，腰酸遗精，咳嗽咯血，口燥咽干，舌红少苔，脉细数。常用补阴药如熟地黄、麦冬、沙参、阿胶、龟甲等为主组方。由于阴虚易从热化，故应适量配伍清热之品。此外，根据兼夹证和药物特性的不同，有时须配补阳、理气之品组成方剂。代表方如六味地黄丸、一贯煎、大补阴丸、左归丸等。

六味地黄丸（原名地黄丸）

【方源】《小儿药证直诀》

【组成】熟地黄24g，山茱萸、干山药各12g，泽泻、牡丹皮、茯苓各9g。

【用法】水煎服，每日1剂。

【功效】滋补肝肾。主治肝肾阴虚证。症见腰膝酸软、头晕目眩、耳鸣耳聋、盗汗、遗精、消渴、骨蒸潮热、手足心热、口燥咽干、牙齿动摇、足跟作痛、小便淋沥，以及小儿囟门不合，舌红少苔，脉沉细数。

【方解】方中重用熟地黄，滋阴补肾，填精益髓，为君药。山茱萸滋补肝肾，兼涩精。山药补脾固肾，共为臣药。三药配合，肾肝脾三阴并补，是为"三补"，重在补肾。泽泻利湿而泻肾浊，并能减熟地黄之滋腻；茯苓渗湿健脾，并助山药之健运，与泽泻共泻肾浊；牡丹皮清泻虚热，并制山茱萸之温涩，是为"三泻"，均为佐药。六味合用，三补三泻，以补为主，以泻助补。

【配伍特点】本方特点：一是"三补三泻"，补中有泻，补药用量重于泻，以泻为主；二是肝、脾、肾三阴并补，但地黄用量倍于山茱萸、山药，故以补肾为主。

【临床应用】

1. 辨证要点　本方是治疗肾阴虚的基础方。临床当以腰膝酸软、头晕目眩、口燥咽干、舌红少苔、脉沉细数为辨证要点。

2. 现代运用　本方常用于慢性肾小球肾炎、高血压、糖尿病、肺结核、肾结核、甲状腺功能亢进、中心性视网膜炎及无排卵型功能性子宫出血、更年期综合征等，证属肾阴虚弱为主者。

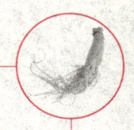

3.使用注意　脾虚泄泻者慎用本方。

【验案】中医内科专家徐景藩医案

某患者，男，41岁。1981年4月7日初诊。患者病起3个月，口干多饮水，小溲亦多，精神逐渐不振，腰膝酸软，能食，体重由80kg降至70kg，3天前到某医院检查，空腹血糖为14.44 mmol/L，胆固醇6.36 mmol/L，尿糖（+++），胸部X线片示：心肺未见异常，临床诊断为糖尿病。查其舌质微红，苔薄黄，脉细弦。病属中医之消渴，乃因劳倦过度而加重。辨证脾肾两虚，阴液不足，虚热内生。治法：滋肾养阴，健脾益气，佐清郁热。处方：熟地黄24g，山茱萸、干山药各12g，天花粉、麦冬、炒党参各15g，泽泻、牡丹皮、茯苓各9g。水煎服，每日1剂。上方服药10剂，患者口干多饮、溲多、能食等症状明显好转，精神略振，舌苔脉象如前，查空腹血糖为11.11mmol/L，尿糖（-）。上方加黄芪12g，续服15剂，消渴症状控制，精神好转，腰膝酸软亦显著改善，查舌质微红，苔薄白，脉细，尿糖（-），仍从原方法扩充进一步治疗，原方去炒党参，加入肉桂（后下）2g。再服15剂，症状已不著，脉细渐有力，尿糖（-）。续服上方调治至7月中旬，病情稳定好转。迄1982年春节期间，尿糖又出现（+~++），经及时服药，月余后即控制，体重维持在75kg。随访2年余，病情未见反复，曾复查空腹血糖为8.33 mmol/L，胆固醇5.3 mmol/L，尿糖持续阴性。

【歌诀】

　　六味地黄泽泻丹，
　　山萸茯苓药山丸。
　　三阴并补重滋肾，
　　三补三泻配伍全。
　　滋阴降火知柏需，
　　养肝明目加杞菊。
　　补中有泻纳肾气，
　　滋补肺肾麦味续。

第四天

一贯煎

【方源】《续名医类案》

【组成】北沙参、麦冬、当归各9g，生地黄30g，枸杞子15g，川楝子4.5g。

【用法】水煎服，每日1剂。

【功效】滋阴疏肝。主治肝肾阴虚，肝气郁滞证。症见胸胁疼痛、吞酸吐苦、咽干口燥、舌红少津、脉细弱或虚弦、亦治疝气瘕聚。

【方解】方中重用生地黄为君，滋肾养阴，滋水涵木。当归、枸杞子养血滋阴以柔肝。北沙参、麦冬养阴生津，滋养肺胃，意在佐金平木，扶土抑木，四药共为臣。佐以少量川楝子疏肝泻热，又能引诸药达于肝经，为佐使药。诸药合用，使肝体得养，肝气得舒，则诸症可愈。

【配伍特点】全方滋养肝阴为主，兼以疏肝、养肝，顺应肝体阴用阳的生

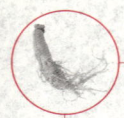

理特点。

【临床应用】

1.辨证要点　本方是治疗阴虚肝郁，肝胃不和所致脘胁疼痛的常用方。临床应用以脘胁疼痛、吞酸吐苦、舌红少津、脉虚弦为辨证要点。

2.现代运用　本方常用于慢性肝炎、慢性胃炎、胃及十二指肠溃疡、肋间神经痛、神经症等，证属阴虚肝郁者。

3.使用注意　因药多甘腻，故有痰饮停滞而见舌苔白腻、脉沉弦者不宜使用本方。

【验案】国医大师周信有医案

马某，男，45岁。1988年3月初诊。患者于20世纪70年代中期患甲型肝炎，曾住院治疗；1985年2月又感染乙型肝炎，经多方治疗，迁延不愈。来诊前经检查肝大2～3cm，质地中硬，实验室检查"大三阳"，肝功能异常，血浆蛋白异常，诊为慢性乙型肝炎活动期。初诊：右胁胀痛，胁下症积，有触痛，脘痞纳呆，泛恶，厌油，疲倦乏力，舌淡，苔白腻，脉弦细。辨证：肝郁气滞，脾肾两虚。治法：调肝化积，补益脾肾，兼顾清解祛邪。处方：一贯煎加减。北沙参、麦冬、当归各10g，生地黄25g，枸杞子12g，川楝子6g。水煎服，每日1剂。以此方为基础稍适加减。连续服丸药、汤药3个月，复查肝已回缩2cm，质地变软，肝功能和蛋白已正常，乙型肝炎三系统二阳全部转阴，自觉症状消失，体力恢复。随访两年半，身体健康，病情无反复。

【歌诀】

六味地黄益肾肝，

茱薯丹泽地苓专；

更加知柏成八味，

阴虚火旺自可煎。

养阴明目加杞菊，

滋阴都气五味先。

肺肾两调金水生，

麦冬加入长寿丸。

大补阴丸

【方源】《丹溪心法》

【组成】熟地黄（酒蒸）、龟甲（醋炙）各180g，黄檗（炒褐色）、知母（酒浸，炒）各120g。

【用法】上药研为细末，猪脊髓适量蒸熟，捣如泥状；炼蜜，混合拌匀和药粉为丸，每丸约重15g，每日早晚各服1丸，淡盐水送服；或作汤剂，水煎服，用量按原方比例酌减。

【功效】滋阴降火。主治阴虚火旺证。症见骨蒸潮热，盗汗遗精，咳嗽咯血，心烦易怒，足膝痛热，舌红少苔，尺脉数而有力。

【方解】方中重用熟地黄、龟甲滋阴潜阳，壮水制火，即培其本，共为君药。继以黄檗苦寒泻相火以坚阴；知母苦寒而润，上能清润肺金，下能滋清肾水，与黄檗相须为用，苦寒降火，保存阴液，平抑亢阳，即清其源，共为臣药。应用

第八章　补益剂

猪脊髓、蜂蜜为丸,此乃血肉甘润之品,填精益髓,既能助熟地黄、龟甲以滋阴,又能制黄檗之苦燥,俱为佐使。本证水亏火炎,火灼阴伤,若仅滋阴不降火,则耗伤阴液;若单纯降火不滋阴,则火暂平而又上炎,故须培本清源,滋阴与降火并行,水充则火自灭,水足则阴得救,阴复阳潜,虚火降而诸症悉除。

【配伍特点】本方滋阴药与清热降火药相配,培本清源,两相兼顾。其中龟甲、熟地黄用量较重,与知、柏的比例为3∶2,表明本方以滋阴培本为主,降火清源为辅。

【临床应用】

1. 辨证要点　本方为治疗阴虚火旺证的基础方,又是体现朱丹溪滋阴学派的学术思想及其滋阴降火治法的代表方。临床应用以骨蒸潮热、舌红少苔、尺脉数而有力为辨证要点。

2. 加减变化　若阴虚较重者,可加天冬、麦冬以润燥养阴;阴虚盗汗者,可加地骨皮以退热除蒸;咯血、吐血者,加仙鹤草、旱莲草、白茅根以凉血止血;遗精者,加金樱子、芡实、桑螵蛸、山茱萸以固精止遗。

3. 现代运用　本方常用于甲状腺功能亢进、肾结核、骨结核、糖尿病等,证属阴虚火旺者。

4. 使用注意　若脾胃虚弱、食少便溏,以及火热属于实证者不宜使用。

【验案】中医药专家姜春华医案

庄某,男,45岁。2003年3月26日初诊。患者12年前因车祸行右肾摘除术,后患者感到腰部酸痛,逐渐明显,伴精神不振,反复低热,午间渐高,进行性消瘦。5年前到医院检查,确诊为"左肾结核"。虽经治疗而病情未见明显好转,去年始肾功能检查发现血清肌酐持续高于707μmol/L,临床进入尿毒症期。因经济困难,患者仅能间断进行血液透析治疗。辗转至我处请求中医治疗。来诊时体温37.8℃,呈中度贫血貌,尿常规:红细胞(+++),白细胞(++);肾功能:肌酐462μmol/L,尿素氮153mmol/L。患者腰背酸痛,形瘦神疲,午后潮热,往来反复,面色黧黑,小便短赤,舌淡苔厚腻,脉弦细数。诊断为左肾结核,慢性肾功能衰竭,尿毒症。辨证:气阴两虚。治法:抗痨杀虫,益气养阴。处方:大补阴丸加减。熟地黄、龟甲各90 g,黄檗、知母各60 g。上药研为细末,猪脊髓适量蒸熟,捣如泥状;炼蜜,混合拌匀和药粉为丸,每丸约重15 g,每日早晚各服1丸,淡盐水送服。

二诊:服上药10天后,患者体温已趋正常,精神好转,而仍觉腰酸,复查尿常规:红细胞(+),白细胞(+)。承原旨。

三诊:上方加减,连续治疗8个月,复查肾功能见:肌酐276μmol/L,尿素氮57mmol/L。尿常规:未见明显异常。患

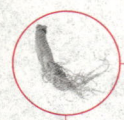

者腰酸乏力诸症俱减，消瘦情况无明显加重。乃再进之至今，而病无反复。

【歌诀】

大补阴丸知柏黄，
龟板脊髓蜜成方。
咳嗽咯血骨蒸热，
阴虚火旺制亢阳。

第五天

左归丸

【方源】《景岳全书》

【组成】大怀熟地黄12 g，炒山药、枸杞、山茱萸、鹿角胶、龟甲胶、菟丝子各6 g，川牛膝5 g。

【用法】每日1剂，水煎服。

【功效】滋阴补肾，填精益髓。主治真阴不足证。症见头晕目眩、腰酸腿软、遗精滑泄、自汗盗汗、口燥舌干、舌红少苔、脉细。

【方解】方中重用熟地黄滋肾填精，大补真阴，为君药。山茱萸养肝滋肾，涩精敛汗；山药补脾益阴，滋肾固精；枸杞补肾益精，养肝明目；龟、鹿二胶，为血肉有情之品，峻补精髓，龟甲胶偏于补阴，鹿角胶偏于补阳，在补阴之中配伍补阳药，取"阳中求阴"之义，均为臣药。菟丝子、川牛膝益肝肾，强腰膝，健筋骨，俱为佐药。诸药合用，共奏滋阴补肾、填精益髓之效。

【配伍特点】本方纯补无泻，阳中求阴。左归丸是由六味地黄丸减去"三泻"（泽泻、茯苓、牡丹皮），加入枸杞子、龟甲胶、鹿角胶、菟丝子、川牛膝而成。两者均为补肾滋阴之方剂。六味地黄丸以补肾阴为主，寓泻于补，适用于阴虚内热证；左归丸纯甘壮水，补而无泻，适用于真阴不足，精髓亏损证。

【临床应用】

1. 辨证要点　本方为治疗真阴不足证的基础方。临床应用以头晕目眩、腰酸腿软、自汗盗汗、口燥舌干、舌红少苔、脉细为辨证要点。

2. 加减变化　若真阴不足，虚火上炎者，本方去枸杞子、鹿角胶，加女贞子、麦冬以养阴清热；火烁肺金，干咳少痰者，本方加百合以润肺止咳；夜热骨蒸者，本方加地骨皮以清热除蒸；小便不利、不清者，本方加茯苓以利水渗湿；大便燥结，本方去菟丝子，加肉苁蓉以润肠通便。

3. 现代运用　本方常用于慢性肾炎、更年期综合征、神经衰弱、腰肌劳损等，证属真阴虚损者。

4. 使用注意　若脾胃虚弱、食少便溏者不宜使用本方。

【验案】上海中医院院长黄文东医案

郑某，女，36岁。1986年3月24日初诊。主诉：腰痛1年。现腰痛，弯腰时腰椎疼痛明显，腰部怕冷，腰部活动受限，叩击有舒服感，未见明显压痛点，四肢无浮肿，睡眠差，凌晨五点左右醒，舌质红，苔薄黄有裂纹伴有剥脱，脉细涩。既往有腰椎骨质增生病史，无药物及食物过敏史。辨证此乃肾虚腰痛，治当滋

第八章　补益剂

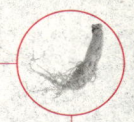

补肾阴，濡养经脉，方用左归丸化裁。

方药：熟地黄、炒龟甲、枸杞子、女贞子、川续断、威灵仙各 15 g，山药、山茱萸、川牛膝、菟丝子、鹿角胶各 20 g，7 剂，每日 1 剂，水煎服，分 2 次温服。

1986 年 3 月 31 日复诊，前药后腰痛大减，患者要求改调理睡眠，遂改用酸枣仁汤合黄连阿胶汤治疗其失眠。

【歌诀】

左归丸内山药地，
萸肉枸杞与牛膝；
菟丝龟鹿二胶合，
壮水之主方第一。
左归饮用地药萸，
杞苓炙草一并齐；
煎汤养阴滋肾水，
既主腰酸又止遗。

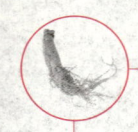

第五节 补阳

　　补阳剂，适用于肾阳虚证，症见面色㿠白，形寒肢冷，腰膝酸痛，下肢软弱无力，小便不利，或小便频数，尿后余沥，少腹拘急，男子阳痿早泄，妇女宫寒不孕，舌淡苔白，脉沉迟等，常以补阳温肾药如附子、肉桂、巴戟天、肉苁蓉、淫羊藿、仙茅、鹿角胶等为主组成。由于阳之生有赖阴之助，而且阳虚证中，常因阳气虚弱，气不化水而致水湿停聚；或阳虚不固而致小便频数、遗精滑泄等，故本类方剂又常配伍补阴、利水、固涩等药。代表方剂为肾气丸、右归丸等。

肾气丸

【方源】《金匮要略》

【组成】干地黄24 g，山药、山茱萸各12 g，泽泻、茯苓、牡丹皮各9 g，桂枝、附子（炮）各3 g。

【用法】每日1剂，水煎服。

【功效】补肾助阳。主治肾阳不足证。症见腰痛脚软，身半以下常有冷感，少腹拘急，小便不利或小便反多，入夜尤甚，阳痿早泄，舌淡而胖，脉虚弱，尺部沉细或沉弱而迟，以及痰饮、水肿、消渴、脚气、转胞等病证。

【方解】方中附子大辛大热，温阳补火；桂枝辛甘而温，温通阳气，二药相合，补肾阳之虚，助气化之复，共为君药。肾主精，为水火之脏，内舍真阴真阳，阳气无阴则不化，所谓"善补阳者，必于阴中求阳，则阳得阴助而生化无穷"（《类经》），故配伍干地黄滋补肾精，山茱萸、山药补益肝脾之精，共为臣药。君臣相使为用，以收蒸精化气，阴生阳长之效。泽泻、茯苓利水渗湿，配桂枝又善温化痰饮；牡丹皮活血散瘀，伍桂枝则可调血分之滞，有助水湿祛除，此三味合为佐药，寓泻于补，脾邪去而补药得力，并制诸滋阴药之滋腻助湿。诸药合用，补精之虚以生气，助阳之弱以化水，使肾阳振奋，气化复常，诸症自除。方中补阳药少而滋阴药多，非峻补元阳，而在温助肾气，即"少火生气"之义。

【配伍特点】本方以少量温阳补火药与大队滋阴益精药为伍，旨在阴中求阳，精中求气；主以补虚，兼行通利，有调补之巧。

【临床应用】

1. 辨证要点　本方为补肾助阳的常用

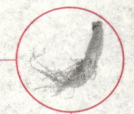

方剂。临床以腰痛脚软、小便不利或反多、舌淡而胖、尺脉沉弱或沉细而迟为辨证要点。

2. 加减变化　若畏寒肢冷较甚者，可将桂枝改为肉桂，并加重桂、附之量，以增温补肾阳之力；兼痰饮咳喘者，加干姜、细辛、半夏等以温肺化饮；夜尿多者，可加巴戟天、益智仁、金樱子、芡实等以助温阳固涩之功；阳痿不举者，可加巴戟者、锁阳、淫羊藿等以扶阳振痿。

3. 现代运用　主要用于治疗慢性肾炎、糖尿病、醛固酮增多症、甲状腺功能低下、肾上腺皮质功能减退、慢性支气管炎、支气管哮喘、围绝经期综合征、慢性前列腺肥大、营养不良性水肿等，证属肾阳不足者。

4. 使用注意　阴虚火旺之遗精滑泄者，忌用本方。

【验案】现代著名中医内科专家龚丽娟医案

季某，男，26岁。1998年1月7日初诊。面部及下肢水肿1年，加重1周。1年前感冒后出现面肢水肿，经当地医院诊断为"慢性肾炎"，予以常规治疗后水肿消退，而未续治。今年初因疲劳下肢水肿又起，并上延及腹部，日益增剧，在当地给予利尿药治疗后肿势减轻，但停药肿势又起。刻诊：面浮色黄，腹部胀大，按之如囊裹水，下肢凹陷性水肿，难以起复，小便色清量少，大便溏薄，日行1次，身重乏力，舌苔薄白腻、质淡红、边有齿印，脉细濡。尿常规：蛋白（++），红细胞 24×10^9/L。中医诊断：水肿；西医诊断：慢性肾炎。辨证：脾阳不振，水湿泛滥。治法：温阳健脾，渗湿利水。处方：肾气丸加减。干地黄20g，山药、炒党参、茯苓、泽泻各10g，山茱萸、赤小豆各15g，牡丹皮9g，桂枝、附子（炮）各5g。5剂，水煎服。

1月12日二诊：药后尿量增多，腹胀、下肢水肿减轻，食欲尚佳，大便溏，继守原法。原方去赤小豆，加炮姜3g。10剂，水煎服。

1月21日三诊：药后腹水及下肢水肿基本消退，尿常规示蛋白（+），精神较振，便溏略稠，舌苔薄白、边有齿印，脉细。水邪虽去，脾阳未复。治拟健脾温阳，佐以利水，予附子理中汤加味。处方：制附子15g，炒党参、炒白术、炙黄芪各12g，茯苓、炮姜、怀山药、泽泻各12g，炒薏苡仁20g，玉米须30g。10剂，水煎服。

1月30日四诊：药后病情稳定，大便转实成形，胃纳佳，无明显不适，舌苔薄白，脉细。继守原法。原方黄芪用量改为20g，党参改为15g。28剂，水煎服。

【歌诀】
　　肾气丸主肾阳虚，
　　干地山药及山萸；
　　少吴桂附泽苓丹，
　　水中生火在温煦；
　　济生加入车牛膝，
　　温肾利水消肿需；

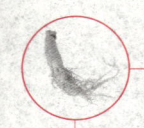

十补丸有鹿五味,
主治肾阳精血虚。

第九周 第一天

右归丸

【方源】《景岳全书》

【组成】大怀熟地黄24 g,炒山药、枸杞、鹿角胶、菟丝子、杜仲各12 g,当归、山茱萸各9 g,肉桂、制附子各6 g。

【用法】每日1剂,水煎服。

【功效】温补肾阳,填精益髓。主治肾阳不足,命门火衰证。症见年老或久病,气衰神疲,畏寒肢冷,腰膝软弱,阳痿遗精,或阳衰无子,或饮食减少,大便不实,或小便自遗,舌淡苔白,脉沉而迟。

【方解】方中附子、肉桂温壮元阳,补命门之火;鹿角胶补肾温阳,益精养血;三药相辅相成,培补肾中元阳,共为君药。熟地黄、枸杞子滋肾填精,与桂、附、鹿胶相伍有"阴中求阳"之功,同为臣药。菟丝子、杜仲温补肝肾,强壮腰膝;山茱萸、山药养肝补脾;当归养血和血,助鹿角胶以补养精血,以使精血互化,俱为佐药。诸药合用,补肾之中兼顾养肝益脾,使肾精得充而虚损易复;温阳之中参以滋阴填精,则阳得阴助而生化无穷。

【配伍特点】本方立法在于"益火之原,以培右肾之元阳"(《景岳全书》),故以"右归丸"命之。补阳药中配伍补阴之品,以"阴中求阳";纯补无泻,大补元阳。右归丸乃肾气丸去"三泻"之品,再加温肾益精之鹿角胶、菟丝子、杜仲、枸杞子、当归而成,由于聚补肾群药,纯补无泻,故益肾壮阳之力颇著,为填精温阳之峻剂。

【临床应用】

1. 辨证要点　本方为治精亏髓乏、命门火衰的常用方。临床以气怯神疲、畏寒肢冷、腰膝酸软、脉沉迟为辨证要点。

2. 加减变化　气衰神疲较甚者,本方加人参以大补元气;阳虚精滑或带下者,本方加补骨脂、金樱子、芡实等以补肾固精;阳痿者,本方加巴戟天、肉苁蓉、海狗肾等以暖肾壮阳;腰膝冷痛者,本方加胡芦巴、仙茅、怀牛膝以温肾强筋止痛。

3. 现代运用　本方常用于治疗肾病综合征、老年性骨质疏松症、精少不育症,以及贫血、白细胞减少症等,证属肾阳不足者。

4. 使用注意　证夹湿浊见苔腻者,不宜服用本方。

【验案】中医药专家祝光荣医案

黄某,女,72岁。1995年12月18日初诊。患者自1991年2月1日开始出现腰部疼痛,逐渐加重,每年冬季尤甚。7天前病情加重,卧床不起,轻微转身则疼痛剧烈,无法入睡。生活不能自理,

第八章 补益剂

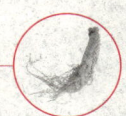

纳差，大小便可。X线表现为胸腰椎重度骨质疏松。入院予以乐力钙、尼尔雌醇、安宫黄体醇、降钙素治疗15天无效。诊见：面色晦黯，精神差；胸腰椎广泛压痛，叩击痛；神经检查正常；舌质淡胖，边有齿印，苔白，脉沉细。诊断：老年性重度骨疏松症，剧烈腰背痛。辨证：脾肾阳虚，风寒湿邪偏盛，脾虚湿困。治法：补肾健脾，祛风除湿，活络止痛。处方：右归丸加减。熟地黄20 g，炒山药、枸杞、鹿角胶、菟丝子、杜仲各12 g，独活、当归各15 g，山茱萸9 g，肉桂、制附子各6 g。每日1剂，水煎服。服1剂后腰部疼痛好转；2剂后床上坐起；3剂后由他人帮助撑扶下地行走；5剂后，自扶手杖行走。

【歌诀】

右归地药萸桂附，

杞子杜仲归鹿菟。

益火之源消阴郁，

阴中求阳是特色。

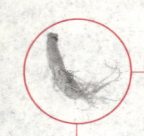

第六节 阴阳双补

阴阳双补剂,适用于阴阳两虚证。症见头晕目眩,腰膝酸软,阳痿遗精,畏寒肢冷,午后潮热等。常用补阴药如熟地黄、山茱萸、龟甲、何首乌、枸杞子和补阳药如肉苁蓉、巴戟天、附子、肉桂、鹿角胶等共同组成方剂,并根据阴阳虚损的情况,分别主次轻重。代表方如地黄饮子、龟鹿二仙胶等。

地黄饮子

【方源】《圣济总录》

【组成】地黄(或熟地黄)20 g,酒山茱萸肉15 g,盐巴戟天、石斛、酒肉苁蓉、炮附片(先煎)、醋五味子、肉桂、茯苓、麦冬、石菖蒲、制远志各10 g。

【用法】每日1剂,加姜、枣水煎服。

【功效】滋肾阴,补肾阳,开窍化痰。主治下元虚衰,痰浊上泛之喑痱证。症见舌强不能言,足废不能用,口干不欲饮,足冷面赤,脉沉细弱。

【方解】方中地黄乃干地黄,取其滋补肾阴以制虚火之功。在临床应用时若肾精亏虚,则宜选用熟地黄以滋肾填精,亦可生、熟地同时选用以肾精、虚火兼顾。酒山茱萸肉补肝肾,益精气,二者合用,滋阴补肾阳;酒肉苁蓉补肾阳,益精血,巴戟天宜选用盐巴戟天,补肾助阳,且久服无伤阴之弊,二药合用,益肾填精补阳;以上四药合力,补肾填精,阴阳双补以充实下元,共为君药;肉桂、炮附片为大辛大热之品,协助酒肉苁蓉、盐巴戟天温暖下元,又可引火归元以摄纳浮阳;石斛、麦冬、醋五味子补肺阴以滋水之上元;此三味养阴之品又可制约方中诸多温燥药物伤阴之弊。五药滋阴温阳,为方中臣药;茯苓、制远志、石菖蒲既可交通心肾,又能化痰开窍以治标,为佐药;煎服时少加生姜、大枣调和脾胃为使。诸药配伍,阴阳双补,上下同治,标本兼顾。

【配伍特点】一是阴阳并补,上下同治,标本兼顾,以治下、治本为主;二是补中寓敛,开中含合,以成补养下元,开宣上窍之功。

【临床应用】

1. 辨证要点 以舌喑不语,足废不用,足冷面赤,脉沉细弱为辨证要点。

2. 加减变化 若属痱而无喑者,本

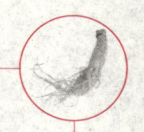

方减去石菖蒲、制远志等宣通开窍之品；喑痱以阴虚为主，痰火偏盛者，本方去附、桂，酌加川贝母、竹沥、胆南星、天竺黄等以清化痰热；兼有气虚者，本方酌加蜜黄芪、米党参以益气。

3. 现代运用　本方常用于晚期高血压病、脑动脉硬化、中风后遗症、脊髓炎等慢性疾病过程中出现的阴阳两虚者。

4. 使用注意

（1）本方偏于温补，故对气火上升，肝阳偏亢而阳热之象明显者，不宜应用。

（2）方中有附子、肉桂，应注意配伍禁忌。

（3）远志有小毒，故方中应选用制远志。

【验案】国医大师董建华医案

戴某，女，55岁。中风后，右侧半身不遂，肢节肿痛，言语不利。脉象虚缓无力。处方：地黄饮子加味。地黄18 g，酒山茱萸肉12 g，盐巴戟天、石斛、肉苁蓉、炮附片（先煎）、五味子、肉桂、茯苓、麦冬、石菖蒲、制远志各10 g，生姜3片，大枣4枚。5剂。

二诊：服上方后，患侧肢体稍能活动，肢节肿消而痛未已，言语不利，脉象如前，宗前方，增加强筋壮骨祛痰之品。处方：黄芪、桂枝、白芍各18 g，天竺黄12 g，怀牛膝6 g，木瓜15 g，松节20 g，虎骨胶16 g，生姜3片，大枣4枚。5剂。

三诊：服上方后，患侧肢体稍能活动，肢节肿消而疼痛未已，言语不利，脉象如前，宗前方，照服4剂。

四诊：大见好转，已能步行，肢节痛已消失，言语已清晰，脉象亦和缓有力，唯患肢尚觉少力易乏。再守原方去天竺黄加蚕沙、五加皮，服5剂，患侧肢体功能遂恢复如常。

【歌诀】

地黄饮子山萸斛，

麦味菖蒲远志茯；

桂附苁蓉巴戟天，

上实下虚喑痱服。

第二天

龟鹿二仙胶

【方源】《医便》

【组成】鹿角（代）500 g，龟甲250 g，人参45 g，枸杞子90 g。

【用法】熬胶，初服每次4.5 g，渐加至9 g。

【功效】滋阴填精，益气壮阳。主治真元虚损，精血不足证。症见全身瘦削，阳痿遗精，两目昏花，腰膝酸软，久不孕育。

【方解】方中鹿角（代）甘咸微温，通督脉而补阳，益精养血；龟甲甘咸而寒，通任脉而养阴，滋补营血；"精不足者，补之以味"，两药为血肉有情之品，同用能峻补阴阳，填精补髓，滋养营血，共为君药。配人参大补元气，健脾养胃，以资气血生化之源；枸杞子滋补肝肾，益精养血，以助龟、鹿二胶之力，同为

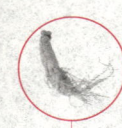

臣佐药。四药成方,共奏峻补精髓,益气壮阳之功,故又能益寿延年,种子助孕。

【配伍特点】阴阳气血并补,先天后天兼顾,熬胶进补,为阴阳气血同补之剂。

【临床应用】

1. 辨证要点　本方主治阴阳气血俱虚证,运用以腰膝酸软、两目昏花、阳痿遗精为辨证要点。

2. 加减变化　若头晕目眩者,本方加杭菊花、天麻以息风止眩;遗精频作者,本方加金樱子、沙苑子以补肾固精;食少脘胀者,本方加陈皮、半夏以理气和中。

3. 现代运用　本方常用于免疫功能低下、内分泌失调、化疗后骨髓功能低下、神经衰弱、不育不孕症、围绝经期综合征等,证属阴阳两虚、气血不足者。

4. 使用注意　本方味厚滋腻,脾胃虚弱而食少便溏者不宜使用,或合健脾助运药同用。

【验案】著名中医妇科专家秦月好医案

李某,女,33岁。2006年8月1日初诊。主诉:原发不孕10年。现病史:夫妻性生活正常。初潮12岁,月经30～50天一行,末次月经7月7日,量少,色鲜红,有血块,无腹痛,3天经净。曾做B超监测无优势卵泡,基础体温曲线单相。曾做HSg提示通畅。阴道分泌物少,体毛浓密。男方精液常规检查未见明显异常。今日B超:子宫后位,子宫内膜9mm,子宫后方可见14mm液性暗区。血查性激素:LH1.325mU/mL,FSH1.085mU/mL,P5.680mU/mL,E2 226.8pg/mL。辨证:阴阳两虚,气血不足,导致不孕。治法:补虚培元。中医诊断:原发性不孕。处方:龟鹿二仙胶加减。鹿角(代)100g,龟甲50g,人参9g,巴戟天20g,淫羊藿15g,枸杞子18g。熬胶,初服每次4.5g,渐加至9g。每日3次。服药3剂即怀孕,2007年8月剖宫产一健康女婴。

【歌诀】

人参龟板鹿角胶,
再加枸杞熬成膏。
益气壮阳填精髓,
督任虚衰疗效高。

第九章 固涩剂

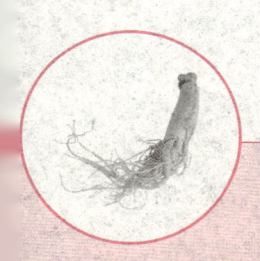

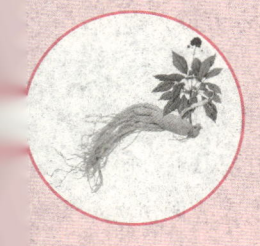

凡以固涩药为主，具有敛汗、固脱、涩精、止泻、止遗、止带等作用，治疗气、血、精、津液耗散滑脱等证的方剂，统称为固涩剂。

固涩剂主要用于阳气虚弱、卫外不固之汗出不止；肾虚失藏、精关不固或膀胱失约之遗精滑泄、尿频遗尿；脾胃虚寒之久泻久痢、滑脱不禁、带下量多色白等病证。根据其作用不同，可分为固表止汗、敛肺止咳、涩肠固脱、涩精止遗、固崩止带等。以牡蛎散、九仙散、真人养脏汤、金锁固精丸、固冲汤等为代表方。

固涩剂常与补益剂同用，以收标本兼顾之效。有实邪者，如热病多汗，痰浊壅肺实证喘咳，实热积滞泄泻痢疾，湿热下注或虚火扰动遗精滑泄，湿热淋证，湿热带下及火毒疮溃初起者，均不宜用。凡属外感邪实者，应当禁用或慎用，以免留邪。而虚极欲脱之证亦非收敛药所能奏效，治当求本。

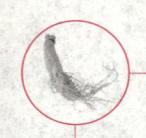

第一节 固表止汗

固表止汗剂，适用于自汗或盗汗证。自汗多因阳气不足、卫外不固、营阴失守所致；盗汗则由阴虚内热，虚热迫津外泄所致。治疗自汗或盗汗证，常以收涩敛汗药物如煅龙骨、煅牡蛎、麻黄根、浮小麦与益气滋阴药物如黄芪、熟地黄、当归等配伍成方。代表方如牡蛎散。

牡蛎散

【方源】《太平惠民和剂局方》

【组成】黄芪、麻黄根、牡蛎各25 g，浮小麦30 g。

【用法】水煎服，每日1剂。

【功效】敛阴止汗，益气固表。主治体虚自汗、盗汗证。症见常自汗出，夜卧尤甚，心悸惊惕，短气烦倦，舌淡红，脉细弱。

【方解】方中牡蛎咸涩微寒而质重，能敛阴潜阳，镇惊安神；其煅制而用，又善收涩止汗，故为君药。黄芪益气实卫，固表止汗，与牡蛎相配，益气固表，敛阴潜阳，止汗之力尤著，为臣药。麻黄根功专收敛止汗；浮小麦味甘性凉，主入心经，养心气，益心阴，退虚热，二药共为佐药。诸药合用，敛阴止汗，益气固表，使气阴得复，汗出可止。

【配伍特点】本方敛中寓补，标本兼顾，而以固表收涩止汗为主。善治诸虚不足，身常汗出者，凡属卫外不同，又复心阳不潜者，均可用之。

【临床应用】

1. 辨证要点　本方适用于气虚卫外不固，阴伤心阳不潜之自汗、盗汗证。临床以汗出、心悸、气短、舌淡、脉细弱为辨证要点。

2. 加减变化　若偏于阳虚而见汗出、畏寒肢冷者，本方可加附子、桂枝；气虚甚而见气短神疲、自汗甚者，本方可重用黄芪，酌加人参、白术；兼阴虚而见潮热、舌红少苔者，本方宜加生地黄、白芍、五味子；盗汗甚者，本方可入糯稻根、山茱萸肉等。

3. 现代运用　本方多用于病后、术后或产后体虚、自主神经功能失调、肺结核等自汗、盗汗属卫外不固，又复阴伤，证属心阳不潜者。

4. 使用注意　阴虚火旺之盗汗，不宜使用。亡阳汗出，非本方所宜。

第九章　固涩剂

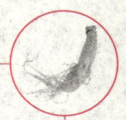

【验案】中医药专家张灿玾医案

金某，女，中年。初诊时患者面色萎黄，虚瘦甚，自汗盗汗，时寒热往来，午后尤甚，头痛，四肢无力，咳嗽气短，胸部疼痛，少动则气喘心悸，有婴儿方7个月，因无乳汁已为之断奶。前医有以钩虫病治者，服之更甚。有以结核病治者，用异烟肼、链霉素以治，亦无效。查舌淡红，苔薄白，脉弦数躁疾，重按无力。观其脉象，肺、心、脾三脏俱虚，且当春阳发动之时，木火灼金，肺阴尤虚，系肺痨之疾，且由于体虚正衰，病情呈发展之势，当先平肝理脾，以救肺。处方：牡蛎散加味。黄芪、麻黄、牡蛎各25 g，浮小麦30 g，当归、白芍各9 g，白术、茯苓、柴胡各6 g。水煎温服。服上方2剂后复诊，患者寒热之势减，汗出少，脉象亦见平稳，病情始见转机，继用前方，以平肝救肺。继服前方6剂复诊，患者咳嗽减轻，食欲增加，精神亦好转，少行活动不似以前喘甚、悸甚，唯咳嗽时作，此肝火已弱，心、脾二脏之脏气亦复，唯肺阴尚虚，再以清燥救肺法以治。处方：麦冬15 g，霜桑叶15 g，石膏、天冬各9 g，党参、炒杏仁、黑芝麻、川贝母、生地黄、阿胶（烊化）、甘草各6 g，炙枇杷叶3 g。服上方6剂后再诊，患者咳嗽大减，体重增加，胸痛亦缓，经前后月余治疗，月经再至时，又妊娠，家人大喜，其父特表谢意，言此病曾经多人诊治，均未见效，此次经先生调治不及2个月，转危为安，幸甚喜甚。然告曰，现虽火势必已缓，尚未根除，善后之功更不可忽视，患者虽有妊娠，一喜一惧也。遂以人参养荣汤、天王补心丹等方加减，进一步调理渐愈。

【歌诀】

牡蛎散内用黄芪，
麻黄根与小麦齐。
益气固表又敛阴，
体虚自汗盗汗宜。

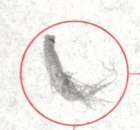

第三天

第二节　敛肺止咳

敛肺止咳剂，适用于久咳肺虚，气阴耗伤而致的咳嗽，气喘，自汗，脉虚数等。常用敛肺止咳药如五味子、罂粟壳、乌梅等为主组成。由于久咳不已，耗气伤津，或肺失宣降，津聚成痰，或虚火内生，灼伤肺络，故本类方剂常配伍益气生津、宣肺祛痰、滋阴凉血之品，代表方如九仙散等。

九仙散

【方源】《卫生宝鉴》

【组成】人参、款冬花、桑白皮、桔梗、五味子、阿胶、乌梅各10 g，贝母5 g，蜜炙罂粟壳15 g。

【用法】上药研为末，每次服9 g，温开水送服。

【功效】敛肺止咳，益气养阴。主治久咳肺虚证。症见久咳不已，咳甚则气喘自汗，脉虚数。

【方解】方中重用罂粟壳，其味酸涩，功专敛肺止咳，为君药。五味子、乌梅亦为酸涩之品，助君药敛肺止咳，以防肺之气阴耗散，为臣药。君臣相合，体现了急则治其标。人参补益肺气，阿胶滋养肺阴，款冬花、桑白皮、贝母降气平喘，止咳化痰，五药皆为佐药。桔梗止咳化痰，并载诸药上行入肺，为使药。诸药合用，敛降与滋补同施，但重在敛肺以止咳，是治疗久咳肺虚之良方。

【配伍特点】本方敛中有散，降中寓升，以顺肺之开合之性，但总以敛降为主，兼以气阴双补。

【临床应用】

1. 辨证要点　本方主治久咳肺气阴两虚证。临床以久咳不止、气喘自汗、脉虚数为辨证要点。但对久咳痰多，或兼有表邪者，不宜使用，以免留邪。

2. 使用注意　罂粟壳收涩力强且有毒性，故不宜久服、多服，得效后应减量或停药，正如原方注云："嗽住，止后服。"

3. 现代运用　本方常用于慢性支气管炎、肺气肿等，证属久咳肺虚者。

【验案】中医药专家焦树德医案

王某，男，55岁。患慢性支气管炎、肺气肿多年，症见久咳不已，脉虚数。处方：九仙散。人参、款冬花、桑白皮、

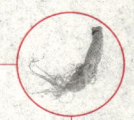

桔梗、五味子、阿胶、乌梅各 12 g，贝母 8 g，蜜炙罂粟壳 15 g。上药研为末，服上药 10 剂。每次服 9 g，温开水送服，效果显著。又予 7 付，基本痊愈。

【歌诀】

　　九仙散中罂粟君，
五味乌梅共为臣；
参胶款桑贝桔梗，
敛肺止咳气阴生。

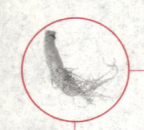

第三节 涩肠固脱

涩肠固脱剂，适用于脾肾虚寒，久泻久痢之证。脾主运化，肾为胃之关。脾肾虚寒，运化无力，关门不固，水谷精气外泄，故出现大便滑脱不禁，泻痢无度。治疗虚寒泻痢证，常以涩肠止泻药物如罂粟壳、诃子、肉豆蔻、赤石脂等，与温补脾肾药物如补骨脂、肉桂、干姜、人参、白术等配伍成方。代表方如真人养脏汤、四神丸等。

真人养脏汤

【方源】《太平惠民和剂局方》

【组成】人参、当归、白术（焙）各6g，肉豆蔻5g，肉桂、炙甘草各8g，芍药16g，木香14g，诃子去核12g，罂粟壳36g。

【用法】每日1剂，水煎服。

【功效】涩肠固脱，温补脾肾。主治久泻久痢，脾肾虚寒证。症见泻痢无度，滑脱不禁，甚至脱肛坠下，脐腹疼痛，喜温喜按，倦怠食少，舌淡苔白，脉迟细。

【方解】方中重用罂粟壳涩肠止泻，固敛滑脱为君药。臣以肉豆蔻温中涩肠；诃子苦酸温涩，功专涩肠止泻。君臣相须为用，体现"急则治标""涩可固脱"之法。然本证之泻痢乃脾肾虚寒而成，故佐以肉桂温肾暖脾，人参、白术补气健脾，三药合用，温补脾肾以治本。泻痢日久每伤阴血，辛热之品亦会伤阴，故以当归、白芍养血和血；温补固涩易壅滞气机，故配木香理气醒脾，归、芍与木香合用，尚能调和气血，以治腹痛后重、便下脓血，三者共为佐药。甘草益气和中，调和诸药，合芍药缓急止痛，为使药。诸药配合，共奏涩肠固脱、温补脾肾、调和气血之效，诚为治疗虚寒泻痢、滑脱不禁之良方。

【配伍特点】一是标本兼治，重在治标；二是脾肾兼顾，重在补脾；三是气血同调，涩中寓通，补而不滞。

【临床应用】

1. 辨证要点　本方为治疗泻痢日久，脾肾虚寒的常用方剂。临床以大便滑脱不禁、腹痛喜温喜按、食少神疲、舌淡苔白、脉迟细为辨证要点。

2. 加减变化　脾肾虚寒、手足不温者，本方可加附子以温肾暖脾；脱肛坠下者，本方加升麻、黄芪以益气升陷。

3. 现代运用　本方常用于慢性肠炎、慢性结肠炎、肠结核、慢性痢疾、痢疾

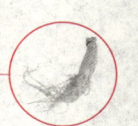

综合征等，证属脾肾虚寒者。

4. 使用注意　泻痢虽久，但湿热积滞未去者，忌用本方。

【验案】国医大师周信有医案

罗某，男，30岁。1996年12月30日初诊。患者腹痛、腹泻、黏液脓血便二三年，多处求医，缠绵难愈，慕名来诊。自诉左下腹隐痛，触之明显，腹胀，伴有食欲缺乏、疲乏等症。曾做乙状结肠镜检查：直肠前壁黏膜有多发性浅表溃疡，伴充血、水肿，黏膜粗糙呈细颗粒状，质脆易出血，附有脓性分泌物。诊其脉濡软虚数，舌淡苔腻。中医诊断为泄泻。辨证：湿热壅滞肠道，气机不畅，传导失司。治法：健脾益气，清利湿热。处方：真人养脏汤。水煎服，日服3次，嘱服药期间忌生冷油腻、辛辣刺激之品。连续服药10剂，腹泻减轻，便色发黄，脓血减少。仍腹痛，加制附子9g，黄芪20g，继服15剂，便中无脓血，诸症除病愈。1997年3月做结肠镜检查基本正常。至目前患者身体健康，本病未再复发。

【歌诀】

真人养脏木香诃，
当归肉蔻与粟壳；
术芍参桂甘草共，
脱肛久痢服之可。

四神丸

【方源】《内科摘要》

【组成】补骨脂30g，肉豆蔻、五味子各15g，吴茱萸（浸炒）8g。

【用法】每日1剂，加姜、枣水煎，临睡温服。

【功效】温肾暖脾，涩肠止泻。主治肾泄证。症见五更泄泻，不思饮食，食不消化，或久泻不愈，腹痛喜温，腰酸肢冷，神疲乏力，舌淡，苔薄白，脉沉迟无力。

【方解】方中重用补骨脂辛苦性温，补命门之火以温养脾土，为壮火益土之要药，《本草纲目》谓其"治肾泄"，故为君药。臣以肉豆蔻温中涩肠，与补骨脂相伍，既增温肾暖脾之力，又具涩肠止泻之功。吴茱萸辛热，温中散寒；五味子酸温，收涩止泻，合吴茱萸以助君、臣药温涩止泻之力，为佐药。用法中加姜、枣温补脾胃，促进运化。诸药合用，脾火旺土强，肠腑得固，肾泄自愈。

【配伍特点】本方温补脾肾，以温肾为主；温中寓涩，以温为主。本方与真人养脏汤均有温补脾肾、涩肠止泻之功，但所治不尽相同。但本方重用补骨脂为君药，以温肾为主，兼以涩肠，主治命门火衰、火不暖土所致的肾泄；真人养脏汤重用罂粟壳为君药，以固涩为主，偏于补脾，主治脾肾虚寒而以脾虚为主的泻痢日久，大便滑脱不禁之证。

【临床应用】

1. 辨证要点　本方为治命门火衰，火不暖土所致五更泄泻或久泻的常用方。临床以五更泄泻、食不消化、舌淡苔白、

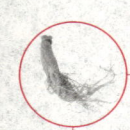

脉沉迟无力为辨证要点。

2. 加减变化　腰酸肢冷较甚者，可加附子、肉桂以增强温阳补肾之功；气陷脱肛者，可加黄芪、升麻、柴胡、枳壳以益气升陷。

3. 现代运用　本方常用于慢性结肠炎、过敏性结肠炎、肠结核、肠道易激综合征等，证属脾肾虚寒者。

4. 使用注意　本方宜于临睡时服。本方功在温补涩肠，积滞未尽者忌用。

【验案】中医药专家焦树德医案

张某，男，37岁。初诊日期：1987年3月10日。自述五更泄泻，不思饮食，食不消化，或久泻不愈，腹痛喜温，腰酸肢冷，神疲乏力，舌淡，苔薄白，脉沉迟无力。处方：四神丸加味。补骨脂30 g，肉豆蔻、五味子各15 g，麦芽12 g，吴茱萸（浸炒）10 g。每日1剂，加姜、枣水煎，临睡温服。10剂痊愈。

【歌诀】

四神骨脂蔻吴萸，

五味姜枣肾泄愈。

温补脾肾以为主，

五更泄泻最相宜。

第九章　固涩剂

第四天

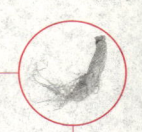

第四节　涩精止遗

涩精止遗剂适用于肾虚封藏失职，精关不固所致的遗精滑泄，或肾气不足，膀胱失约所致的尿频遗尿等证。常用涩精止遗的药物如桑螵蛸、龙骨、牡蛎、芡实、莲须、金樱子等为主组成方剂。代表方如金锁固精丸、桑螵蛸散。

金锁固精丸

【方源】《医方集解》

【组成】沙苑子（炒）、芡实（蒸）、莲子须各30g，煅龙骨、煅牡蛎各15g。

【用法】每日1剂，水煎服。

【功效】补肾涩精。主治肾虚不固之滑精证。症见遗精滑泄，神疲乏力，腰痛耳鸣，舌淡苔白，脉细弱。

【方解】方中沙苑子甘温，补肾固精，《本经逢原》亦谓其"为泄精虚劳要药，最能固精"，故为君药。臣以芡实、莲子须甘涩而平，能固肾补脾；佐以煅龙骨、牡蛎为涩精止遗之妙品。合而用之，既能补肾又能固精，实为标本兼顾之良方。因其能秘肾气，固精关，专为肾虚精滑者设，故美其名曰"金锁固精丸"。

【配伍特点】本方以涩精止遗为主，补肾益精为辅，标本兼顾，治标为主。

【临床应用】

1. 辨证要点　本方主治肾亏精关不固之证。以遗精滑泄、腰痛耳鸣、舌淡苔白、脉细弱为辨证要点。

2. 现代运用　本方常用于治疗慢性前列腺炎、精囊炎、神经衰弱等，以及某些慢性消耗性疾病、慢性性功能衰退性疾病，属肾虚精关不固者；亦可用于乳糜尿、重症肌无力、下消、泄泻、女子带下、崩漏、产后恶露不绝、产后尿失禁、产后自汗等，证属肾虚精气不足、下元不固者。

3. 使用注意　本方多为收敛之品，偏于固涩。若属心、肝火旺或下焦湿热所扰以致遗精带下者，禁用本方。

【验案】北京中医药大学教授吕和仁医案

史某，男，24岁，未婚。1986年5月4日初诊。患者4年来经常梦遗，多则每夜2次，少则每两夜1次，刻下症见：疲乏，气短，心悸不宁，夜寐欠安，梦多，遗精，舌红苔薄，脉细弦。证属心气不足，心肾不交，治法：益气养心，

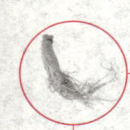

交通心肾。处方：金锁固精丸加减，沙苑子（炒）、芡实（蒸）、莲须各30g，补骨脂20g，金樱子10g，龙骨、牡蛎各15g。7剂，水煎服，每日1剂。

二诊：1986年5月14日。1周未遗精，夜寐欠安，舌红苔薄，脉细。处方：前方加酸枣仁30g、五味子10g。8剂，水煎服，每日1剂。

三诊：1986年5月21日。前症悉减，舌红苔薄，脉细弦。处方：前方加玉竹10g。7剂，水煎服，每日1剂。随诊1月余，月遗精2次，除偶感焦虑外，余无明显不适。

【歌诀】

金锁固精芡莲须，
蒺藜龙骨与牡蛎。
莲粉糊丸盐汤下，
补肾涩精止滑遗。

桑螵蛸散

【方源】《本草衍义》

【组成】桑螵蛸、远志、石菖蒲、龙骨、人参、茯神、当归、炙龟甲各30g。

【用法】除人参外，共研细末，每服6g，睡前以人参汤调下；亦作汤剂，水煎，睡前服，用量按原方比例酌定。

【功效】调补心肾，涩精止遗。主治心肾两虚之尿浊证。症见小便频数，或尿如米泔色，或遗尿，或滑精，心神恍惚，健忘，舌淡苔白，脉细弱。

【方解】方中桑螵蛸甘咸平，补肾固精止遗，分清泄浊，为治小便白浊之专药，故为君药。臣以龙骨收敛固涩，且安心神，龟甲滋养肾阴，补心安神。桑螵蛸得龙骨则固涩作用大为增强，得龟甲则补肾益精之功著。佐以人参大补元气，配茯神益气安神，且降心气下交于肾；更以当归补心血，与人参合用，能补益气血；石菖蒲善开心窍，远志安神定志，交通心肾。诸药合而成方，确有交通心肾，补益气血，涩精止遗之效。

【配伍特点】本方与金锁固精丸均为涩精止遗之方，但金锁固精丸纯用补肾涩精之品组成，专治肾虚精关不固之遗精滑泄。本方则在涩精止遗的基础上配伍交通心肾之品，使心肾相交，神安志宁而肾自固，主治心肾两虚所致的尿频、遗尿、遗精。

【临床应用】

1. 辨证要点　本方为治心肾两虚，水火不交证的常用方。临床运用以尿频或遗尿、遗精、心神恍惚、舌淡苔白、脉细弱为辨证要点。尤宜于小儿遗尿。

2. 现代运用　本方常用于治疗小儿遗尿、神经衰弱之梦遗滑精等病，以及糖尿病、妊娠小便频数、小便失禁等，证属心肾不交者。

3. 使用注意　下焦湿热或相火妄动所致的小便频数，溺赤涩痛，或由脾肾阳虚所致的尿频失禁，均非本方所宜。

【验案】著名儿科中医专家赵心波医案

第九章　固涩剂

王某，男，8岁。2011年10月初诊。其母代诉：患儿遗尿4年，加重半年，4年前患儿不明原因出现遗尿，3～4天一次，在他院做尿常规、脊柱X线片、脑电图等检查，均无异常，断续给予治疗（具体不详）3月无效而止。半年前放学归家途中，因调皮受他人呵斥、推拉达半小时之久。当晚回家后即夜卧不宁，并有夜惊，遗尿加重，每夜一次，多则一夜数次，小便清长而频数。查患儿体瘦，面色㿠白，神疲乏力，肢凉怕冷，舌质淡，苔薄白，脉沉无力。辩证心肾两虚型遗尿，治以调补心肾，涩精止遗。方选桑螵蛸散加减：生龙骨（先煎）15g，桑螵蛸、益智仁、山药、党参、茯神、当归、龟甲（先煎）各10g，台乌药、远志、石菖蒲各6g。7剂，水煎服。服后每晚尿床次数减少，精神好转，其余症状如前。效不更方，继服10剂，诸症悉除。

【歌诀】

桑螵蛸散治便数，
参苓龙骨同龟壳；
菖蒲远志当归入，
补肾宁心健忘却。

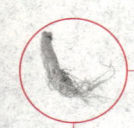

第五天

第五节　固崩止带

固崩止带剂适用于妇女崩中漏下，或带下日久不止等证。常以固崩止带药如椿根皮、龙骨、牡蛎、白果等为主组成方剂。若崩漏因脾气虚弱、冲任不固所致者，宜配黄芪、白术、山茱萸等补脾益肾药；因阴虚血热，损伤冲任者，宜配龟甲、黄檗等滋阴清热药；若带下因湿热下注者，宜配车前子等清热渗湿药。代表方如固冲汤、固经丸、完带汤、易黄汤等。

固冲汤

【方源】《医学衷中参西录》

【组成】白术（炒）30 g，生黄芪18 g，煅龙骨、煅牡蛎、山茱萸各24 g，生杭白芍、海螵蛸（捣细）各12 g，茜草9 g，棕榈炭6 g，五倍子（轧细）1.5 g。

【用法】每日1剂，水煎服。

【功效】益气健脾，固冲摄血。主治脾失统摄，冲脉不固证。症见血崩或漏下不止，或月经过多，色淡质稀，目眩心悸，气短乏力，腰膝酸软，舌淡，脉细弱。

【方解】方中重用白术、黄芪益气健脾，故为君药。冲脉起于胞宫，通于督脉，又称"血海"，而肝司血海，故以山茱萸、生杭白芍补益肝肾，敛阴摄血，共为臣药。君臣合用，重在补益以培本。煅龙骨、煅牡蛎、棕榈炭、五倍子、海螵蛸五药收涩止血；在大队固涩药中，又配茜草化瘀止血，使止血而无留瘀之弊，上六药共为佐药，重在止血以治标。合而成方，标本兼治，共奏益气健脾，固冲止血之功。

【配伍特点】一是标本兼治，益气健脾、补益肝肾以培本，收敛止血、固涩滑脱以治标；二是用众多收涩止血药同时，配伍小量化瘀止血之品，使血止而不留瘀。

【临床应用】

1. 辨证要点　本方主治脾失统摄，冲脉不固证。临床运用以月经过多，或漏下不止、色淡质稀、气短乏力、舌淡脉细为辨证要点。

2. 加减变化　若阳虚明显，兼见蜷卧畏寒者，本方可酌加附子、肉桂以温补阳气；若气虚下陷，子宫下垂者，本

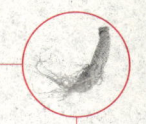

方可重用黄芪，并酌加柴胡、升麻以升举阳气。

3. 现代运用　本方常用于治疗功能性子宫出血、产后出血过多等，证属脾气虚弱、冲脉不固者。

4. 使用注意　血热妄行之崩漏下血非本方所宜。

【验案】著名内科专家刘渡舟医案

张某，女，40岁。1988年6月8日就诊。诉取节育器后，经血量多，十余日不净。患者一个月前宫内放置节育器一枚，当时无不适，至月经来时，即感下腹部下坠剧痛难忍，服止痛药无效，而且月经依旧量多。后把节育器取出后，下腹坠痛缓解，唯月经量多如注，色暗质稀。伴腰酸乏力，气短懒言，食不知味，面色萎黄不荣，舌质淡，苔薄白，脉沉细而弱。诊为崩漏；辨证：脾肾两虚，冲任不固，气随血脱；治法：补脾益肾，固冲摄血。处方：固冲汤加味。生黄芪60 g，红参、生龙骨、牡蛎、山茱萸、海螵蛸各30 g，东阿胶、炒白术各20 g，生白芍、红茜草各15 g，地榆炭40 g，三七参10 g，荆芥穗炭6 g，川续断25 g。4剂，水煎服，每日1剂。1剂服完，月经量减少；4剂服完，经净血止，气力倍增，诸症皆愈。

【歌诀】

固冲汤中白术芪，

龙牡芍萸茜草济；

海蛸棕炭五倍子，

崩中漏下总能医。

固经丸

【方源】《丹溪心法》

【组成】炒黄芩、炒白芍、炙龟甲各30 g，炒黄檗9 g，椿树根皮20 g，香附8 g。

【用法】上药研为末，酒糊丸，如梧桐子大，每服50丸（6 g），空腹温水送下，每日2次。

【功效】滋阴清热，固经止血。主治阴虚血热之崩漏证。症见经期延长，出血不止，或下血量多，血色深红或紫黑稠黏，伴手足心热，腰膝酸软，舌红，脉弦数。

【方解】方中龟甲咸甘性寒，益肾滋阴而补血；白芍苦酸甘微寒，敛阴养血以平肝；黄芩苦寒，清热凉血以止血；三药重用，达滋阴清热止血之效，共为君药。黄檗苦寒泻火坚阴，既助黄芩以清热凉血，又助龟甲以清退虚热，故为臣药。椿树根皮苦涩而凉，收敛止血；香附辛平微苦，疏肝解郁，理气调经，少量配伍用以防诸药凉遏留瘀之弊，俱为佐药。诸药合用，使阴血得养，虚火得清，则崩中漏下可愈，故名"固经丸"。

【配伍特点】一是甘寒滋阴药与苦寒清热药同用，意在壮水制火中辅以泻火清热，使热去"经固"；二是苦涩收敛止血之中，少佐疏肝理气之品，涩而不滞。

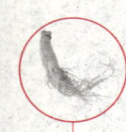

【临床应用】

1. 辨证要点　本方主治阴虚血热之崩漏证。以月经崩漏、血色深红甚或紫黑稠黏、舌红、脉弦数为辨证要点。

2. 加减变化　若出血量多或日久不止者，酌加茜草根、参三七、棕榈炭以止血治标；若内热不甚者，可去黄檗、香附，酌加女贞子、旱莲草以养阴止血。

3. 现代运用　本方常用于治疗功能性子宫出血、人工流产术后月经过多以及生殖系统炎症引起的月经量多、淋漓不止、月经先期等，证属阴虚内热证者。

4. 使用注意　脾不统血之崩漏下血非本方所宜。虚寒性崩漏忌用本方。

【验案】 南京中医药大学教授周仲英医案

张某，女，31岁，已婚。初诊：1981年12月24日。月经14岁初潮，现每28天1次，每次5天，量中，有痛经史。1981年3月25日人工流产术后，经转腹痛增剧，血流如注，经后则腰痛头晕，妇检右侧附件增厚压痛，诊断为附件炎。末次月经12月2日，适值月中，小腹隐痛，口唇干裂，大便秘结。舌边尖红，苔薄腻，脉沉细弦。辨为人工流产后冲任受伤，热瘀交阻。先宜清经益肾。处方：黄芩（炒）、白芍（炒）、炙龟甲各25 g，炒黄檗10 g，椿树根皮20 g，香附8 g。7剂。

二诊：1月7日。月经周期已近，腹痛减轻，经血有所减少。舌红，苔薄腻，脉弦细带数。证属湿热蕴阻，肝肾阴虚，且清热利湿，益肾调经。再予7剂。

三诊：3月4日。2月16日经转，腹痛轻，5天净。经后腰痛乏力，口干尿频。舌红，苔薄黄腻，脉沉细经。证属冲任有热，肝肾阴虚，治宜清热养阴。又予7剂。随访至9月份已受孕。

【歌诀】

固经丸中用龟板，
黄檗椿皮香附群；
黄芩芍药酒糊丸，
滋阴清热治崩漏。

第十周　第一天

完带汤

【方源】《傅青主女科》

【组成】 白术（土炒）、炒山药各30 g，白芍（酒炒）、车前子（酒炒）、制苍术各9 g，人参6 g，甘草3 g，陈皮、黑芥穗、柴胡各2 g。

【用法】 每日1剂，水煎服。

【功效】 补脾疏肝，化湿止带。主治脾虚肝郁，湿浊带下证。症见带下色白，清稀无臭，面色㿠白，肢体倦怠，大便溏薄，舌淡苔白，脉缓或濡弱。

【方解】 方中重用白术、山药补脾益气，白术土炒尤善入脾胃，以增健脾燥湿化浊之功；山药能补肾固精，使带脉约束有权，带下可止；二味合为君药。臣以人参益气补中，以资君药补脾之力；

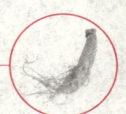

苍术燥湿运脾,以助君药祛湿化浊之功;白芍柔肝理脾,使肝木条达而脾土自强;车前子利湿清热,令湿浊从小便分利。佐以陈皮理气燥湿,既可使人参、白术补而不滞,又能行气而化湿;柴胡、荆芥穗辛散条达,配白术则升发脾胃清阳,伍白芍则疏肝解郁,芥穗炒黑又可助收涩止带。甘草益气补中,调和诸药,为佐使药。诸药合用,共奏补脾疏肝,化湿止带之功。

【配伍特点】本方寓补于散,寄消于升;扶土畅木,肝脾同治。

【临床应用】

1.辨证要点　本方适用于脾虚肝郁,湿浊下注之白带证。临床以带下清稀色白、舌淡苔白、脉濡缓为辨证要点。

2.加减变化　带下日久,肾气亏虚见腰膝酸痛者,宜加菟丝子、杜仲、川续断;肝气郁结见胸胁疼痛者,酌加香附、青皮、川芎;肝脉寒凝见少腹疼痛者,加小茴香、乌药;肾经虚寒见带下清稀、色白量多者,宜加鹿角霜、巴戟天。另外,可据情选加煅龙骨、煅牡蛎、海螵蛸、芡实等收涩之品,以加强其止带之力。

3.现代运用　本方多用于阴道炎、宫颈炎、盆腔炎等,证属脾虚肝郁、湿浊下注者。

4.使用注意　湿热带下,非本方所宜。

【验案】著名内科专家崔小丽医案

李某,35岁,因白带多,气味腥臭就诊。患者3个月前白带涂片,见有病菌感染,诊断为"宫颈炎"。妇科检查:阴道黏膜充血;宫颈中度糜烂,宫体正常大小。宫颈刮片,未见癌细胞。查血糖阴性。诊脉濡数,舌苔薄黄。带下量多色黄绿,质黏稠气臭秽,外阴瘙痒有灼热痛感,素有尿路感染,时有尿频、尿急。辨证:湿热下注,蕴结成带。治法:清热利湿解毒。处方:完带汤加减。白术(土炒)25 g,炒山药30 g,人参8 g,白芍(酒炒)12 g,车前子(酒炒)、制苍术各10 g,甘草3 g,陈皮6 g,黑芥穗5 g,柴胡10 g。每日1剂,水煎服。每剂煎2次,滤去药渣,得药液约500mL,分早、晚2次服,1周为1个疗程。外用苦参洗剂,煎汤熏洗坐浴。经治2周,白带复常。

【歌诀】

完带汤中二术陈,

人参甘草车前仁;

柴芍淮山黑芥穗,

健脾化湿止带神。

易黄汤

【方源】《傅青主女科》

【组成】麸炒山药、麸炒芡实各30 g,炒白果仁(捣碎)12 g,盐黄檗6 g,盐车前子(包煎)3 g。

【用法】每日1剂,水煎服。炒白果仁应注意捣碎使用;盐车前子应包煎,分2次温服。

【功效】补益脾肾,清热祛湿,收

143

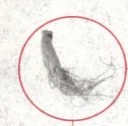

涩止带。主治脾肾虚热，湿热带下证。症见带下黏稠量多，色黄如浓茶汁，真气腥秽，舌红，苔黄腻者。

【方解】方中重用麸炒山药、麸炒芡实补脾益肾，固涩止带，共为君药。炒白果仁收涩止带，兼除湿热，为臣药。用少量盐黄檗苦寒入肾，清热燥湿；车前子，现多用盐车前子，甘寒，入肾，清热利湿，均为佐药。诸药合用，重在补涩，辅以清利，使肾虚得复，热清湿祛，则带下自愈。

【配伍特点】本方以补肾固精与养心安神相伍，使水火既济，心肾相交。

【临床应用】

1. 辨证要点　以带下色黄，其气腥秽，舌苔黄腻为辨证要点。

2. 加减变化　湿甚者，本方加土茯苓、薏苡仁以祛湿；热甚者，本方可加苦参、败酱草、蒲公英以清热解毒；带下不止，本方可加鸡冠花、墓头回以止带。

3. 现代运用　本方常用于宫颈炎、宫颈糜烂、慢性盆腔炎、阴道炎及阴痒、蛋白尿等，证属肾虚湿热下注者。

4. 使用注意

（1）本方收涩之性较强，月经未至或将至时慎用。

（2）方中炒白果仁有毒，不可多用。

【验案】中医内科专家王志勇医案

罗某，女，21岁。1999年2月26日初诊。带下色黄量多1年，便溏，尿频，有异味，小腹痛，舌暗红苔薄黄，脉沉弦。诊断：宫颈糜烂。病机：脾虚肝郁，湿热下注。治法：健脾疏肝，清热利湿，固涩止带。处方：四妙丸合易黄汤加减。炒薏苡仁、山药、苦参、车前子、蒲公英各30g，怀牛膝、芡实、茯苓各15g，白术、黄檗、白果、厚朴、陈皮各10g，砂仁、甘草各6g。7剂，水煎，日1剂，分3次服。

二诊：带下色黄量少，但仍有异味，腹痛减轻。舌脉同上。守上方去白果、苦参，加荆芥、柴胡、枳壳各10g，白芍15g，7剂。

三诊：带下正常无异味，腹已不痛，其他症状皆无。

【歌诀】

易黄山药与芡实，
白果黄檗车前子。
能消带下黏稠秽，
补肾清热又祛湿。

第二天

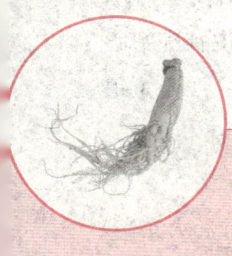

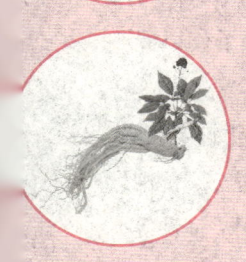

第十章 安神剂

　　凡以安神药为主，具有安神定志作用，治疗神志不安病症的方剂，称为安神剂。安神剂为神志不安病证而设。神志不安，临床常表现为心悸怔忡、失眠健忘、烦躁惊狂。《素问·灵兰秘典论》云："心者，君主之官，神明出焉"；《灵枢·本神》又云："肝藏血，血舍魂""心藏脉，脉舍神""肾藏精，精舍志"。故神志不安病证主要责之心、肝、肾三脏功能失调。临床表现以惊狂易怒，烦躁不安为主者，多属实证，遵《素问·至真要大论》"惊者平之"之旨，宜重镇安神；临证表现以心悸健忘，虚烦失眠为主者，多属虚证，按《素问·阴阳应象大论》"虚者补之""损者益之"的治疗大法，治宜补养安神。

　　本章方剂分为重镇安神与补养安神两类。安神剂以安神定志药为组方主体。由于临床所致神志不安原因复杂，或为阳亢火动，内扰心神；或为阴血不足，心神失养。故安神剂或配伍清热泻火之品，以清心火，宁心神；或配伍滋阴养血之品，以养心血、安心神。此外，因痰而致癫狂者，则宜配伍祛痰宁神之品；因瘀热而致狂躁谵语者，又当配伍泻热逐瘀之品；重镇安神剂多由金石、贝壳类药物组方，易伤胃气，不宜久服；对于脾胃虚弱者，尤当注意，必要时可配伍健脾和胃之品。此外，传统安神方中多含有朱砂，因其含有硫化汞，不可过量或持续服用，以免中毒。

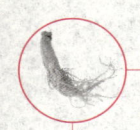

第一节　重镇安神

重镇安神剂适用于心阳偏亢，热扰心神证。症见心烦，失眠，惊悸，怔忡，癫痫等。常用重镇安神药，如朱砂、磁石、珍珠母等为主组方。若火热扰心，常配伍清心泻火之品如黄连等；若热伤阴血，常配伍滋阴养血药如生地黄、当归等。代表方如朱砂安神丸、磁朱丸等。

朱砂安神丸

【方源】《内外伤辨惑论》

【组成】朱砂 15 g，黄连（去须）18 g，炙甘草 16.5 g，生地黄 4.5 g，当归 7.5 g。

【用法】上药研末，炼蜜为丸，每次 8 g，临睡前温开水送服；亦作汤剂，用量按原方比例酌减，朱砂研细末水飞，以药汤送服。

【功效】镇心安神，泻火养阴。主治心火亢盛，阴血不足证。症见失眠多梦，惊悸怔忡，胸中烦热，舌红，脉细数。

【方解】方中朱砂甘寒质重，专入心经，寒能清热，重可镇怯，既能重镇安神，又可清泻心火，是为君药。黄连苦寒，入心经，清心泻火，以除烦热，为臣药。君、臣相伍，共收重镇安神、清心除烦之效。佐以生地黄、当归滋阴养血，以顾其虚。使以炙甘草调和诸药，并能护胃安中，以防黄连之苦寒、朱砂之质重伤胃。诸药合用，重镇清心，滋阴养血，标本兼治，则诸症可除。

【配伍特点】一是重镇安神配清心泻火，清心力增，安神功强；二是重镇泻火配滋阴养血，补泻结合，标本兼顾。

【临床应用】

1. 辨证要点　本方是治疗心火亢盛，阴血不足而致神志不安的常用方。临床以失眠、惊悸、舌红、脉细数为辨证要点。

2. 加减变化　若胸中烦热较甚者，加栀子、莲子心以增强清心除烦之力；兼惊恐者，加生龙骨、生牡蛎以镇惊安神；失眠多梦者，加酸枣仁、柏子仁以养心安神。

3. 现代运用　本方常用于神经衰弱、抑郁症所致的失眠、心悸、健忘、恍惚，以及心脏期前收缩所致的心悸、怔忡等，证属心火亢盛、阴血不足者。

4. 使用注意　方中朱砂含硫化汞，不宜加热，不宜多服或久服，以防汞中毒；

且不宜与碘化物或溴化物同用,以防引起医源性肠炎。

【验案】现代著名内科专家刘星元医案:

韦某,女,24岁。1977年2月7日初诊。心胸发闷,心急、心烦、心慌,尤其午睡后病情较重,两侧头痛,记忆减退,时间已久,时轻时重,脉大小不齐。西医诊断为心动过速(心率140次/min)。辨证:心主血脉,心血与宗气失调,往往出现脉律不齐、心慌、心急、心烦等证候。治疗以通阳化气、解郁活血为主。处方:朱砂安神丸加减。朱砂15 g,白芍24 g,黄连(去须)18 g,炙甘草16.5 g,生地黄4.5 g,黄芩8 g,柴胡6 g,当归7.5 g。上药研末,炼蜜为丸,每次8 g,临睡前温开水送服。4剂。隔日1剂。

2月24日二诊:服药时间稍好,停药时又犯。脉右急左缓,舌体水肿,舌面润滑。2月7日处方加远志、瓜蒌、薤白各9 g,石菖蒲9 g。4剂。隔日1剂。

3月6日三诊:药后症状大减,脉缓静,舌正常。按2月7日方,2月24日加味;各药加量至4倍,研细面,装碗中,放在笼上蒸2~3小时,待凉后,炼蜜为丸,每丸重9 g,每次服1丸,每日2次。

【歌诀】

朱砂安神东垣方,
归连甘草合地黄。
怔忡不寐心烦乱,
清热养阴可复康。

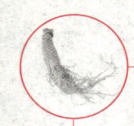

第三天

第二节　补养安神

　　补养安神剂具有滋阴养血、安神定志等作用，适用于阴血不足、心神失养所致的神志不安等证。症见虚烦不眠，心悸怔忡，健忘多梦，舌红少苔等。常以养心安神药如酸枣仁、柏子仁、五味子、茯神、远志、小麦等为主，配伍滋阴养血药如生地黄、当归、麦冬、玄参等组方。代表方如天王补心丹、酸枣仁汤等。

天王补心丹

【方源】《校注妇人良方》

【组成】人参、茯苓、玄参、丹参、桔梗、远志各 15 g，当归（酒浸）、五味子、麦冬、天冬、柏子仁、炒酸枣仁各 30 g，生地黄 120 g。

【用法】上为末，炼蜜为丸，如梧桐子大，用朱砂为衣，每服二三十丸（6～9 g），临卧，竹叶煎汤送下（亦可改为汤剂，用量按原方比例酌减）。

【功效】滋阴清热，养血安神。主治阴虚血少，神志不安证。症见心悸怔忡，虚烦失眠，神疲健忘，或梦遗，手足心热，口舌生疮，大便干结，舌红少苔，脉细数。

【方解】方中生地黄甘寒，入手足少阴，滋补心、肾阴血，壮水以制虚火，为君药。天冬、麦冬滋阴清热，酸枣仁、柏子仁养心安神，当归补血润燥，俱为臣药。玄参滋阴降火；茯苓、远志养心安神，交通心肾；人参补气以生血，安神益智；五味子收敛耗散之心气，并能安神；丹参清心活血，使补血药补而不滞；朱砂镇心安神，共为佐药。桔梗为舟楫之药，载药上行于心经，为使药。

【配伍特点】本方滋阴补血以治本，养心安神以治标，标本兼治，心肾两顾，但以补心治本为主，共奏滋阴养血，补心安神之功。

【临床应用】

1. 辨证要点　本方为治疗心肾阴血亏虚所致神志不安的常用方。临床以心悸失眠、手足心热、舌红少苔、脉细数为辨证要点。

2. 加减变化　失眠重者，可酌加龙骨、磁石以重镇安神；心悸怔忡甚者，可酌加龙眼肉、夜交藤以增强养心安神之功；遗精者，可酌加金樱子、煅牡蛎以固肾涩精。

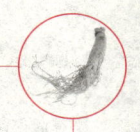

3.现代运用　本方常用于神经衰弱、冠心病、精神分裂症、甲状腺功能亢进、慢性肝炎、高血压、2型糖尿病等所致的失眠、心悸，以及复发性口疮等，证属心肾阴虚血少者。

4.使用注意　本方滋阴之品较多，对脾胃虚弱、纳食欠佳、大便不实者，不宜服用。

【验案】中医药专家何任医案

于某，男，65岁。初诊：1990年9月13日。高血压失眠已十载，头晕耳鸣，口干。临睡前均须服大剂量催眠药方能入睡，不胜其苦，近几日来，烦躁易怒，舌苔光，脉弦细而数。治以益肾清平为法，嘱停用催眠药。辨证：阴虚阳亢。治法：平肝益阳，养心安神。处方：人参、茯苓、玄参、丹参、桔梗、远志各15g，当归（酒浸）、五味子、麦冬、天冬、柏子仁、炒酸枣仁各30g，生地黄120g。上为末，炼蜜为丸，如梧桐子大，用朱砂为衣，每服20丸，每丸8g，临卧，竹叶煎汤送下。

二诊：9月21日。头晕耳鸣有所好转，两颞作痛，再循原意，加石楠叶12g。7剂，每日1剂，水煎服。

三诊：9月30日。夜寐趋安，头晕耳鸣、颞痛、烦悲均已渐瘥，唯感口干，续以滋益平降，前方加麦冬12g。7剂，每日1剂，水煎服。

四诊：10月10日。夜寐已安，头晕耳鸣等症亦瘥。原旨进，以资巩固，5剂。

【歌诀】

天王补心柏枣仁，
二冬生地与归身；
三参桔梗朱砂味，
远志茯苓共养神；
或以菖蒲更五味，
劳心思虑过耗真。

酸枣仁汤

【方源】《金匮要略》

【组成】炒酸枣仁15g，甘草3g，知母、茯苓、川芎各6g。

【用法】每日1剂，水煎服。分3次温服。

【功效】养血安神，清热除烦。主治肝血不足，虚热内扰证。症见虚烦失眠，心悸不安，头目眩晕，咽干口燥，舌红，脉弦细。

【方解】方中重用酸枣仁，以其性味甘平，入心、肝之经，能养血补肝，宁心守神，并可敛汗，为本方君药。臣以茯苓，与酸枣仁相配，以加强宁心安神之效。佐以川芎之辛温芳香，以调畅气机，疏达肝气，与君药合用，补肝之体，疏肝之用，可收养血调肝安神之效；知母滋阴清热除烦，并可缓川芎之辛燥，使无伤阴之弊。甘草生用，清热调和诸药，为使药。上药相配伍，一为养肝血以宁心神，二为清内热以除虚烦，如此则烦热可平，睡眠自宁。

【配伍特点】本方与天王补心丹均

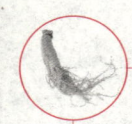

以滋阴补血，养心安神药物为主，配伍清虚热之品组方，以治阴血不足，虚热内扰之虚烦失眠。然前者重用酸枣仁养血安神，配伍血中气药川芎，有养血调肝之妙，主治肝血不足之虚烦失眠，伴头目眩晕，脉弦细等；后者重用生地黄，并与麦冬、天冬、玄参等滋阴清热配伍，更与大队养血安神之品相配，主治心肾阴亏血少，虚火内扰之虚烦失眠，伴见手足心热，舌红少苔，脉细数者。

【临床应用】

1. 辨证要点　本方是治心肝血虚而致虚烦失眠之常用方。临床应用以虚烦失眠、咽干口燥、舌红、脉弦细为辨证要点。

2. 加减变化　血虚头目眩晕重者，加当归、白芍、枸杞子增强养血补肝之功；虚火重而咽干口燥甚者，加麦冬、生地黄以养阴清热；若寐而易惊，加龙齿、珍珠母镇惊安神；兼见盗汗者，加五味子、牡蛎安神敛汗。

3. 现代运用　本方常用于神经衰弱、心脏神经官能症、更年期综合征、慢性乙型肝炎、冠心病、脑血栓等病所致的失眠、心悸，证属心肝血虚、虚热内扰者。

【验案】中医药专家赖良蒲医案

何某，女，32岁。1936年仲冬，因久患失眠，诸药不效。形容消瘦，神气衰减，心烦不寐，多梦纷纭，神魂不安，若有所失，头晕目眩，食欲不振，舌绛，脉弦细，两颧微赤。此乃素禀阴虚，营血不足，营虚无以养心，血虚无以养肝。心虚神不内守，肝虚魂失依附，更加虚阳上升，热扰清宫所致。治法：养心宁神，以酸枣仁汤加人参、珍珠母、百合花、白芍、夜交藤，水煎。连服13剂，便能晚上酣睡8个小时，白天精神良好，诸证豁然。

【歌诀】

　　酸枣二升先煮汤，
　　茯知二两佐之良。
　　芎甘各以相调剂，
　　服后恬然足睡乡。

第四天

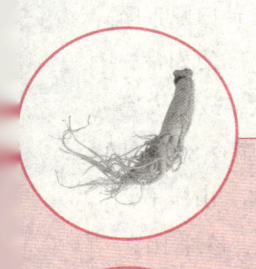

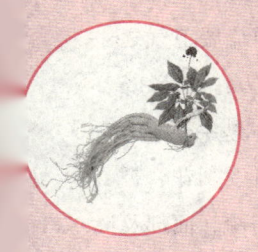

第十一章 开窍剂

　　凡以芳香开窍药为主，具有开窍醒神的作用，用于治疗窍闭神昏证的方剂，统称为开窍剂。窍闭神昏证多因邪气壅盛，闭阻心包，蒙蔽心窍引起。根据闭证的临床表现，寒热属性不同，可分为热闭证和寒闭证，因此开窍剂也相应地分为凉开剂和温开剂两类方剂。

　　1. 凉开剂　具有清热解毒，开窍醒神的作用，适用于温热邪毒内陷心包的热闭证。临床以高热烦躁，神昏谵语，甚或痉厥，舌红或绛，脉数等为特征。代表方剂如安宫牛黄丸、至宝丹等。

　　2. 温开剂　具有温通开窍的作用，适用于中风、中寒、气郁、痰厥等属于寒邪痰浊内闭心窍之证。临床以突然昏倒，牙关紧闭，不省人事，舌苔白，脉迟等为特征。代表方剂如苏合香丸、紫金锭。

　　开窍剂中含有的芳香药物，易于挥发，不宜加热煎煮；另外方中多有贵重之品，因此本类方剂多制成丸剂或散剂使用。

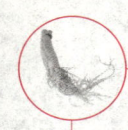

安宫牛黄丸

【方源】《温病条辨》

【组成】牛黄30g,郁金、犀角(代)、黄连、黄芩、山栀子、朱砂、雄黄各30g,冰片、麝香各7.5g,珍珠15g。

【用法】上药研为极细末,炼老蜜为丸,每丸5g。脉虚者人参汤下,脉实者金银花、薄荷汤下,每服1丸。成年人病重体实者,每日服3次;小儿3岁以内每次1/4丸,4~6岁每次1/2丸,每日1次;或遵医嘱。

【功效】清热解毒,开窍醒神。主治:①邪热内陷心包证。症见高热烦躁,神昏谵语,口干舌燥,舌红或绛,脉数有力;②中风昏迷,小儿惊厥属邪热内闭者。

【方解】方中牛黄清心解毒,辟秽开窍;麝香开窍醒神,共为君药。犀角(现用水牛角代替)、黄连、黄芩、山栀子清热泻火解毒,助牛黄清心解毒;冰片、郁金芳香辟秽,助麝香开窍醒神,均为臣药。雄黄助牛黄辟秽解毒;朱砂、珍珠镇惊安神,为佐药。蜜和胃调中,为使药。全方配伍,清热泻火、凉血解毒、芳香开窍。

【配伍特点】本方清热泻火、凉血解毒与芳香开窍并用,但以清热解毒为主,意在驱邪外出。

【临床应用】

1. 辨证要点 本方为凉开法的代表方,是治疗热陷心包证的常用方剂。临证应用以高热烦躁、神昏谵语、舌红或绛、苔黄燥、脉数有力为辨证要点。

2. 现代运用 常用于流行性乙型脑炎、流行性脑脊髓膜炎、中毒性痢疾、肝性脑病、急性脑血管病、肺性脑病、小儿高热惊厥以及感染或中毒引起的高热神昏等,证属热闭心包者。

3. 使用注意 孕妇慎用本方。

【验案】北京中医药大学教授吕和仁医案

孙某,男,59岁。1952年9月10日初诊。头痛,微恶寒,咳嗽不重,体温39℃左右,两脉浮滑,舌苔白腻根略黄,口干,心烦夜不能寐,二便如常,患者要求急给重药以速其效,故以安宫牛黄丸。处方:牛黄25g,麝香8g,郁金、犀角(代)、黄连、黄芩、山栀子、朱砂、雄黄各20g,冰片9g,珍珠10g。并自有紫雪丹1g冲服,3剂。

二诊:1952年9月11日,药后身热未退,头痛、恶寒未解,一身酸楚乏力,舌苔白腻而滑,脉来浮数。温邪上犯,邪在卫气之间,误用清气,卫气不疏,正气受戕,面色暗浊,改用疏展卫气之品,以银翘散加减治之,处方:薄荷3g(后下)、荆芥穗、淡豆豉、炒牛蒡子、前胡各6g,炒山栀子、桑叶、菊花、杏仁各9g,2剂。药后卫气得疏,面部及周身小汗,身热退净,脉象已转弦滑,舌苔略干,头痛、寒热皆解,再以疏解卫气而愈。

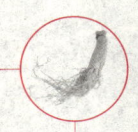

【歌诀】

安宫牛黄开窍方，
芩连栀郁朱雄黄；
牛角珍珠冰麝箔，
热闭心包功效良。

至宝丹

【方源】《苏沈良方》

【组成】生乌犀（水牛角代）、朱砂、雄黄、生玳瑁、琥珀各30 g，牛黄、麝香、龙脑各0.3 g，安息香（酒浸）45 g，金、银箔各50片。

【用法】上药研末为丸，每丸3 g。每日1次，小儿减量。

【功效】化浊开窍，清热解毒。主治痰热内闭心包证。症见神昏谵语，身热烦躁，痰盛气粗，舌绛苔黄垢腻，脉滑数。亦治中风、中暑、小儿惊厥等属于痰热内闭者。

【方解】方中麝香芳香走窜，通达十二经，善通全身诸窍，为芳香开窍之要药；水牛角清心凉血解毒，两者配伍清心开窍共为君药。安息香芳香透窍，辟秽化浊。龙脑（冰片）亦能芳香开窍避秽，两药同助麝香芳香开窍，共为臣药；牛黄、玳瑁皆为寒凉之品，入心、肝二经，镇惊安神，清热解毒，息风定惊，两药同助水牛角清热凉血解毒，亦为臣药，且牛黄具幽香之性，又善豁痰开窍。由于痰热瘀结，痰瘀不去则热邪难清，心神不安，故佐以雄黄助牛黄豁痰解毒，琥珀助麝香通络散瘀而通心窍之瘀阻，并合朱砂镇心安神。原方用金银两箔，意在加强琥珀、朱砂重镇安神之力。

【配伍特点】①于化浊开窍，清热解毒之中兼能通络散瘀，镇惊安神。②化浊开窍为主，清热解毒为辅。本方长于芳香开窍，化浊辟秽，适用于痰浊偏盛而昏迷较重者。

【临床应用】

1. 辨证要点 本方是治疗痰热内闭心包证的常用方，常作为急救药使用。临床应用以神昏谵语、身热烦躁、痰盛气粗、舌绛苔黄垢腻、脉滑数为辨证要点。

2. 加减变化 《太平惠民和剂局方》另有"血病，生姜、童子小便化下"一法，意取童便滋阴降火行瘀、生姜辛散豁痰止呕之功，两者为引，既可加强全方清热开窍之功，又可行瘀散结、通行血脉，适用于热闭而脉实者。

3. 现代运用 常用于急性脑血管病、脑震荡、流行性乙型脑炎、流行性脑脊髓膜炎、肝性脑病、癫痫、冠心病、心绞痛、尿毒症、中暑等，证属痰热内闭者。

4. 使用注意 本方芳香辛燥之品较多，有耗阴劫液之弊，故神昏谵语由阳盛阴虚所致者忌用；孕妇慎用。

【验案】中医药专家洪旭雯医案

张某，男，63岁。患者有眩晕病史（无高血压），1997年3月7日晨起床后感头晕，右侧肢体麻木乏力，被家人送往医院急诊治疗，收入住院，入院时

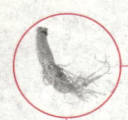

自诉头晕目眩，右侧肢体麻木伴有胸闷。检查：体温36.5℃，心率72次/min，呼吸20次/min，血压130/90 mmHg，神志清楚，对答切题，语言欠清，查体合作，右侧鼻唇沟变浅，伸舌偏左，双肺呼吸音正常，心律齐，腹部平软，肝、脾未扪及，四肢无水肿，右侧肢体肌张力增高，肌力"0"，右膝反射亢进，右巴宾斯基征（+），右踝阵挛阳性，舌质淡红，苔白腻，脉弦。诊断为脑血栓。辨证：气虚血瘀。治法：补气活血。处方：至宝丹，每日30g，分3次服。进服6天后，右下肢能抬起（肌力3），肌张力正常，病理反射消失，原方连服2周后头晕消失，语言清楚，肌力恢复正常，能下地行走，痊愈出院。

【歌诀】

至宝朱珀麝息香，
雄玳犀角与牛黄；
金银两箔兼龙脑，
开窍清热解毒凉。

第五天

苏合香丸

【方源】《外台秘要》

【组成】苏合香、冰片各5g，人工麝香7.5g，安息香、醋香附、沉香、木香、丁香、檀香、荜茇、水牛角、朱砂、醋乳香、白术、诃子肉各10g。

【用法】以上15味，除苏合香、人工麝香、冰片、水牛角浓缩粉外，朱砂水飞成极细粉；安息香等10味粉碎成细粉；将人工麝香、冰片、水牛角浓缩粉分别研细粉与上述粉末配研，过筛，混匀。再将苏合香炖化，加适量炼蜜与水制成水蜜丸96丸，低温干燥；或加适量炼蜜制成大蜜丸96丸，即得。口服。一次1丸，一日1~2次。

【功效】温通开窍，行气止痛。主治寒闭证。症见突然昏倒，牙关紧闭，不省人事，苔白，脉迟。亦治心腹卒痛，甚则昏厥。中风及感受时行瘴疠之气等属寒凝气滞之闭证者。

【方解】方中苏合香、麝香、冰片、安息香芳香开窍，辟秽化浊，共为君药。臣以青木香（木香代）、香附、丁香、沉香、白檀香、乳香以行气解郁，散寒止痛，理气活血。佐以辛热之荜茇，温中散寒，助诸香药以增强驱寒止痛开郁之力；犀角（水牛角代），清心解毒，朱砂重镇安神，二者药性虽寒，但与大队温热之品相伍，则不悖温通开窍之旨；白术益气健脾、燥湿化浊，诃子收涩敛气，二药一补一敛，以防诸香辛散走窜太过，耗散真气。诸药合用，芳香化浊，温通开窍，行气止痛。

【配伍特点】本方集诸芳香药于一方，既长于辟秽开窍，又可行气温中止痛，且散收兼顾，补敛并施。

第十一章 开窍剂

【临床应用】

1. 辨证要点 以突然昏倒,不省人事,牙关紧闭,苔白,脉迟辨证要点。

2. 现代运用 本方常用于急性脑血管病、癔症性昏厥、癫痫、有毒气体中毒、阿尔茨海默病、流行性乙型脑炎、肝昏迷、冠心病心绞痛、心肌梗死等,证属寒闭或寒凝气滞者。

3. 使用注意

(1)本方药物辛香走窜,有损胎气,孕妇禁用。

(2)脱证禁用本方。

(3)方中青木香为马兜铃科植物,具有明显肾毒性,临床已禁用,现用木香代。

(4)方中有丁香,应注意配伍禁忌。

【验案】中医药专家徐建光医案

王某,男,52岁。1991年9月13日就诊。素有高血压病史10余年。发现右侧肢体活动障碍51天,曾在当地医院CT检查:脑梗死。虽经给予甘露醇、肌苷、脑活素及曲克芦丁等药物治疗,但未见好转,特求中医治疗。症见偏瘫步态,口角左歪,右侧鼻唇沟变浅,右侧肢体无力及走路足趾擦地。右半身麻木,活动不灵,头晕不适,言语謇涩,二便尚调,舌淡暗,苔薄腻,脉细涩。处方:苏合香丸加减。苏合香6 g,冰片3 g,人工麝香、安息香各8 g,醋香附12 g,水牛角20 g,沉香、木香、丁香、檀香、荜茇、朱砂、醋乳香、白术、诃子肉各10 g。加适量炼蜜制成大蜜丸96丸,即得。口服,一次1丸,一日1~2次。连服7剂药后,头晕、右半身麻木无力明显减轻,口眼㖞斜好转,纳食、睡眠均有改善,舌苔转薄,原方又投药10余剂,肢体活动基本正常,步履如常,言语清晰,随访无复发。

【歌诀】

苏合香丸麝息香,
木丁沉附荜檀香;
犀冰白术朱诃乳,
寒实气闭急需尝。

紫金锭

【方源】《片玉心书》

【组成】麝香3 g,山慈菇200 g,雄黄粉20 g,醋红大戟150 g,朱砂40 g,千金子霜、五倍子各100 g。

【用法】以上七味,朱砂、雄黄分别水飞成极细粉;山慈菇、五倍子、醋红大戟粉碎成细粉;将麝香研细,与上述粉末及千金子霜配研,过筛,混匀。另取糯米粉320 g,加水做成团块,蒸熟与上述粉末混匀,压制成锭,低温干燥,即得。口服:一次0.6~1.5 g,一日2次。外用:醋磨调敷患处。

【功效】辟瘟解毒,化痰开窍,消肿止痛。主治感受秽恶痰浊之邪。症见脘腹胀闷疼痛,恶心呕吐,泄泻,痢疾,舌润,苔厚腻或浊腻,以及痰厥。外敷治疗疔疮肿毒,虫咬损伤,无名肿毒,

155

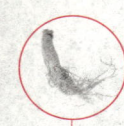

以及痄腮、丹毒、喉风等。

【方解】 方中麝香芳香开窍，行气止痛；山慈菇清热消肿共为君药；雄黄辟秽解毒；千金子霜、红大戟逐痰消肿；朱砂重镇安神；五倍子涩肠止泻，为佐药。诸药合用，内服能开窍化痰，辟秽解毒，并有缓下降逆作用，可用于治疗呕恶、吐泻之证；外敷可治疗疔疮疖肿，有消肿散结之效。

【配伍特点】 本方重用清热消肿的山慈菇，伍以雄黄、朱砂等矿物药和千金子霜、醋红大戟等通利迅疾之品，以达解毒辟秽、逐痰消肿之功效。

【临床应用】

1. 辨证要点　以脘腹胀闷疼痛、吐泻、舌润而不燥、苔厚腻或浊腻为辨证要点。

2. 现代运用　常用于中暑、脘腹胀痛、恶心呕吐、痢疾泄泻、小儿痰厥、急性胃肠炎、食物中毒、痢疾等由秽恶痰浊之邪引起者，均可应用。外敷治疗疔疮、疖肿、痄腮、丹毒、喉风；亦可治疗皮肤及软组织急性化脓性疾病。

3. 使用注意

（1）本方中千金子霜、红大戟等均为通利迅疾而有毒之品，不可过量或久服。

（2）因麝香性味芳香走窜，故孕妇忌服本方。

（3）小儿用量宜减。

（4）方中有红大戟，应注意配伍禁忌。

【验案】 中医药专家班秀文医案

胡某，女，50岁。1985年1月14日初诊。面、颈部及四肢红斑瘙痒反复2年，口干，二便可。舌暗红，苔薄脉细，给予温清饮加何首乌、沙苑子、夜交藤、乌梢蛇，3剂。外搽氟轻松软膏，药后不应。再细询问证候，其面潮红，烘热感，心烦，长期夜寐差，故处方紫金锭。药后面部红斑明显消退，瘙痒消失。所称奇者患者当晚睡眠较好，诉睡到次日天大亮方醒，患者十分高兴，遂继服前方3剂，药后皮疹瘙痒全消，睡眠很好，亦无心烦，并介绍其女儿前来看痤疮。

【歌诀】

紫金锭用山慈菇，

大戟千金五倍朱；

再加雄黄与麝香，

辟瘟解毒效尤突。

第十一周 第一天

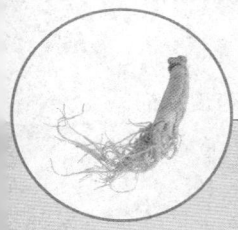

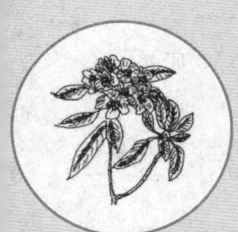

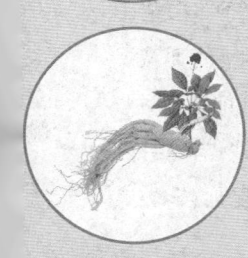

第十二章 理气剂

凡以理气药为主，具有行气或降气作用，治疗气滞或气逆病症的方剂，统称为理气剂。气为一身之主，升降出入，周行全身，只有气机调畅，才能温养内外，使五脏六腑、四肢百骸得以正常活动。若因情志失常、寒温不适、饮食失调、劳倦过度等，均可引起气之升降失调，导致气机郁滞或气逆不降等气机失调的病证。一般地说，气滞证以肝郁气滞和脾胃气滞为主，临床以胀、痛为主要特征，宜行气以治之。气逆证以肺气上逆或胃气不降为主，以咳、喘、呕、呃及噫气等为主要表现，宜降气以治之。故本章方剂分为行气与降气两类。

使用理气剂，应注意辨清病情的寒热虚实与有无兼夹，分别予以不同的配伍，使方药与病症相合，勿犯虚虚实实之戒。如气滞或气逆兼见气虚，则应在行气或降气的同时分别配以补气之品，虚实并调，标本兼顾。由于理气药多属芳香辛燥之品，易伤津耗气，应中病即止，勿使过剂。尤其是年老体弱或阴虚火旺者，以及孕妇或素有崩漏、吐衄血者，更应慎用。

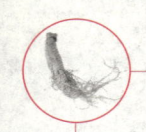

第一节 行气

行气剂，用于治疗气机郁滞之证。根据气滞的部位不同，选择相关的行气药，肝气郁滞者，以疏肝理气药为主；脾胃气滞者，以行气宽中药为主。两者兼见者，则两类药同用。兼痰湿者，配伍化痰祛湿药；兼瘀血者，配伍活血化瘀药；兼寒者，配温里药；兼热者，配清热药；兼食积者，配消导药。代表方如越鞠丸、柴胡疏肝散、半夏厚朴汤等。

越鞠丸（又名芎术丸）

【方源】《丹溪心法》

【组成】香附、川芎、苍术、栀子、神曲各10 g。

【用法】上药为末，水泛为丸，如绿豆大。每服6～9 g，温水送下。亦可作汤剂，水煎服。

【功效】行气解郁。主治六郁证，症见胸膈痞闷，脘腹胀痛，嗳腐吞酸，恶心呕吐，饮食不消。

【方解】方中香附辛香入肝，行气解郁为君药，治气郁；川芎辛温入肝胆，为血中气药，既可活血祛瘀治血郁，又可助香附行气解郁；栀子苦寒清热泻火，治火郁；苍术辛苦温，燥湿运脾，治湿郁；神曲味甘，性温入脾胃，消食导滞，治食郁，四药共为臣佐药。因痰郁乃气滞湿聚而成，若气行湿化，则痰郁随之而解，故方中不另用治痰之品，此亦治病求本之意。

【配伍特点】本方以五药治六郁，贵在治病求本；诸法并举，重在调理气机。

【临床应用】

1. 辨证要点　本方是主治气、血、痰、火、湿、食"六郁"的代表方。临床应用以胸膈痞闷、脘腹胀痛、饮食不消等为辨证要点。

2. 加减变化　如湿郁加茯苓、白芷；火郁加青黛；痰郁加天南星、半夏、瓜蒌、海浮石；血郁加桃仁、红花；气郁加木香、槟榔；食郁加麦芽、山楂、砂仁；夹寒加吴茱萸；又或春加防风；夏加苦参；冬加吴茱萸。

3. 现代运用　本方常用于胃神经官能症、胃及十二指肠溃疡、慢性胃炎、胆石症、胆囊炎、肝炎、肋间神经痛、痛经、月经不调等，证属"六郁"者。

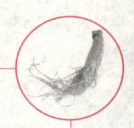

【验案】著名老中医危北海医案

刘某，男，35岁。患者述于2年前因情绪不遂出现食欲不振，进食量少，胃脘痞满，消瘦，先后多次在当地医院就诊，经相关检查均未见明显异常，诊为功能性消化不良，虽经中西医多方治疗效果不显著。现症：食欲不振，胃脘胀满，偶有嗳气，便溏，气短乏力，舌黯红，苔薄白厚，脉弦滑。西医诊断为功能性消化不良。中医诊断为胃痞。此病由情志紧张，肝失调达，影响脾胃健运，饮食停滞，故发食欲不振，胃脘不适，嗳气，便溏，导致消化不良。治法：健脾和胃，消食导滞，佐以疏肝清热。处方：越鞠丸加减。香附、川芎、栀子各10 g，鸡内金20 g，谷芽、麦芽、北沙参、丹参、山楂、当归、薏苡仁、葛根、黄芪各15 g，砂仁6 g，太子参、紫苏梗各12 g，神曲30 g，柴胡、甘草各9 g。水煎服。

二诊：服药2周，食欲不振及胃脘胀满明显减轻，偶有嗳气，舌略暗，苔白，脉弦，原方续服2周，症状缓解。

【歌诀】

丹溪医治六般郁，
气血痰火湿食因。
芎苍香附兼栀曲，
气畅郁舒痛闷伸。

第二天

柴胡疏肝散

【方源】《证治准绳》

【组成】醋柴胡6 g，醋香附、麸炒枳壳、川芎、酒白芍各4.5 g，陈皮6 g，蜜甘草1.5 g。

【用法】每日1剂，水煎服。

【功效】疏肝解郁，行气止痛。主治肝气郁滞证。症见胁肋疼痛，胸闷喜太息，情志抑郁或易怒，或嗳气，脘腹胀满，脉弦。

【方解】方中柴胡苦辛微寒，归肝胆经，使肝气条达而疏郁结，宜醋制，取其缓和升散，增强疏肝止痛之功，为君药。香附微苦辛平，入肝经，长于疏肝行气止痛，宜醋制，以增强疏肝止痛及消积化郁作用；川芎味辛气温，入肝胆经，能行气活血、开郁止痛。二药共助柴胡疏肝解郁，且有行气止痛之效，同为臣药。陈皮理气行滞而和胃，醋炒以入肝行气；枳壳行气止痛以疏肝理脾；芍药养血柔肝，缓急止痛，与柴胡相伍，养肝之体，利肝之用，且防诸辛香之品耗伤气血，俱为佐药。其中，麸炒枳壳长于理气消食，用于食积痞满，胁肋疼痛；芍药宜选用酒白芍，易入血分，善于柔肝止痛。甘草调和药性，宜用蜜甘草，补脾和胃、益气，与白芍相合，则增缓急止痛之功，为佐使药。诸药共奏疏肝解郁，行气止痛之功。本方以四逆散易枳实为枳壳，加川芎、香附、陈皮而成，

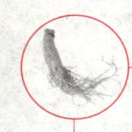

其疏肝理气作用较强。

【配伍特点】 本方疏肝药与养血柔肝药相配伍，既养肝之体，又利肝之用，但以疏解肝郁为主。

【临床应用】

1. 辨证要点　以胁肋胀痛，脉弦为辨证要点。

2. 加减变化　气郁血滞见胁肋痛甚，舌有瘀点或紫气者，本方应加当归、郁金、乌药以行气活血止痛；肝郁化火，口苦舌红者，本方应加栀子、黄芩、炒川楝子以清肝泻火；兼肝阴不足，见胁痛口干者，舌红苔少者，本方应酌加枸杞子、沙参、麦冬以滋阴柔肝。

3. 现代运用　本方常用于治疗慢性肝炎、慢性胃炎、胆囊炎、肋间神经痛等病，证属肝郁气滞者。

4. 使用注意

（1）方中药性芳香辛燥，不宜久煎。

（2）易耗气伤阴，不宜久服，且孕妇慎服。

（3）方中有白芍、甘草，应注意配伍禁忌。

【验案】 国医大师高忠英医案

李某，女，46岁。1998年4月28日初诊。主诉：呃逆2年余。发现慢性胃炎已有2年，时作胃脘胀痛，呃逆反酸。平素易气郁。刻下症见：近日胃脘作痛且胀，时有烧灼感，呃逆频作，反酸纳呆，气短乏力，睡眠尚佳，二便调，自觉上身热，汗多，下身冷。月经如期，量少色深。舌紫黯，两边瘀斑，有齿痕，苔白，脉沉滑。胃镜示：糜烂性胃炎，伴幽门螺杆菌（+）。中医诊断为胃气上逆。辨证：胃热伤阴，肝郁血热。治以疏肝解郁、凉血清热。处方：柴胡疏肝散加减。柴胡、甘草、陈皮各10 g，芍药、枳壳、栀子、川芎、香附各15 g，牡丹皮20 g。每日1剂，水煎分2次服。医嘱：忌辛辣、刺激之品。勿紧张。服用14剂后，胃脘灼胀及呃逆冷酸未作，停药后，随访半年，仍未作呃逆。

【歌诀】

柴胡疏肝芍川芎，

枳壳陈皮草香附。

疏肝行气兼活血，

胁肋疼痛立能除。

枳实薤白桂枝汤

【方源】《金匮要略》

【组成】 瓜蒌、麸炒枳实、厚朴各12 g，薤白9 g，桂枝6 g。

【用法】 每日1剂，水煎服。

【功效】 通阳散结，下气祛痰。主治胸痹证，症见胸阳闭阻，气结在胸。胸满而痛，心中痞气，气从胁下上逆抢心，舌苔白腻，脉沉弦或紧。

【方解】 方中瓜蒌味甘性寒入肺，涤痰散结，开胸通痹；薤白辛温，通阳散结，化痰散寒，能散胸中凝滞之阴寒、化上焦结聚之痰浊、宣胸中阳气以宽胸，乃治疗胸痹之要药，共为君药。麸炒枳实下气破结，消痞除满；厚朴燥湿化痰，下气除满，二者同用，共助君药宽胸散结、下气除满、通阳化痰之效，均为臣药。佐以桂枝通阳散寒，降逆平冲。诸药配伍，宣通胸阳，痰浊降，阴寒消，气机畅，则胸痹而气逆上冲诸证可除。

【配伍特点】一是寓降逆平冲于行气之中，以恢复气机之升降；二是寓散寒化痰于理气之内，以宣通胸阳痰浊，气结在胸之痹症。

【临床应用】

1. 辨证要点　以胸中痞满，气从胁下冲逆，上攻心胸，舌苔白腻，脉沉弦或紧为辨证要点。

2. 加减变化　若寒重者，本方可酌加干姜以助通阳散寒之力；气滞重者，可加重厚朴、枳实用量以助理气行滞之力；痰浊重者，可酌加清半夏、茯苓以助消痰之力。

3. 现代运用　本方常用于冠心病、心绞痛、肋间神经痛、非化脓性肋软骨炎等，证属胸阳不振、痰气互结者。

4. 使用注意　方中有瓜蒌，应注意配伍禁忌。

【验案】北京中医药大学教授吕和仁医案

李某，女，57岁。冠心病、心绞痛六年，心前区痛每日二三次，伴胸闷气短，心中痞塞，疲乏，脉弦细，苔白质淡，边有齿痕。此系胸痹之病，乃心阳虚，胃不和，遂致气机不畅，血脉闭阻。拟通阳宣痹，心胃同治。仿枳实薤白半夏汤合橘枳姜汤化裁。处方：瓜蒌、党参、生黄芪各30 g，半夏、橘皮各15 g，枳实10 g，生姜6 g，薤白、桂枝、香附各12 g。服上方2个月后，心前区痛偶见，胸闷气憋减轻，脉弦细，苔薄。继服上方15剂诸症消失。

【歌诀】

枳实薤白桂枝汤，

厚蒌合治胸痹方。

胸阳不振痰气结，

通阳散结下气强。

第三天

半夏厚朴汤

【方源】《金匮要略》

【组成】半夏、茯苓各12 g，厚朴9 g，生姜15 g，紫苏叶6 g。

【用法】每日1剂，水煎服。

【功效】行气散结，降逆化痰。主治梅核气，症见咽中如有物阻，咯吐不出，吞咽不下，或咳或呕，舌苔白润或白腻，脉弦缓或弦滑。

【方解】方中半夏辛温入肺胃，化痰散结，降逆和胃，且擅开痞结，为君药。厚朴苦辛性温，行气开郁，宽胸除满，为臣药。茯苓甘淡健脾渗湿，以除生痰之源；生姜辛温和胃，降逆止呕，且制半夏之毒，共为佐药。紫苏叶辛香，宣发郁结之气，更以其升浮之性，引诸药上行，一药而佐使兼备。五药相合，共奏行气散结，降逆化痰之功效。

【配伍特点】本方行气与化痰相伍，

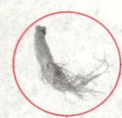

辛散与苦降并施，使气滞得疏，痰涎得化，痰气郁结之梅核气自除。

【临床应用】

1. 辨证要点　本方主治痰气郁结于咽喉所致的梅核气。运用以咽中如有物阻、吞吐不得、苔白腻、脉弦滑为辨证要点。

2. 加减变化　若气机郁滞较甚者，可酌加香附、郁金以增其行气解郁之功；胁肋疼痛者，可酌加川楝子、延胡索以疏肝理气止痛。

3. 现代运用　本方常用于癔病、胃神经官能症、慢性胃炎、慢性支气管炎、食道痉挛等，证属气滞痰阻者。

4. 使用注意　因其用药多苦温辛燥，故阴虚津亏或火旺津伤较重者不宜使用本方。

【验案】中医理论家裘沛然医案

杨某，男，65岁。1965年10月28日初诊。10年来，自觉咽中梗阻，胸闷，经4个月的治疗已缓解。在1963年曾复发1次，近日来又自觉咽间气堵，胸闷不畅，经检查无肿瘤。六脉沉滑，舌正苔黄腻。属痰湿阻滞，胸中气机不利，此谓梅核气。治法：开胸降逆，理气豁痰。处方：半夏、茯苓各12g，厚朴9g，生姜15g，苏叶6g。10剂。一剂两煎，共取160毫升，分早晚食后温服。

11月8日二诊：服上药，自觉咽间堵塞减轻，但偶尔稍阻，食纳无味，晨起痰多色灰，失眠，夜间尿频量多，大便正常，有低热。脉转微滑，舌正苔秽腻。

湿痰见消，仍宜降气、和胃、化痰为治。原方加黄连2g，香橼皮3g，白芥子1.5g。10剂，煎服法同前。

11月22日三诊：服药后，咽间梗阻消失，胸闷已退，食纳、睡眠、二便均正常。不再服药，避免精神刺激，以饮食调理为宜。

【歌诀】

半夏厚朴与紫苏，
茯苓生姜共煎服。
痰凝气郁成梅核，
降逆开郁气自舒。

暖肝煎

【方源】《景岳全书》

【组成】枸杞子9g，小茴香、当归、乌药、茯苓各6g，沉香、肉桂各3g。

【用法】每日1剂，水煎服。

【功效】温补肝肾，行气止痛。主治肝肾不足，寒凝肝脉证。症见睾丸冷痛，或小腹疼痛，疝气痛，畏寒喜暖，舌淡苔白，脉沉迟。

【方解】方中肉桂辛甘大热，温肾暖肝，祛寒止痛；小茴香味辛性温，暖肝散寒，理气止痛，二药合用，温肾暖肝散寒，共为君药。当归辛甘性温，养血补肝；枸杞子味甘性平，补肝益肾，二药均补肝肾不足之本；乌药、沉香辛温散寒，行气止痛，以去阴寒冷痛之标，同为臣药。茯苓甘淡，渗湿健脾；生姜辛温，散寒和胃，皆为佐药。统观全方，温补肝肾，行气逐寒，使下元虚寒得温，

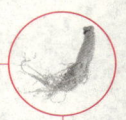

寒凝气滞得散，则睾丸冷痛、少腹疼痛、疝气痛诸症可愈。

【配伍特点】一是标本兼治，邪正兼顾，温补肝肾扶正以治其本，散寒行气祛邪以治其标。二是本方用药补养、散寒、行气并重，临床运用时应视其虚、寒、气滞三者孰轻孰重，调整配伍关系，使之更能切合病情。

【临床应用】

1. 辨证要点　本方主治肝肾不足，寒凝肝脉证。运用以睾丸冷痛、疝气痛、畏寒喜暖、舌淡苔白、脉沉迟为辨证要点。

2. 加减变化　原书于方后说："如寒甚者加吴茱萸、干姜，再甚者加附子。"说明寒有轻重，用药亦当相应增减，否则药不及病，疗效必差。若腹痛甚者，加香附行气止痛；睾丸痛甚者加青皮、橘核疏肝理气。

3. 现代运用　本方常用于腹股沟疝、睾丸炎、附睾炎、精索静脉曲张、鞘膜积液等，证属肝肾不足、寒凝气滞者。

4. 使用注意　本方用药温补，若因湿热下注所致阴囊红肿热痛者，切不可用。

【验案】中医药专家陈晓平医案

王某，男，31岁。1983年3月2日初诊。结婚3年未育，女方妇检正常。上月某医院泌尿科诊为：左侧精索静脉曲张，精液常规：总数3×10^7/mL，活动率15%，畸形25%，死精60%。因拒绝手术，来笔者医院治疗。患者面色苍白，头巅顶冷痛，神疲，眩晕，形寒，肢冷挛急，气短懒言，胸闷胁痛，嗳气太息，腹胀纳呆，便溏，腰背酸软，睾丸胀痛引至少腹，缩阴，阴囊冰冷得温则减，舌淡白，脉沉细软。此乃肝寒气虚，寒邪客于精室，拟温阳，益气，通络法。处方：暖肝煎加减。当归、乌药各6g，熟附子、枸杞子、焦白术各9g，小茴香8g，茯苓10g，肉桂、沉香各3g，30剂。

4月27日二诊：药后睾丸胀痛，缩阴消失，阴囊转温，肢冷挛急，胸闷，便溏减轻。舌淡红，脉细软。再拟附子理中丸合良附丸，每日3次，每次9g。服40天后诸症平息。检查精液常规3次正常，6个月后其爱人怀孕。

【歌诀】

暖肝煎中杞苓归，

沉香乌药肉桂茴。

下焦虚寒疝气痛，

暖肝温肾此方推。

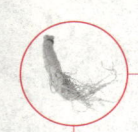

第四天

第二节　降气剂

　　降气剂具有降气平喘或降逆止呕的作用，适用于肺气上逆或胃气上逆等气机上逆之证。肺气上逆以咳喘为主症，治疗常用降气祛痰、止咳平喘药如紫苏子、杏仁、沉香、款冬花等为主组成方剂；胃气上逆以呕吐、嗳气、呃逆等为主症，治疗常用降逆和胃止呕药如旋覆花、代赭石、半夏、竹茹、丁香、柿蒂等为主组成方剂。对于肺胃气逆兼气血不足者，适当配伍补益气血药。咳喘日久兼肺肾气虚者，酌配温肾纳气、敛肺止咳之品。代表方如苏子降气汤、定喘汤、旋覆代赭汤、橘皮竹茹汤等。

苏子降气汤

【方源】《太平惠民和剂局方》

【组成】紫苏子、半夏各75g，炙甘草60g，前胡、厚朴、姜汁各30g，川当归、肉桂各45g。

【用法】每日1剂，加生姜2片，大枣2枚，紫苏叶2g，水煎服，用量按原方比例酌定。

【功效】降气祛痰，平喘止咳。主治上实下虚喘咳证。症见咳喘气急、痰多稀白、胸膈满闷，或呼多吸少、腰疼脚弱、肢体倦怠浮肿、舌苔白滑或白腻及脉弦滑。

【方解】方中紫苏子降气祛痰，平喘止咳，为君药。半夏化痰降逆，厚朴下气除满，前胡下气祛痰，三药共助紫苏子降气祛痰之功。其中前胡兼能宣散，有降中寓升之义，共为臣药。君臣相配，以治上实。肉桂温补下元，纳气平喘，以治下虚；当归既治咳逆上气，又能养血补虚以增肉桂温补下元之力，且可润燥以防半夏、厚朴辛燥伤津；略加生姜、紫苏叶以散寒宣肺，共为佐药。甘草、大枣和中调药，为佐使药。诸药合用，共奏降气祛痰、温肾补虚之功。

【配伍特点】一是以降气祛痰药配伍温肾补虚药，标本兼顾，上下并治，而以治上治标为主；二是大队降逆药中伍以宣散之品，众多苦温之味中酌用凉润之品，使降中寓升，温而不燥。

【临床应用】

1. 辨证要点　本方为治疗上实下虚喘咳证的常用方。临床以胸膈满闷、痰多稀白、苔白滑或白腻为辨证要点。

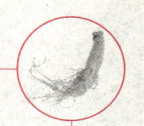

2. 加减变化　若痰涎壅盛，喘咳气逆难卧者，本方可酌加沉香以加强其降气平喘之功；兼表证者，本方可酌加麻黄、杏仁宣肺平喘，疏散外邪；兼气虚者，本方可酌加人参益气扶正。

3. 现代运用　本方常用于慢性支气管炎、肺气肿、支气管哮喘等，证属痰涎壅肺或兼肾阳不足者。

4. 使用注意　本方药性偏温燥，以降气祛痰为主，对于肺肾阴虚的喘咳，以及肺热痰喘之证，均不宜使用。

【验案】国家级著名老中医邓铁涛医案

季某，女，65岁。患有慢性支气管炎、肺气肿6载有余，近因受凉后咳喘发作，痰多胸闷，心悸息促，动则尤甚，口唇青紫，舌润稍胖，苔白腻，脉沉滑。此乃痰涎塞盛、肺失肃降、肾气虚怯、摄纳无权之证，拟豁痰降气、肃肺定喘之法，稍佐补肾纳气之品。处方：紫苏子、半夏各30g，川当归20g，炙甘草15g，前胡、厚朴、姜汁各10g，肉桂15g，生姜8g，大枣5枚。每日1剂，水煎服。服药5剂，咳喘大减，气息渐畅，咯痰较前为爽。复诊去生姜，加太子参、山药、五味子、补骨脂各12g，培本缓图，旬余症除。

【歌诀】

　　苏子降气咳喘方，
　　前胡夏朴草枣姜；
　　肉桂纳气归调血，
　　上实下虚痰喘康。

定喘汤

【方源】《摄生众妙方》

【组成】桑白皮、炒白果、半夏、麻黄、款冬花各9g，紫苏子6g，甘草3g，杏仁、黄芩各4.5g。

【用法】每日1剂，水煎服。

【功效】降肺平喘，清热化痰。主治痰热壅肺之哮喘。症见哮喘咳嗽，痰多质稠色黄，舌苔黄腻，脉滑数。

【方解】方中桑白皮性寒主降，主入肺经，降肺气，清肺热，化痰浊，为君药。麻黄宣肺平喘，与桑白皮相配，一宣一降，以复肺气之宣肃；白果敛肺定喘，兼可化痰，与麻黄相伍，一散一收，既可加强平喘之功，又制麻黄之辛散；黄芩清泻肺热；款冬花化痰止咳，俱为臣药。半夏、紫苏子、杏仁降气化痰，止咳平喘，合君臣药，则降肺气，止咳喘之功颇著，为佐药。甘草调和诸药，为使药。

【配伍特点】本方降气清热化痰并施，相辅相成；宣降相因，散敛结合，相反相成。

【临床应用】

1. 辨证要点　本方为治痰热蕴肺之哮喘的常用方。以哮喘咳嗽、痰多色黄、苔黄腻、脉滑数等为辨证要点。

2. 加减变化　本方属清热化痰，止咳平喘之剂。本方应用时，可据痰、热的轻重加味组方。痰多难咯者，可加瓜蒌、胆南星等以助清热化痰之功；肺热偏重，

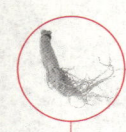

加石膏、鱼腥草等以协清泻肺热之力。

3. 现代运用　本方常用于支气管哮喘、慢性支气管炎、肺气肿、肺源性心脏病等，证属痰热壅肺者。

4. 使用注意　若新感风寒，内无痰热；或哮喘日久，肺肾阴虚者，皆不宜使用本方。

【验案】中医临床家蒲辅周医案

吴某，男，3岁。1964年2月29日初诊。发热咳嗽气喘一天。检查：两肺布满水泡音。胸透：两肺纹理粗重模糊，并有小型斑点状浸润性阴影，两肺下部有轻度肺气肿。血白细胞总数阳性，中性84%，淋巴16%。用麻杏石甘汤加桔梗、前胡、豆豉、葱白。服2剂未效，患儿仍高热，体温39.6℃，咳喘气促，目如脱状，腹部鼓胀，喉间痰声辘辘，鼻翼翕动，头汗出，时有烦躁，欲饮而不多，咳甚作呕，时吐涎沫，舌尖边红，苔白微腻，脉浮弦数。乃请先师蒲辅周诊，认为肺气郁闭，热饮内蕴，治法：辛凉开泄，必佐化饮，用定喘汤化裁。处方：炒白果、甘草、黄芩各3 g，麻黄、半夏各5 g，紫苏子、桑白皮各6 g，款冬花8 g，杏仁4 g，2剂。药后热退，痰少，咳喘基本已平，续予调理肺胃、清气化痰而愈。

【歌诀】

定喘白果与麻黄，
款冬半夏白皮桑；
苏子黄芩甘草杏，
外寒内热哮喘尝。

旋覆代赭汤

【方源】《伤寒论》

【组成】旋覆花、半夏各9 g，生姜15 g，人参、代赭石、炙甘草各6 g，大枣4枚。

【用法】每日1剂，水煎服。

【功效】降逆化痰，益气和胃。主治中虚痰阻气逆证。症见心下痞硬，噫气不除，或纳差、呃逆、恶心，甚或呕吐，舌淡苔白腻，脉缓或滑。

【方解】方中旋覆花苦辛咸温，归肺、胃及大肠经，下气化痰，降逆止噫，重用为君药。代赭石苦寒，重坠降逆，长于镇摄肝胃之逆，与君药相配，降逆化痰止呕，为臣药。半夏化痰散结，降逆和胃，生姜温胃化痰，散寒止呕，助君臣降逆化痰除噫；人参、大枣、炙甘草甘温益气，健脾养胃，复中虚气弱之本，俱为佐药。炙甘草调和药性，兼作使药。诸药相合，标本兼顾，共奏降逆化痰、益气和胃之功，使脾健胃和，痰消气降，诸症得除。

【配伍特点】本方降逆消痰与益气补虚并行，镇降不伤胃，补虚不助邪。本方与半夏泻心汤组成中均含有半夏、人参、甘草、大枣等药，可治疗虚实夹杂之痞证。但半夏泻心汤以芩、连之苦寒泻热配伍姜、夏之辛温开结为主，温清苦辛并用，适用于中虚寒热错杂之痞证；本方以旋覆花、代赭石之降逆下气配伍半夏、生姜之化痰和胃为主，适用于中虚痰阻气逆之痞证。

第十二章 理气剂

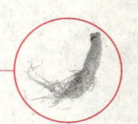

【临床应用】

1. 辨证要点　本方为中虚痰阻气逆不降之证而设。临床以心下痞硬、噫气频作或呕呃、苔白腻、脉缓或滑为辨证要点。

2. 加减变化　气逆较著，胃虚不甚者，可重用方中镇降之品；痰多苔腻者，可加茯苓、陈皮等以化痰和胃；腹胀较甚者，可加枳实、厚朴以行气除满；脾寒见腹痛喜温者，加干姜、吴茱萸以温中祛寒；内有蕴热见舌红苔黄者，加黄连、竹茹以清泻胃热。

3. 现代运用　本方主要用于胃神经官能症、慢性胃炎、胃扩张、胃及十二指肠溃疡、幽门不全梗阻、神经性呃逆及肿瘤放化疗之呕吐等，证属中虚痰阻气逆者。

4. 使用注意　中焦虚寒者，代赭石用量不宜大。

【验案】 现代著名内科专家刘星元医案

王某，男，48岁。2011年10月17日初诊。患者诉胃灼热反酸反复发作1年余，发作时自行服用西咪替丁症状好转，近日因家庭琐事生气后又出现上述症状，再服用西咪替丁无效，遂来求治。查心电图及腹部B超无异常，胃镜示反流性食管炎、慢性胃炎伴胆汁反流。辨证：肝胃不和，胃气上逆。处方：旋覆代赭汤加减。旋覆花（包）、党参、茯苓各15 g，代赭石（先煎）、煅瓦楞子（先煎）各30 g，海螵蛸20 g，白及、半夏、陈皮、紫苏梗各10 g，吴茱萸1 g，黄连、炙甘草各3 g。水煎服，日1剂，分早晚2次温服。服用1周后症状明显好转，继服3周后症状消失。

【歌诀】

旋覆代赭重用姜，

半夏人参甘草尝。

降逆化痰益胃气，

气虚痰阻痞嗳康。

第（五）天

橘皮竹茹汤

【方源】《金匮要略》

【组成】 陈皮、竹茹各15 g，生姜9 g，甘草6 g，人参3 g，大枣5枚。

【用法】 每日1剂，水煎服。

【功效】 降逆止呃，益气清热。主治胃虚有热之呃逆证。症见呃逆或干呕，虚烦少气，口干，舌红嫩，脉虚数。

【方解】 方中陈皮辛苦而温，行气和胃以止呃；竹茹甘寒，清热安胃以止呕，二药相伍，既能降逆止呕，又可清热安胃，且用量俱重，共为君药。生姜辛温，为呕家之圣药，和胃止呕，助君药以降胃逆；人参甘微苦微温，益气补中，与陈皮相合，则行中有补，同为臣药。甘草、大枣甘温入脾胃，益气健脾养胃，合人参补中以复胃气之虚，俱为佐药。甘草调和药性，兼作使药。诸药合用，补胃虚，清胃热，降胃逆，共成降逆止呃，益气清热之功。

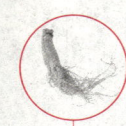

【配伍特点】本方甘寒配伍辛温，清而不寒；散补兼行，补而不滞；和中安胃而止呕呃。

【临床应用】

1. 辨证要点　本方为治胃虚有热，气逆不降之证而设。临床以呃逆或干呕、舌质红嫩、脉虚数为辨证要点。

2. 加减变化　胃阴不足较甚，见口干、舌红少苔者，本方加石斛、麦冬等以滋阴养胃，或合麦门冬汤加减；胃热较甚，舌红苔黄者，本方加黄连以清泻胃热；气虚不甚者，本方可去参、草、枣，加枇杷叶、柿蒂以降逆止呃。

3. 现代运用　本方常用于治疗妊娠及幽门不全梗阻、腹部手术后的呕吐或呃逆不止等，证属胃虚有热气逆者。

【验案】国医大师周信有医案

张某，男，37岁。1988年8月5日初诊。呃逆1年余，1988年3月行胃镜检查示：慢性浅表性胃炎。遍服西药，未见显效，且有加重之势。近2个月来于晨起、饱餐、受凉及情绪波动时均可出现，求治于周信有教授处。查：舌质略暗，苔薄白，脉弦。处方：陈皮、竹茹各15g，生姜9g，甘草6g，人参3g，大枣5枚。7剂，每日1剂，水煎服，日服2次。

二诊：药后虽呃逆仍作，但觉胸、脘较前气顺许多，原方增威灵仙为30g，续服7剂。

三诊：呃逆之声、势、数均大减，病人服药之信心亦随病情好转而大增，于二诊方中加香附9g，余药同前，继进7剂。

四诊：患者欣然来告，呃逆之症戛然若失，已与常人无二。周老查其舌、脉后，虑其病史1年有余，当遵三诊方药，继服7剂，巩固疗效，以期根治。

【歌诀】

橘皮竹茹重枣姜，
参草益气共煎尝。
降逆止呃又清热，
胃虚有热呃逆康。

第十二周 第一天

丁香柿蒂汤

【方源】《症因脉治》

【组成】丁香6g，生姜、柿蒂各9g，人参3g。

【用法】每日1剂，水煎服。

【功效】温中益气，降逆止呃。主治胃气虚寒证。症见呃逆不已，胸痞脉迟者。

【方解】方中丁香温胃散寒，降逆止呃，为治胃寒呕吐、呃逆之要药；柿蒂苦平，长于降逆止呃，两药相配，温胃散寒，降逆止呃，共为君药。生姜温胃散寒止呕，与君药相合，增强温胃降逆之功；人参甘温益气以补其虚，共为臣佐药。寓温补于降逆之中，以降逆为主。

【配伍特点】本方温中益气，降逆止呃。胃虚宜补，气逆宜降，寒者宜温，故以温、补、降三法合施,立温益气,降逆止呃。

【临床应用】

1. 辨证要点　本方为治疗胃气虚寒,气逆不降之呃逆的常用方。临床应用以呃逆不已、舌淡苔白、脉沉迟为辨证要点。

2. 加减变化　胃气不虚者,可去人参,名柿蒂汤(《济生方》);兼气滞痰阻者,可加半夏、陈皮以理气化痰。

3. 现代运用　本方常用于治疗神经性呃逆、膈肌痉挛等,证属胃中虚寒者。

4. 使用注意　本方性偏温热,胃热呃逆者不宜使用。

【验案】国家级著名老中医陈景河医案

白某,男,42岁。1971年1月3日初诊。患者3个月前发病,与受凉有关,开始呃逆,胃内有气上冲,近2个月觉胃内咕噜一声即有气上冲进而发出牛鸣状之长声,力猛而壮,重时连鸣2~3小时,长呼则觉宽舒,生气或进食后加重,食欲日减,食量亦少,大便干燥,2~3日1次,形如羊屎,经本地治疗无效,遂来求治。查体:见精神苦闷,脉沉弦,舌苔薄白,边有齿痕。西医诊断为顽固性呃逆;中医诊断:病为寒呃。治法:温中散寒、润燥为主。处方:丁香柿蒂汤加味。丁香、柿蒂、干姜各15g,人参、白芍各50g,青皮25g,芒硝15g。每日1剂,水煎服,每日2次。用上药10剂,诸症皆除。

【歌诀】

丁香柿蒂人参姜,
呃逆因寒中气伤。
温中降逆又益气,
胃气虚寒最相当。

第十三章 理血剂

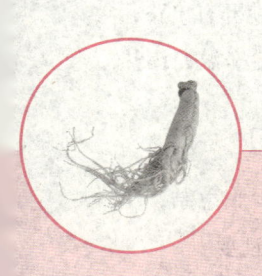

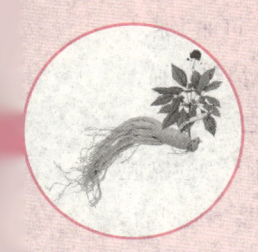

以活血、止血药为主，具有活血或止血作用，治疗瘀血或出血病证的方剂，称为理血剂。广义的理血剂包括补血、凉血、活血、止血等，因补血、凉血已分别见于补益、清热剂，本章主要分为活血祛瘀与止血两类。

应用活血祛瘀和止血两类方剂，首先要分辨瘀血与出血病因病机的侧重点、立法、处方配伍的差异。《医碥》说："血随气行，气寒而行迟则血涩滞，气热而行驶则血沸腾。因血属阴类，非阳不运，故遇寒则凝；气属火，非少则壮，故遇热而灼。"故活血祛瘀剂多配伍温经散寒药，止血剂多配伍清热养阴药。其次要分清缓急轻重，以出血为主者，以止血为先；以血瘀证表现突出者，应以活血化瘀为先。活血祛瘀剂药力有轻重，瘀血甚者宜破血逐瘀，瘀血轻者宜活血和血。再次要弄清瘀血、出血、血虚三者的关系，进行适当配伍加减。总之，活血与补血，止血与祛瘀，皆应根据实际，分清主次，方为妥当。

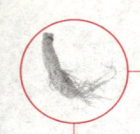

第一节 活血祛瘀

活血化瘀剂，适用于蓄血及各种瘀血阻滞病证。主要症状表现以刺痛有定处，舌紫黯，舌上有青紫斑或紫点，腹中或其他部位有肿块，疼痛拒按，按之坚硬，固定不移等为特点。组方药物常以活血祛瘀药如桃仁、红花、赤芍、丹参、川芎等为主，或加行气之品配伍组方。代表方有桃核承气汤、血府逐瘀汤等。

桃核承气汤

【方源】《伤寒论》

【组成】桃仁12 g，大黄（后下）12 g，桂枝、芒硝、蜜甘草各6 g。

【用法】每日1剂，水煎服。

【功效】逐瘀泻热。主治下焦蓄血证。症见少腹急结，小便自利，至夜发热，其人如狂，甚则谵语烦躁；以及血瘀经闭，痛经，脉沉实而涩者。

【方解】方中桃仁苦甘平，活血破瘀；大黄苦寒，下瘀泻热。二者合用，瘀热并治，共为君药。芒硝咸苦寒，泻热软坚，助大黄下瘀泻热；桂枝辛甘温，通行血脉，既助桃仁活血祛瘀，又防芒硝、大黄寒凉凝血之弊，桂枝与硝、黄同用，相反相成，桂枝得芒硝、大黄则温通而不助热；芒硝、大黄得桂枝则寒下而不凉遏，共为臣药。蜜甘草护胃安中，并缓诸药之峻烈，为佐使药。诸药合用，共奏破血下瘀之功。

【配伍特点】本方活血祛瘀与泻热攻下相伍而成下瘀血之法，使邪有出路，瘀热同治；且寒凉之中少佐辛温，泻热而无凉遏凝血之弊。

【临床应用】

1. 辨证要点　临床以少腹急结，小便自利，脉象沉实或涩为辨证要点。

2. 加减变化　若用于月经不调瘀滞较甚者，痛经可加醋延胡索、醋五灵脂以调经止痛；闭经可加牛膝、当归、川芎以行血通经；恶露不下者，加醋五灵脂、蒲黄以祛瘀散结。若用于上部瘀热之头痛头胀，面红目赤，吐衄者，可加牛膝、地黄、牡丹皮、白茅根等以清热凉血，引血导热下行，寓上病下取之意。

3. 现代运用　本方多用于急性盆腔炎、胎盘残留、附件炎、宫外孕、子宫肌瘤、肠梗阻、急性坏死性肠炎、精神分裂症、急性脑出血、脑外伤后头痛、骨折后肠麻痹、慢性前列腺炎、前列腺增生等，

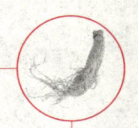

证属瘀热互结者。

4. 使用注意

（1）表证未解者，当先解表，而后再用本方。

（2）孕妇禁用本方，体虚者慎用本方。

（3）方中有甘草、芒硝，应注意配伍禁忌。

【验案】国医大师王子瑜医案

陈某，女，26岁。1975年4月16日初诊。主诉：小腹疼痛月余。现病史：患者近月来小腹持续疼痛，经期亦痛。右侧附件包块已行切除术。近来B超发现左侧附件又有一包块，5.0cm×3.3cm。子宫内有多个不规则暗区。提示：左侧附件囊性包块，子宫内膜异位症。平时肛坠，倦怠，睡眠欠佳，纳呆，大便不畅。月经周期可，经期5~7天。末次月经提前10天来潮。舌暗红，苔黄腻，脉沉弦。妇科检查：子宫后位，略大，轻压痛，左侧附件可触及鸡蛋大小包块，压痛，欠活动。中医诊断：盆腔炎；西医诊断：①左侧附件炎性包块；②子宫内膜异位症。辨证：瘀血湿热，冲任受阻。治法：清热利湿，化瘀消症。处方：桃仁承气汤加减。桃仁、大黄（后下）、赤芍、白芍各12g，桂枝、蜜甘草各6g，柴胡、枳实、三棱、莪术各9g，败酱草30g，红藤15g。5剂，煎服，日1剂。二诊：服后小腹疼痛、肛坠均减轻。诉矢气、便溏、腹痛。守上方去大黄5剂。

三诊：诉月经提前4天至，腹痛递减，经量中等，5天经净，净后左少腹略痛，大便略溏，倦怠心慌，舌暗红，苔黄，脉沉弱。守上方加黄芪30g，昆布15g，海藻15g。6剂，浓煎服。

四诊：腹痛未作，精神好转，略感心慌，舌红略暗，苔黄，脉弦数。守上方加沙参15g，乌药9g，再进6剂。此后B超检查子宫、附件未见异常回声。

【歌诀】

桃仁承气五般施，
甘草硝黄并桂枝。
瘀热互结小腹胀，
蓄血如狂最相宜。

第二天

血府逐瘀汤

【方源】《医林改错》

【组成】当归、红花、牛膝、生地黄各9g，桃仁12g，枳壳、赤芍各6g，柴胡、甘草各3g，桔梗、川芎各5g。

【用法】每日1剂，水煎服。

【功效】活血祛瘀，行气止痛。主治胸中血瘀证。症见胸痛，头痛，日久不愈，痛如针刺而有定处，或呃逆日久不止，或内热烦闷，或心悸失眠，急躁易怒，入暮潮热，唇暗或两目暗黑，舌质黯红或有瘀斑、瘀点，脉涩或弦紧。

【方解】方中以桃仁、红花专功活

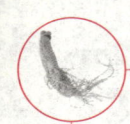

血祛瘀,为君药。当归、赤芍、川芎活血化瘀,兼和血调血,为臣药。柴胡、枳壳疏肝行气解郁,使气行则血行;牛膝通利血脉,并引胸中瘀血下行;桔梗载药上行,配枳壳升中有降,加强开胸行气之功;生地黄凉血清热,同赤芍清血中瘀热,合当归又滋养阴血,使祛瘀而不伤正,俱为佐药。甘草调和诸药,为使药。全方配伍,不仅行血分瘀滞,又解气分郁结,活血而不耗血,祛瘀而又能生新。如此则瘀血得消,气郁得开,则胸痛诸证可愈。

【配伍特点】本方活血与行气相伍,既行血分瘀滞,又解气分郁结;祛瘀与养血同施,则活血而无耗血之虑,行气又无伤阴之弊;升降兼顾,使气血和调。

【临床应用】

1. 辨证要点　本方为治疗胸中血瘀证的主方。临床以胸痛、痛如针刺而有定处、舌黯红或有瘀斑、脉涩为辨证要点。

2. 临床制剂　本方制剂有血府逐瘀胶囊、血府逐瘀丸、血府逐瘀口服液、血府逐瘀片等。

3. 现代运用　本方主要用于冠心病、心绞痛、风湿性心脏病、肋软骨炎、胸部软组织损伤之胸痛,以及脑震荡后遗症、三叉神经痛、神经症等,证属血瘀气滞者。

4. 使用注意　本方活血祛瘀作用较强,孕妇忌服。

【验案】国家级著名老中医李克绍医案

孙某,男,58岁。1981年6月27日初诊。宿罹左侧胸痛之疾,年必一二作。自客冬起始,发作频繁,今春尤甚。8日前于劳累后骤觉胸痛且麻,状如电击,连及肩臂胁肋,剧则汗出,立即含服硝酸甘油片未效,续含一片后痛势稍定,询得气道阻塞,呼吸短促,动则咳喘,肢清怯冷,心悸怔忡,面色白,腹胀满不硬,临圊时虚坐努责,欲大便而不得。脉迟而弱,有代象,唇紫舌淡晦,边有齿痕瘀斑,苔白。证属真心痛,已经七载,年近耳顺,阳气已衰,阴寒用事,寒则血泣而气滞,经曰:"不通则痛。"采用行气活血、化瘀止痛法组方用药。处方:血府逐瘀汤加减。当归、生地黄、红花各10 g,枳壳、赤芍各6 g,柴胡、甘草各3 g,桔梗、川芎各5 g,桃仁、牛膝各9 g。3剂。

7月2日复诊:胸痛大减,肢体渐暖,大便畅行,咳喘亦衰。症情大有好转,前方去桔梗,加鲜薤白9 g(水洗)。3剂。

三诊仍守前方,以后症状日渐消失,症情稳定。

【歌诀】

血府逐瘀归地桃,

红花川芎赤芍熬;

柴胡枳桔牛膝草,

活血形气功效好。

补阳还五汤

【方源】《医林改错》

【组成】生黄芪120 g,当归6 g,赤

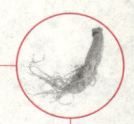

芍 5 g，地龙、川芎、红花、桃仁各 3 g。

【用法】每日 1 剂，水煎服。

【功效】补气活血通络。主治中风后遗症。症见半身不遂，口眼㖞斜，语言謇涩，口角流涎，小便频数或遗尿不禁，舌黯淡，苔白，脉缓。

【方解】方中重用生黄芪，大补元气而起痿废，使气旺血行，瘀去络通，为君药。当归长于活血，而且有化瘀而不伤血的作用，为臣药。川芎、赤芍、桃仁、红花协助当归活血祛瘀，地龙通经活络，均系佐药。

【配伍特点】本方重用补气药配伍小量活血之品，使气旺血行治其本、祛瘀通络治其标；且补气而不壅滞，活血而不伤正。

【临床应用】

1. 辨证要点　本方常用于中风后的治疗，以半身不遂，口眼㖞斜，苔白脉缓为辨证要点。

2. 加减变化　本方生黄芪用量宜重（可从 30～60 g 开始，效果不显再逐渐增加），祛瘀药量宜轻。偏寒者，可加熟附子以温经散寒；脾胃虚弱者，可加党参、白术以补气健脾；痰多者，加制半夏、天竺黄以化痰；若语言不利者，加石菖蒲、郁金、远志以开窍化痰。

3. 现代运用　现常用于脑血管意外后遗症，以及其他原因引起的偏瘫、截瘫、上肢或下肢痿软等，证属气虚血瘀者。

4. 使用注意　本方需长期服用，才有效果。愈后还应继续服用一段时间，以巩固疗效，防止复发。

【验案】北京中医药大学教授吕和仁医案

贾某，女，44 岁。2009 年 2 月 12 日初诊。刻诊，左下肢肿胀、疼痛，夜间痛甚，行走不利，体倦乏力，纳谷正常，二便调。舌质淡紫，有瘀斑，苔薄，脉象沉细涩。证属气虚血瘀，脉道不利。处方：补阳还五汤加减。生黄芪 40 g，姜黄、地龙、川芎、赤芍、桃仁、红花各 6 g，鸡血藤 20 g，当归尾、牛膝、延胡索各 10 g，水蛭、甘草各 3 g。7 剂，每日 1 剂，水煎服。一周后复诊，下肢肿胀明显减轻，疼痛缓解，体力有所恢复，可以短距离行走。效不更方，原方继续服用。半月后，独自来诊，下肢略有浮肿，疼痛已除，苔、脉如常。原方加减继续服用。2 个月后回访，左侧下肢肿胀已除，无疼痛感觉，活动如常。

【歌诀】

补阳还五赤芍芎，

归尾通经佐地龙；

四两黄芪为主药，

血中瘀滞用桃红。

第三天

复元活血汤

【方源】《医学发明》

【组成】柴胡 15 g，天花粉、当归各 9 g，红花、甘草、炮穿山甲（代）各 6 g，

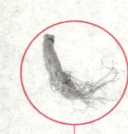

大黄（酒浸）30 g，桃仁（酒浸）15 g。

【用法】每日1剂，水煎服。

【功效】活血祛瘀，疏肝通络。主治跌打损伤，瘀阻胁肋证。症见胁肋瘀肿，痛不可忍。

【方解】方中重用酒制大黄，荡涤留瘀败血，导瘀下行；柴胡疏肝行气，并可引诸药入肝经。两药相配，升降兼施，以攻散胁下瘀滞，共为君药。桃仁、红花活血祛瘀，消肿止痛；穿山甲（代）破瘀通络，消肿散结，共为臣药。当归补血活血；天花粉"续绝伤"（《神农本草经》），"消扑损瘀血"（《日华子本草》），助诸药以消瘀散结，兼清热润燥，共为佐药。甘草缓急止痛，调和诸药，是为佐使药。方中大黄、桃仁酒制，及原方加酒煎服，旨在增强活血通络之效，使"去者去，生者生，痛自舒而元自复矣"（《成方便读》），故名"复元活血汤"。

【配伍特点】本方化瘀攻下，邪有去路；升降同施，气血并调。

【临床应用】

1. 辨证要点　本方为治跌打损伤，瘀阻胁肋证的常用方。以胁肋部位有外伤病史、局部瘀肿疼痛为辨证要点。

2. 加减变化　本方属伤科内服之剂，新药研制时，可据证加味组方。瘀重而痛甚者，加三七或酌加乳香、没药、延胡索等增强活血祛瘀，消肿止痛之功；气滞重而痛甚者，可加香附、郁金、青皮等以增强行气止痛之力。

3. 现代运用　本方常用于治疗肋部软组织挫伤、肋骨骨折、肋软骨炎、肋间神经痛、乳腺增生症等，证属瘀阻胁肋者。

4. 使用注意　本方药后以利为度，得利痛减，提示瘀血已下，应得效止服；孕妇忌用本方。

【验案】中医药专家王琦医案

孙某，男，54岁。1969年夏被牛抵伤左腰部，疼痛难忍，呼吸、转侧困难，现已10天余，曾多方求医，效果欠佳。现症：胸胁满胀刺痛，腰部转侧不利，体温38℃，脉涩，舌质紫，苔稍黄腻。证属血瘀气滞。治法：活血祛瘀，疏通经络。处方：复元活血汤加减。柴胡16 g，天花粉、当归各10 g，红花、甘草、炮穿山甲（代）各8 g，大黄（酒浸）20 g，桃仁（酒浸）15 g。每日1剂，水煎服。患者服10剂，诸症消失，痊愈。

【歌诀】

复元活血汤柴胡，
花粉当归山甲俱；
桃仁红花大黄草，
损伤瘀血酒煎去。

温经汤

【方源】《金匮要略》

【组成】吴茱萸、麦冬（去心）各9 g，当归、白芍、川芎、人参、桂枝、阿胶、牡丹皮、生姜、甘草、半夏各6 g。

第十三章　理血剂

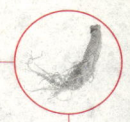

【用法】每日1剂，水煎服，阿胶烊化冲服。

【功效】温经散寒，养血祛瘀。主治冲任虚寒，瘀血阻滞证。症见漏下不止，月经超前或延后，或一个月再行，或经停不至，或痛经，小腹冷痛或腹满，经血色黯有块，时有手心烦热，傍晚发热，唇口干燥，舌质黯红，脉细而涩。亦治妇人宫冷，久不受孕。

【方解】方中吴茱萸、桂枝温经散寒，通利血脉，共为君药。当归、白芍、川芎养血活血，调经止痛，共为臣药。阿胶、麦冬滋阴养血，且清虚热，并制吴茱萸、桂枝之温燥；牡丹皮凉血散瘀，既助桂枝、川芎祛瘀，又合麦冬清血分虚热；人参、甘草益气健脾，可资生血之源，又复统血之用，均为佐药。配伍半夏、生姜，用意有二：一则和胃运脾，合参、草调补脾胃，使全方补而不滞；二则通降胃气以散结，有助于祛瘀调经，此缘于冲任二脉与足阳明经相通之故，亦为佐药。甘草尚能调和诸药，兼为使药。诸药配伍，共奏温经散寒、养血祛瘀之功。

【配伍特点】一是温清补消并用，但以温经补养为主；二是刚燥与柔润相配，温而不燥，滋而不腻，实为温养祛瘀之良剂。

【临床应用】

1. 辨证要点　本方是妇科调经的常用方，主要用于冲任虚寒夹有瘀滞的月经不调、痛经、漏下、不孕等。临床以小腹冷痛，经血色黯有块，时有手心烦热，舌质黯红，脉细而涩为辨证要点。

2. 加减变化　若漏下不止而血色黯淡者，本方去牡丹皮，加炮姜、艾叶以温经止血；小腹冷痛甚者，本方去牡丹皮、麦冬、桂枝，加艾叶、小茴香、肉桂以散寒止痛；寒凝而气滞者，本方加香附、乌药以理气止痛。

3. 现代运用　本方常用于功能性子宫出血、慢性盆腔炎、痛经、不孕症等，证属冲任虚寒夹有瘀滞者。

【验案】现代著名内科专家龚丽娟医案

余某，女，28岁。2011年8月4日初诊。患者两年前结婚未能怀孕，诊见发育良好，体态适中，月经或前或后愆期，经量或多或少，有时夹有小血块，经来胁肋疼痛，心烦易怒，舌质淡红，少苔，脉弦。少腹时有冷感，带下量多，质黏稠。诊为肝气郁结，痰瘀阻滞。处方：温经汤加味。吴茱萸5 g，红参、桂枝尖、阿胶（烊化）、姜半夏、柴胡、牡丹皮、麦冬、当归各10 g，香附、白芍各12 g，川芎、甘草各8 g，生姜3片。7剂。

二诊，服药后渐觉心情舒畅，胸宽体适，少腹无冷感，原方再进10剂。2011年怀孕，现小男孩已1岁，健康。

【歌诀】

温经汤用桂萸芎，
归芍丹皮姜夏冬；
参草阿胶调气血，

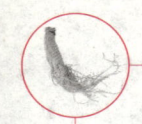

暖宫祛瘀在温通。

第四天

桂枝茯苓丸

【方源】《金匮要略》

【组成】桂枝、茯苓、牡丹皮、桃仁、白芍各9 g。

【用法】上五味，研末，炼蜜和丸，如黄豆大，每日食前服3 g，若不见效加至9 g。

【功效】活血渗湿，缓消症块。主治血瘀湿滞，阻于胞宫证。症见妇人素有症块，妊娠漏下不止，或胎动不安，血色紫黑晦暗，腹痛拒按，或经闭腹痛，或产后恶露不尽而腹痛拒按，或少腹症瘕者；舌质紫黯或有瘀点，脉沉涩。

【方解】方中君以桃仁活血祛瘀以消症块。桂枝温通血脉，化气行水；茯苓利水渗湿，益气固胎，共为臣药。君臣相配，瘀湿兼顾，相辅相成，相得益彰。牡丹皮凉血活血；白芍养血和血，缓急止痛，使祛瘀而不伤阴血，是为佐药。使以白蜜和丸，其性甘缓而润，可缓桃仁破泻之力。

【配伍特点】一是活血药配祛湿药，血津并调，但以活血为主。二是活血利湿兼以益气养血，寓补于消，使消症不伤胎。

【临床应用】

1. 辨证要点　本方原治症瘕阻于胞宫之胎动不安、漏下不止，今常治血瘀湿滞之少腹症瘕。以少腹有症块，血色紫黑晦暗，腹痛拒按为辨证要点。

2. 加减变化　本方属缓消症块之剂，新药研制时，可据瘀与湿的偏重及气血津液的相互关系加味组方。若为瘀血阻滞较甚者，可加丹参、川芎、莪术、三棱以活血消症；为湿阻较甚者，加半夏、泽泻等以燥湿利水。因气行则血行津畅，宜加香附、陈皮等理气以助血与津液的运行。

3. 现代运用　本方常用于子宫肌瘤、子宫内膜异位症、卵巢囊肿、附件炎、慢性盆腔炎、盆腔炎性包块、宫外孕、人工流产术后出血不止等，证属血瘀湿滞者。

4. 使用注意　对妇女妊娠有瘀血症块者，治疗只能渐消缓散，不可峻猛攻破。因此，原方对用量、用法规定甚严。

【验案】中医药专家何炎燊医案

赵某，女，47岁。1961年4月3日初诊。患者于4年前发现下腹部有一鸡蛋大肿物未予介意。但肿物逐渐增大，4年后肿物增大使腹围增至97厘米，较前增加17厘米，如怀胎状。两天前突发下腹剧痛，冷汗淋漓。经某医院诊为"子宫肌瘤"，并要立即手术治疗，患者未允。乃请中医诊治。诊见形体瘦弱，面色萎黄，下腹肿物按之坚硬，压痛明显，舌质暗，

第十三章 理血剂

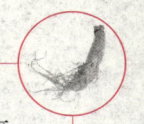

少苔,脉沉细而涩。经水二至三月一行,量少色黯,夹有血块。证属癥积瘀血。处方:桂枝茯苓丸加减,破瘀消癥。桂枝10 g,茯苓8 g,川芎、当归、牡丹皮、桃仁各9 g,白芍、泽泻各21 g,白术12 g。服药10剂后,腹痛明显减轻,乃将原方改为散剂,每服9 g,每日服2次。服用两个月,下腹肿物日渐变小,症状大见好转。服药半年,下腹肿物消失,经水正常,诸症悉除。7年以后,患者复因处境不顺,情志不舒,下腹肿物又起,逐渐增大,症状同前。仍继服原方散剂,3个月后,痊愈。

【歌诀】

金匮桂枝茯苓丸,

桃仁芍药和牡丹;

等分为末蜜丸服,

缓消癥块胎可安。

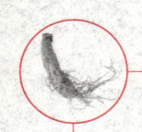

第二节 止血

止血剂,适用于血溢脉外而出现的吐血、衄血、咳血、便血、尿血、崩漏等各种出血证。出血证颇为复杂,病因有寒热虚实之分,部位有上下内外之别,病势有轻重缓急之异。故止血剂组方,除止血外,多与温、清、消、补等法相伍。慢性出血,应着重治本,或标本兼顾。至于出血兼有瘀滞者,止血又应适当配以活血祛瘀之品,以防血止留瘀。应用止血剂时,切勿一味止血,应在止血的基础上,根据出血的病因加以治疗。代表方如十灰散、咳血方、小蓟饮子、槐花散等。

十灰散

【方源】《十药神书》

【组成】大蓟、小蓟、荷叶、侧柏叶、白茅根、茜草根、山栀子、大黄、牡丹皮、棕榈皮各9g。

【用法】上方各药烧炭存性,研为细末,藕汁或萝卜汁磨京墨适量,调服9~15g;亦可作汤剂,水煎服,用量按原方比例酌定。

【功效】凉血止血。主治血热妄行上部出血证。症见呕血、吐血、咯血、嗽血、衄血,血色鲜红,来势急暴,或面赤唇红,心烦口渴,小便短赤,舌红脉数。

【方解】方中大蓟、小蓟性味甘凉,长于凉血止血,且能祛瘀,是为君药。荷叶、侧柏叶、白茅根皆能凉血止血;棕榈皮收涩止血,与君药相配,既能增强澄本清源之力,又有塞流止血之功,皆为臣药。血之所以上溢,是由于气盛火旺,故用山栀子、大黄清降泻火,使邪热从大小便而去,使气火降而助血止,是为佐药。重用凉降涩止之品,恐致留瘀,故以牡丹皮、茜草配大黄凉血祛瘀,使止血而不留瘀,亦为佐药。用法中以藕汁和萝卜汁磨京墨调服,藕汁能清热凉血散瘀,萝卜汁降气清热以助止血,京墨有收涩止血之功,皆属佐药之用。诸药炒炭存药性,亦可加强收敛止血之力。全方集凉血、止血、清降、祛瘀诸法,但以凉血止血为主,使血热清,气火降,则出血自止。

【配伍特点】本方寓止血之功于清降泻火之中,寄祛瘀之功用于凉血止血之内,乃为急则以止血为首务的治标之剂。

【临床应用】

1. 辨证要点 本方主治血热妄行之

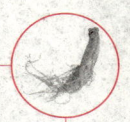

上部出血证,无论呕血、吐血、咯血、嗽血、衄血,以血色鲜红、舌红苔黄、脉数为辨证要点。

2. 加减变化　若气火上逆,血热较盛者,可用本方改作汤剂使用,此时当加大大黄、栀子的用量,作为君药,并可配入牛膝、代赭石等镇降之品,以引血下行。

3. 现代运用　本方常用于上消化道出血、支气管扩张及肺结核咯血等,证属血热妄行者。

4. 使用注意　本方为急则治标之剂,血止之后,还当审因图本,方能巩固疗效。对虚寒性出血则不宜使用。本方为散剂,既可内服,也能外用。方中药物皆烧炭,但应注意"存性",否则药效不确。

【验案】现代著名内科专家刘星元医案

张某,女,41岁。1991年1月8日初诊。鼻衄3年余,每遇经期而引发加重,经多方治疗未效。患者面红目赤,烦躁口干,午后手足心时有潮热,舌边尖红,脉弦细数。诊为肝旺阴虚,血热逆经。治法:平肝滋阴清热,凉血止血。处方:十灰散。大蓟、小蓟、棕榈皮、茜草根、侧柏叶各10 g,荷叶6 g,上6味均炒炭存性,生牡丹皮、生山栀子各10 g,生大黄6 g,生白茅根30 g,水煎后1日分3次服完。

1月9日二诊:服药后第2天鼻衄即止,但仍见面红烦躁,舌边红,脉弦细数,午后时有潮热。仍守上法进退,滋阴平肝清热,处方中生牡丹皮增至8 g,余量用法如前。

1月10日三诊:上述诸症明显减轻,此乃虚热渐退,应调理善后,处方、用法、用量同前,连服4剂而愈。随访1年余,未再复发。

【歌诀】

十灰散用十般灰,
柏茜茅荷丹棕随;
二蓟栀黄皆炒黑,
上部出血此方推。

第五天

咳血方

【方源】《丹溪心法》

【组成】青黛、诃子各6 g,瓜蒌仁、海粉、山栀子(炒黑)各9 g。

【用法】上药共研末为丸,每服9 g。亦可作汤剂,水煎服,用量按原方比例酌定。

【功效】清肝宁肺,凉血止血。主治肝火犯肺之咳血证。症见咳嗽痰稠带血,咯吐不爽,心烦易怒,胸胁作痛,咽干口苦,颊赤便秘,舌红苔黄,脉弦数。

【方解】方中青黛咸寒,入肝、肺二经,清肝泻火,凉血止血;山栀子苦寒,入心肝肺经,清热凉血,泻火除烦,炒黑可入血分而止血,两药合用,澄本清源,共为君药。火热灼津成痰,痰不清

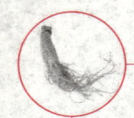

则咳不止，咳不止则血难宁，故用瓜蒌仁甘寒入肺，清热化痰，润肺止咳；海粉（现多用海浮石）清肺降火，软坚化痰，共为臣药。诃子苦涩平，入肺与大肠经，清降敛肺，化痰止咳，用以为佐。诸药合用，共奏清肝宁肺之功，使木不刑金，肺复宣降，痰化咳平，其血自止。

【配伍特点】本方寓止血于清热泻火之中，虽不专用止血药，火热得清则血不妄行，为舍标图本之法。

【临床应用】

1. 辨证要点　本方主治肝火犯肺之咳血证。临床应用以咳痰带血、胸胁作痛、舌红苔黄、脉弦数为辨证要点。

2. 加减变化　火热伤阴者，可酌加沙参、麦冬等以清肺养阴；若咳甚痰多者，前加川贝、天竺黄、枇杷叶等以清肺化痰止咳。本方去诃子、海浮石，加青蒿、牡丹皮，治疗鼻衄，亦有较好疗效。

3. 现代运用　本方常用于支气管扩张、肺结核等咳血，证属肝火犯肺者。

4. 使用注意　因本方属寒凉降泻之剂，故肺肾阴虚及脾虚便溏者，不宜使用。

【验案】国家级妇科专家岳美中医案

魏某，女，29岁。因咳嗽、痰带血丝已8年而来就诊。患者自1953年7月起，常有咳嗽吐痰，并带血丝，疲劳气短，动则汗出，午后低热，经X线片证实，右上肺有空洞两处，痰中发现抗酸杆菌。近2年来腹痛频作，便溏，每日二三行至六七行不等。叠经各类抗结核药（异烟肼、对氨基水杨酸钠、链霉素）内服、注射，肺导管注入，以及内服铁破汤等，均无显著效果，于1961年8月29日来院门诊。既往史及家庭史无特殊，结婚6年未育。体检：体瘦、脸白、颧红，声音低短，脉细，舌苔薄，头部器官正常，甲状腺稍大。右肺上部呼吸音显著减低，心音正常。腹部阴性，诊断为空洞型肺结核。治疗经过：诊治以来，始终以咳血方汤剂为主，随症加用之药物有生脉散、地骨皮、百部草、白及、川贝母、阿胶、龟甲胶等。自1961年12月28日起，又加用黄连，研末口服，用量3 g，持续服至1962年9月中旬最后一次门诊，历时一年许。最后患者自觉症状显著好转，X线片检查，肺部空洞较治疗前缩小1/3，并怀胎7个月余。

【歌诀】

咳血方中诃子收，

海粉山栀共瓜蒌；

青黛泻肝凉血热，

咳嗽痰血此方投。

小蓟饮子

【方源】《重订严氏济生方》

【组成】生地黄120 g，小蓟根、滑石、木通、蒲黄炒、藕节、淡竹叶、当归、山栀子、炙甘草各15 g。

【用法】作汤剂，水煎服，用量据病证酌情减。

【功效】凉血止血，利水通淋。主治热结下焦之血淋、尿血。症见尿中带血，小便频数，赤涩热痛，舌红，脉数。

第十三章　理血剂

【方解】方中小蓟甘凉入血分，功擅清热凉血止血，又可利尿通淋，尤宜于尿血、血淋之症，是为君药。生地黄甘苦性寒，凉血止血，养阴清热；蒲黄、藕节助君药凉血止血，并能消瘀，共为臣药。君臣相配，使血止而不留瘀。热在下焦，宜因势利导，故以滑石、竹叶、木通清热利水通淋；栀子清泻三焦之火，导热从下而出；当归养血和血，引血归经，尚有防诸药寒凉滞血之功，合而为佐。使以甘草缓急止痛，和中调药。诸药合用，共成凉血止血为主，利水通淋为辅之方。本方是由导赤散加小蓟、藕节、蒲黄、滑石、山栀子、当归而成，由清心养阴、利水通淋之方变为凉血止血、利水通淋之剂。这是治疗下焦瘀热所致血淋、尿血的有效方剂。

【配伍特点】本方止血之中寓以化瘀，使止血而不留瘀；清利之中寓以养阴，使利水而不伤正。

【临床应用】

1. 辨证要点　本方为治疗血淋、尿血属实热证的常用方。临床应用以尿中带血、小便赤涩热痛、舌红、脉数为辨证要点。

2. 加减变化　根据下焦结热情况不同适当加减变化。

3. 现代运用　本方常用于急性泌尿系感染、泌尿系结石等，证属下焦瘀热蓄聚膀胱者。

4. 使用注意　方中药物多属寒凉通利之品，只宜于实热证。若血淋、尿血日久兼寒或阴虚火动或气虚不摄者，均不宜使用。

【验案】中医药专家张灿玾医案

崔某，男，52岁。1984年4月初诊。该患者数年前患小便淋涩不畅，赤热疼痛，经诊为尿路感染，治以中、西药物而愈，但之后经常反复。前些时候，用上药疗效尚可，以后效果越来越差。近2年应用前药已无效，且反影响食欲，胃部不适，体力日见虚衰，精神日益萎顿，而前来求治。处方：生地黄20g，小蓟根、滑石、木通、蒲黄炒、藕节、淡竹叶、当归、山栀子、炙甘草各15g。水煎服，3剂。前后服药又10剂，约经半月，自觉全身虚乏之症大渐好转。眩晕、耳鸣及阴部冷湿大减，精神也见壮旺。药已对证，效不更方，又服10剂，更有起色。尿液渐渐澄澈通畅，膏脂渐少，夜尿次数也减。又服10剂，痊愈。

【歌诀】

小蓟饮子藕蒲黄，

木通滑石生地襄；

归草黑栀淡竹叶，

血淋热结服之良。

槐花散

【方源】《普济本事方》

【组成】槐花、侧柏叶各12g，荆芥穗、枳壳各6g。

【用法】散剂，每服6g，米饮调下；亦可用作水煎剂，每日1剂。

【功效】清肠止血，疏风理气。主治肠风、脏毒证。症见便前出血，或便

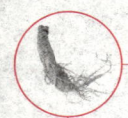

后出血，或大便中带血，血色鲜红或晦黯污浊，舌红苔黄或腻，脉数或滑。

【方解】方中槐花寒凉苦降，凉血止血，尤善清泻大肠之热毒，为君药。侧柏叶苦涩而寒，助君药凉血止血，为臣药。荆芥穗祛肠中之风，炒炭可止血，配伍君、臣药加强凉血止血之效；枳壳宽肠行气，合荆芥穗升中有降，使腑气顺达，以利于湿热邪毒的祛除，共为佐使药。四药合用，有清肠止血，疏风理气之功。

【配伍特点】本方寓理气于止血之中，寄收涩于清疏之内。

【临床应用】

1. 辨证要点　本方为治疗肠风脏毒便血的代表方。以便血、血色鲜红或晦黯、舌红脉数为辨证要点。

2. 加减变化　若大肠热甚而肛门灼热，本方可加黄连、黄檗以清肠解毒；便血量多，本方可加地榆以助凉血止血。

3. 现代运用　本方主要用于痔疮出血、溃疡性结肠炎之便血等，证属血热者。

4. 使用注意　不宜久服；便血属气虚或阴虚者不宜使用。

【验案】中医药专家焦树德医案

黄某，男，72岁。2006年2月10日就诊。患糖尿病伴高血压近20年，便血反复间断发作约5年。经西医诊断为慢性溃疡性结肠炎。此次便血发作于春节前，按以往服诺氟沙星加小檗碱处理无效，便血不减反增，出血量大过以往乃至便下纯血。入院经结肠镜检，见结肠处有约3.0cm×2.5cm大小溃疡面，出血不止。求治于中医，就诊时神志清楚，精神尚可，言语清晰，面色略黄，体肥，纳可，大便少，仍可见血，血色鲜红，约100mL/d，舌苔薄，略黄，脉弦略数。诊断为：便血（肠风）。辨证属大肠湿热。处方：槐花汤加味。槐花、侧柏叶各20g，地榆30g，栀子、仙鹤草、白及、阿胶各15g，荆芥穗、枳壳、黄芩各10g，黄连6g，白芷8g，血余炭12g。其中，荆芥炒炭，阿胶以蛤粉炒成珠，槐花、侧柏叶、地榆与栀子四味一半炒炭入药，一半生用。7剂之后，血量明显减少，可不用止血钳局部止血。又7剂，血止，肉眼几乎不见出血且里急后重亦得解除。效不更方，又嘱以原方继续服1周，唯槐花、侧柏叶、地榆与山栀子四味无须炒炭，全部生用，水煎服，每日1剂。痊愈后病人唯恐复发又要求加服2周。

【歌诀】

槐花散用治肠风，
侧柏荆芥枳壳充；
等分为末米下饮，
宽肠凉血逐风动。

第十三周 第一天

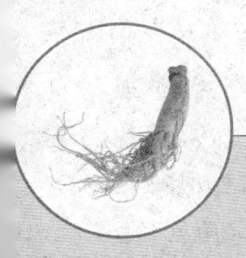

第十四章 治风剂

凡是以辛散祛风或滋潜息风药为主，具有疏散外风或平息内风等作用，用以治疗风证的方剂，统称治风剂。

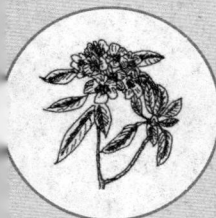

风证的范围很广，病情变化比较复杂，根据病因及证候特点，一般可概括分为"外风"和"内风"两大类。所谓外风，是指风邪侵入人体肌表、经络、筋肉、骨节等所致病证。另外，风邪毒气由皮肤破损处侵入人体而致的破伤风，亦属外风范围。所谓内风，是指脏腑功能失调所致的风病，如热极生风、肝阳化风、阴虚风动以及血虚生风等。外风宜疏散，内风宜平息。因此，本类方剂分为疏散外风剂和平息内风剂两类。

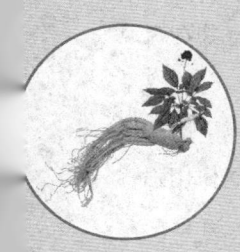

应用治风剂时，首先必须辨别风证的属内、属外，其次区分其寒、热、虚、实的不同，从而选用相应的方剂。

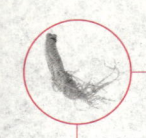

第一节 疏散外风

疏散外风剂适用于外风证。外感风邪，侵袭肌表，以表证为主者，治当解表散邪，参见解表剂。本节所述外风诸病，主要指风邪（毒）侵犯头目、经络、筋骨、关节等处所致的头痛眩晕、风疹湿疹、肢体麻木、筋骨挛痛、关节屈伸不利、口眼㖞斜、半身不遂和破伤风等。常以辛散祛风药如麻黄、荆芥、防风、薄荷、羌活、独活、川芎、白芷、白附子等为主组成。由于患者体质的强弱、感邪的轻重，以及病邪的兼夹等有所不同，故本类方剂又常配伍散寒、清热、祛湿、祛痰、活血、通络、养血等药物。代表方剂有川芎茶调散、玉真散、大秦艽汤、消风散等。

川芎茶调散

【方源】《太平惠民和剂局方》

【组成】川芎、荆芥、薄荷各12 g，白芷、羌活、甘草各6 g，细辛3 g，防风4.5 g。

【用法】作汤剂，水煎服，用量按原方比例酌减。

【功效】疏风止痛。主治外感风邪头痛证。症见偏正头痛或巅顶作痛，或见目眩鼻塞，恶寒发热，舌苔薄白，脉浮。

【方解】方中川芎辛温香窜，上达头目，长于祛风止痛，为诸经头痛之要药，尤善治少阳、厥阴二经头痛（头两侧痛或巅顶痛）为君药。羌活、白芷、细辛均可祛风止痛，其中羌活善治太阳经头痛（后头痛牵连项部痛）；白芷善治阳明经头痛（前额及眉棱骨痛）；细辛善治少阴经头痛（脑痛连齿），并可宣通鼻窍，共为臣药。君臣相合，效专力强，各有侧重，相得益彰，止头痛之功甚著。荆芥、防风、薄荷辛散上行，疏风而透邪外出，是为佐药。其中薄荷为辛凉之药，轻扬升浮，用量较重，既可助君、臣药以疏风止痛，又可清利头目。炙甘草益气和中，调和诸药；茶清调下，用其苦寒，清上降下，既上清头目，制风药之温升太过，并为佐使。诸药配伍，共奏疏风止痛之效。

【配伍特点】本方集多味辛散祛风药于一方，且药入诸经，止痛作用强；寓清降于升散之中，温燥有制。

【临床应用】

1. 辨证要点　本方是治疗外感风邪头痛的常用方。临床当以头痛、鼻塞、

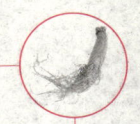

脉浮为辨证要点。

2. 加减变化　风寒偏甚者，本方可重用川芎，或加生姜、紫苏等以散风寒；风热偏甚者，本方可去羌活、细辛，加蔓荆子、菊花以散风热；头痛久而不愈，邪深入络者，本方可配僵蚕、全蝎、桃仁、红花等以搜风通络止痛。

3. 现代运用　本方多用于偏头痛、血管神经性头痛、感冒、流感，以及鼻炎、鼻窦炎、颌关节功能紊乱综合征、面神经炎、三叉神经痛等，证属外感风邪者。

4. 使用注意　气血亏虚、清窍失养；肝肾不足、肝阳上扰之头痛，均不宜使用本方。

【验案】国医大师方和谦医案

孔某，男，20岁。1987年11月28日初诊。患者患鼻炎2年余，平时呈间歇性鼻塞，每于感冒受风寒后加重，黏液涕较多，嗅觉减退，常耳闷头痛。其间内服外滴过数种治疗鼻炎的西药、中成药，只能暂时缓解。舌质淡苔白，脉浮。证属感受风寒，鼻窍不通。治法：祛风散寒通鼻。处方：川芎茶调散加减。川芎、白芷、荆芥、防风、薄荷、羌活、辛夷、苍耳子各9g，甘草6g，水煎服，日2次。9剂。服完上药后，上述症状明显减轻，原方荆芥、防风、薄荷减为6g，续进10剂诸症告愈。

【歌诀】

川芎茶调散荆防，
辛芷薄荷甘草羌。
目昏鼻塞风攻上，
偏正头痛悉能康。

第二天

玉真散

【方源】《外科正宗》

【组成】天南星、防风、白芷、天麻、羌活、白附子各6g。

【用法】共研细末，每服6g，热酒或童便调服；亦可外用，取适量以黄酒或米醋敷患处；亦可作汤剂水煎服，用量按原方比例酌定。

【功效】祛风定搐。主治破伤风。症见牙关紧闭，口撮唇紧，身体强直，角弓反张，甚则咬牙缩舌。

【方解】方中白附子、天南星祛风化痰，定搐止痉，为君药。防风、白芷、羌活疏散经络中之风邪，导邪外出；天麻息风解痉助君药定搐，共为臣佐药。热黄酒、童便有通经络行气血的作用，尚可引药入经，为使药。诸药相合，共奏祛风定搐之功。

【配伍特点】本方化痰息风之中，寓有辛散祛邪之长，遂成定搐止痉之剂。

【临床应用】

1. 辨证要点　本方是治疗破伤风的常用方。以牙关紧闭、身体强直、角弓反张为辨证要点。

2. 加减变化　方中祛风之力虽强，

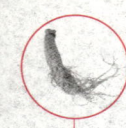

而解痉之力不足，故临床宜加入全蝎、蜈蚣、地龙，以增强解痉之力。

3. 使用注意　因方中药物偏于辛燥，故破伤风而见津气两虚者，不宜使用。白附子、天南星均为有毒之品，用量宜慎，孕妇忌用。

【验案】中医药专家焦树德医案

李某，男，5岁。于1979年10月3日入院。患儿张口困难伴全身抽搐一天，一周前因口角糜烂用单方草灰涂擦，于第五天突发全身阵发性抽搐不能张口由外科收治。体检：血压80/60mmHg，心率76次/min，体温36.8℃，神志清晰，两侧瞳孔等大，对光反应良好，张口困难，口角有脓血分泌物，甲状腺不肿大，气管居中，颈项强直，触颈角弓反张，强直抽搐，苦笑面容。心音高亢率速，肺有痰鸣音，腹部柔软，稍显胀满。诊断：破伤风，口腔溃疡。经西医治疗无效后，遂转中医治疗。辨证属风痰热，流串经络。治法：平肝熄风、清热导下。处方：玉真散。天南星、防风、白芷、天麻、羌活、白附子各6g。共研细末，每服6g，童便调服。第1天服1剂，西药仍与上药相配。第3天患儿大便解，胃纳开，抽搐明显减轻，口能开，又服7天，未见抽搐，吞咽如常，口腔糜烂减轻，舌质仍红无苔，舌尖芒刺，继以清热泻火、育阴潜阳，以巩固滋阴熄风之效，方有导赤散和加减复脉汤化裁，又服3剂，

痉愈出院。

【歌诀】

玉真散治破伤风，
牙关紧闭反张弓。
星麻白附羌防芷，
外敷内服一方通。

小活络丹（原名活络丹）

【方源】《太平惠民和剂局方》

【组成】炮川乌、炮草乌、炮天南星、地龙各6g，乳香、没药各5g。

【用法】共研细末，酒面糊丸或炼蜜为丸，每服6g，每日2次，陈酒或温开水送服。

【功效】祛风除湿，化痰通络，活血止痛。主治风寒湿痹证。症见肢体筋脉疼痛，麻木拘挛，关节屈伸不利，疼痛游走不定；亦治中风，手足麻木不仁，日久不愈，湿痰瘀血阻于经络，而见腰腿局部疼痛。

【方解】方中制川乌、制草乌均为辛热之品，温经活络，祛风除湿，有较强的止痛作用，共为君药。天南星温燥，祛风燥湿化痰，能除经络中风痰湿浊，为臣药。乳香、没药行气活血，化瘀通络止痛，使气血流畅，风寒湿邪不复留滞，为佐药。地龙通经活络，性善走窜；加陈酒宣畅气血，更可引诸药直达病所，为使药。诸药相合，以除风寒湿邪与痰浊、瘀血，共奏祛风除湿，化痰通络，活血止痛之功，邪去血活则络亦通，故名"活络"。

第十四章 治风剂

【配伍特点】方中药峻力猛,专事攻邪,以面糊为丸者,有"峻药缓投"之意。

【临床应用】

1. 辨证要点 本方是治疗痹证偏于风寒湿的常用方。以肢体筋脉挛痛,关节屈伸不利,或手足麻木等为辨证要点。

2. 加减变化 若兼见肝肾气血不足,可配独活寄生丸同用。

3. 现代运用 常用于风湿性关节炎、类风湿性骨关节炎、骨质增生症等,证属风寒湿而夹瘀者。

4. 使用注意 本方性燥峻烈,适宜于体质壮实、痹证偏寒者。而阴虚有热、肝阳上亢及孕妇,则宜慎用。

【验案】国医大师李玉奇医案

黎某,女,56岁。1986年6月18日初诊。患者有肢体关节疼痛病史10年。1986年3月两足趾关节疼痛,逐渐发展到两踝、膝及两上肢肩肘腕指。经本地医院检查:抗链球菌溶血素"O"1:1250,血沉85mm/h,类风湿因子阳性;西医诊断为类风湿性关节炎。服用昆明山海棠片和布洛芬无效。指腕、膝、踝、趾关节红肿热痛不可触,得冷则舒,活动受限;颈项僵直,颞颌关节张合不利,伴有发热,口渴烦闷,纳少,舌红苔黄,脉滑数。辨证:伏邪内蕴,湿热化毒,闭阻气血。治法:清热通络,疏风祛湿,益气健脾。处方:小活络丹加减。炮川乌、炮草乌、炮天南星、地龙各10 g,乳香、没药各8 g。

上药共研细末,炼蜜为丸,每服6 g,每日2次,温开水送服。连用25剂显效,肢体关节痛减轻,指腕关节肿胀明显消退,继服上方,坚持服药3个月后痊愈。3年后随访未见复发。

【歌诀】

小活络丹天南星,
二乌乳没与地龙。
寒湿瘀血成痹痛,
搜风活血经络通。

第三天

大秦艽汤

【方源】《素问·病机气宜保命集》

【组成】秦艽90 g,细辛15 g,甘草、石膏、独活、川芎、当归、白芍各60 g,川羌活、防风、黄芩、白芷、白术、生地黄、熟地黄、白茯苓各30 g。

【用法】上药用量按比例酌减,水煎,温服,不拘时候。

【功效】疏风清热,养血活血。主治风邪初中经络证。症见口眼㖞斜,舌强不能言语,手足不能运动,或恶寒发热,苔白或黄,脉浮数或弦细。

【方解】方中取秦艽为君,祛风通经活络;更配羌活、独活、防风、白芷、细辛等辛散之品,祛风散邪,以助君药祛风之力,俱为臣药;然语言与手足运动障碍,除经络痹阻外,与血虚不能养筋相关,且风药多燥,易伤阴血,故伍

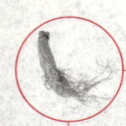

以熟地黄、当归、白芍、川芎养血柔筋，寓有"治风先治血，血行风自灭"之意，并能制诸风药之温燥；脾为气血生化之源，故用白术、茯苓、甘草健脾以化生气血，寓有扶正御风之意；生地黄、石膏、黄芩清热，是为风邪郁而化热所设，以上均为佐药。甘草调和诸药为使。

【配伍特点】 本方祛风散邪为主，配伍补血、活血、益气、清热之品，疏养结合，邪正兼顾。

【临床应用】

1. 辨证要点　本方是治风邪初中经络之常用方。临床应用以口眼㖞斜、舌强不能言语、手足不能运动、微恶风发热、苔薄微黄、脉浮数为辨证要点。

2. 加减变化　若无内热者，可去黄芩、石膏等清热之品，专以疏风养血通络为治。原书说天阴加生姜。伴有心下痞闷加枳实消痞。

3. 现代运用　本方常用于面神经麻痹、缺血性脑卒中等，证属风邪初中经络者。对风湿性关节炎属于风湿热痹者，亦可斟酌加减用之。结合外用，治疗颜面神经麻痹，用鳝鱼的血外擦患处。

4. 使用注意　本方辛温发散之品较多，若属内风所致者，不可使用。

【验案】 中医理论家裘沛然医案

金某，男，73岁。素有高血压病，于1971年11月突然中风，送至某区中心医院抢救，继发呕血，屡经救治，始脱危险。历经数月，方得出院。后邀余诊治，诊见半身不遂，上下肢痉挛强直，稍稍活动关节，则剧痛不可忍，言语謇涩不清，自觉头脑胀热。脉涩滞，舌淡红，苔则厚腻。显然为中风后遗症。病由肝阳素亢，内风暗动，痰湿中阻，络道瘀窒，致左右两半身之气血运行不畅。处方：大秦艽汤加味。秦艽、川芎、当归、白芷、白术、生白茯苓、地黄各10 g，白芍12 g，川羌活、防风、黄芩、甘草各6 g，石膏8 g，熟地黄、细辛各15 g，独活30 g。水煎服，兼送服大活络丸。服至1972年春，渐渐言语清朗，患侧手脚亦稍能活动，可由家人扶掖之而踯躅于室内，至初夏，则可策杖缓行，慢步于街头巷尾，虽左手痉挛之状未易全除，而精神饮食均觉健旺。

【歌诀】

大秦艽汤羌独防，
芎芷辛芩二地黄；
苓术白芍石膏草，
风邪初中经络康。

消风散

【方源】 《外科正宗》

【组成】 当归、生地黄、防风、蝉蜕、知母、苦参、胡麻、荆芥、苍术、牛蒡子、石膏各6 g，甘草、木通各3 g。

【用法】 每日1剂，水煎服。

【功效】 疏风除湿，清热养血。主治风疹、湿疹证。症见皮肤瘙痒，疹出色红，或遍身云片斑点，抓破后渗出津水，苔白或黄，脉浮数。

【方解】 方中荆芥、防风、牛蒡子、蝉蜕辛散透达，疏风散邪，使风去则痒止，共为君药，乃"痒自风来，止痒必先疏风"

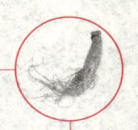

之意。配伍苍术散风祛湿，苦参清热燥湿，木通渗利湿热，是为湿邪而设；石膏、知母清热泻火，是为热邪而用，以上俱为臣药。然风热内郁，易耗伤阴血；湿热浸淫，易瘀阻血脉，故以当归、生地黄、胡麻仁养血活血，并寓"治风先治血，血行风自灭"之意为佐。甘草清热解毒，和中调药，为佐使。

【配伍特点】本方以祛风为主，配伍祛湿、清热、养血之法，使风邪得散，湿热得清，血脉调和，则痒止疹消。

【临床应用】

1. 辨证要点　本方是治疗风疹、湿疹的常用方。临床应用以皮肤瘙痒、疹出色红、脉浮为辨证要点。

2. 加减变化　若风热偏盛而见身热、口渴者，宜重用石膏，加金银花、连翘以疏风清热解毒；湿热偏盛而兼胸脘痞满，舌苔黄腻者，加地肤子、车前子以清热利湿；血分热重，皮疹红赤，烦热，舌红或绛者，宜重用生地黄或加赤芍、紫草以清热凉血。

3. 现代运用　本方常用于急性荨麻疹、湿疹、过敏性皮炎、稻田性皮炎、药物性皮炎、神经性皮炎等，证属风热或风湿所致者。

4. 使用注意　若风疹属虚寒者，则不宜用本方。服药期间，应忌食辛辣、鱼腥、烟酒、浓茶等，以免影响疗效。

【验案】国家级著名老中医邓铁涛医案

龙某，女，40岁。2001年10月13日初诊。全身瘙痒难忍，抓后有水液渗出，双下肢为甚，尤以外阴周围特别突出，已3个月有余。因羞于启齿，未得医治，仅自用高锰酸钾加水外洗。近日瘙痒加剧，抓后渗液增多，观其皮损潮红并见鳞屑，且口渴喜饮，大便干结，舌质红苔薄白，脉浮数。辨证属风热客于肌肤，治法：疏风清热利湿。处方：消风散加减。生地黄、荆芥、防风、僵蚕、当归、黄芩、大黄（后下）、苦参、知母、金银花各15 g，蝉蜕、苍术、胡麻仁、甘草各10 g，生石膏30 g。水煎服，每日1剂。另外用苦参、蛇床子、花椒、百部、儿茶各40 g煎汤熏洗。内服外洗各3剂后瘙痒等症减轻，大便已通。停用外洗方，内服方去大黄再服3剂瘙痒缓解，续用10剂而获痊愈。

【歌诀】

消风散里用荆防，

蝉蜕胡麻苦参苍；

旁通膏知归地草，

风疹湿疹服之良。

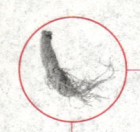

第四天

第二节 平息内风

平息内风剂是以平息内风药为主组成，具有平息内风，增液舒经等功能，适用于内风诸证。内风的产生主要与肝有关，有虚实之分。实证者：热极生风、肝阳化风，症见高热、抽搐、痉厥、眩晕、头部热痛、面红如醉，甚或猝然昏倒、不省人事、口眼㖞斜、半身不遂等。常以平肝息风之羚羊角（代）、钩藤、天麻、石决明、代赭石、龙骨、牡蛎等为主组方。由于热盛又易伤津灼液，或炼液为痰，故常配清热、滋阴、化痰之品。代表方如羚角钩藤汤、镇肝息风汤、天麻钩藤饮等。虚证者：指阴虚血亏生风，如温病后期，阴液亏虚，虚风内动所致的筋脉挛急、手足蠕动等，治以滋阴息风。常用地黄、阿胶、白芍、鸡子黄、麦冬、龟甲等为主组方。阴虚多阳浮，故又常配平肝潜阳之品。代表方如大定风珠。

羚角钩藤汤

【方源】《通俗伤寒论》

【组成】羚角片（代）4.5 g，霜桑叶6 g，川贝12 g，双钩藤（后入）、滁菊花、茯神木、生白芍各9 g，生甘草24 g，鲜生地黄、淡竹茹（与羚角先煎代水）各15 g。

【用法】每日1剂，水煎服。

【功效】本方凉肝息风，增液舒筋。主治热盛动风证。症见高热不退，烦闷躁扰，手足抽搐，发为痉厥，甚则神昏，舌绛而干，或舌焦起刺，脉弦而数；以及肝热风阳上逆，头晕胀痛，耳鸣心悸，面红如醉，或手足躁扰，甚则瘛疭，舌红，脉弦数。

【方解】方中羚羊角（代）、钩藤凉肝息风，清热解痉，共为君药。桑叶、菊花辛凉疏泄，清热平肝，共协君药凉肝息风，用为臣药。热极动风，风火相煽，耗伤阴液，故以白芍、生地黄滋养阴液，柔肝舒筋；邪热灼津为痰，故以竹茹、贝母清热化痰；热扰心神，以茯神木宁心安神，俱为佐药。生甘草调和诸药为使，与白芍相配，又能酸甘化阴，缓解挛急。诸药合用，共成凉肝息风之剂，可使热去阴复，痰消风息。

【配伍特点】本方以凉肝息风为主，配伍滋阴、化痰、安神之品，标本兼治，为凉肝息风法的代表方。

【临床应用】

1. 辨证要点　本方是治疗肝经热盛动风的常用方。临床应用以高热烦躁、手足抽搐、舌绛而干、脉弦数为辨证要点。

2. 加减变化　若邪热内闭，神昏谵语者，宜配合紫雪丹或安宫牛黄丸以清热开窍；抽搐甚者，可配合止痉散以加强息风止痉之效；便秘者，加大黄、芒硝通腑泻热。本方清热凉血解毒之力不足，运用时可酌加水牛角、牡丹皮等。

3. 现代运用　本方常用于流行性脑脊髓膜炎、流行性乙型脑炎，以及妊娠子痫、高血压病所致的头痛、眩晕、抽搐等，证属肝经热盛、热极动风、或阳亢风动者。

4. 使用注意　若温病后期，热势已衰，阴液大亏，虚风内动者，不宜应用。

【验案】著名内科专家祝谌予医案

周某，男，6岁。1974年10月4日初诊。患舞蹈病已经两个月。初于7月29日被自行车撞倒，左后脑部受伤出血，昏迷不醒多时。继于8月22日因腹痛服"颠茄酊"止痛后，全身皮肤起红点。不久，突然发生神志不清，腰部肌肉跳动，旋即不规则地手足乱动，口眼肌肉随之而跳动，片刻自止。从此每天必阵发4~5次，而每晚临睡前必大发作一次，持续约30分钟。发作时手足冷，头身肢体软弱不能自持；发作停止后，语声低微地喊头痛。处方：羚角片(代)5g，川贝4g，

鲜生地黄、生甘草各8g，霜桑叶、双钩藤（后入）、滁菊花、茯神木、生白芍各3g，淡竹茹（与羚角先煎代水）6g。予10剂，每日1剂，水煎服。服完所开的药后痊愈，再无复发。

【歌诀】

俞氏羚角钩藤汤，
桑菊茯神鲜地黄；
贝草竹茹同芍药，
肝热生风急煎尝。

镇肝息风汤

【方源】《医学衷中参西录》

【组成】怀牛膝、生代赭石（轧细）各10g，生龙骨（捣碎）5g，生牡蛎（捣碎）、生龟甲（捣碎）、生杭白芍、玄参、天冬各5g，川楝子（捣碎）、生麦芽、茵陈各2g，甘草1.5g。

【用法】每日1剂，水煎服。

【功效】镇肝息风，滋阴潜阳。主治类中风症。症见头目眩晕，目胀耳鸣，脑部热痛，面色如醉，心中烦热，或时常噫气，或肢体渐觉不利，口眼㖞斜；甚或眩晕颠仆，昏不知人，移时始醒，或醒后不能复元，精神短少，或肢体痿废，或成偏枯，脉弦长有力。

【方解】方中怀牛膝性味苦酸而平，入肝肾经，重用引血下行，补益肝肾，是为君药。代赭石、龙骨、牡蛎，皆为金石蚧类药，质重性降，功善降逆潜阳，镇肝息风，与君药合用，则镇肝潜阳息

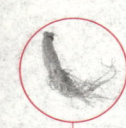

风作用更强,故为臣药。佐以龟甲、玄参、天冬、白芍滋水涵木,滋养阴液,养阴配阳,使阴能制阳而肝风自息;茵陈、川楝子、生麦芽三味,配合君药清泻肝阳之有余,条达肝气之郁滞,以有利于肝阳之平降。甘草调和为使,且与麦芽相配,和胃调中,防止金石类药物碍胃之弊。诸药合用,共成镇肝息风之良剂。

【配伍特点】本方重用潜镇诸药,配伍滋阴、疏肝之品,共成标本兼治,而以治标为主的良方。

【临床应用】

1. 辨证要点　本方是治疗类中风(内中风)之常用方。无论是中风之前,还是之后,皆可运用。以头目眩晕、脑部热痛、面色如醉、脉弦长有力为辨证要点。

2. 加减变化　若心中热甚者,加石膏;痰多者,加胆南星、川贝母以清热化痰;尺脉重按虚者,加熟地黄、山茱萸以补肝肾;中风后遗症有半身不遂、口眼㖞斜等不能复元者,可加桃仁、红花、丹参、地龙等活血通络。

3. 现代运用　本方常用于高血压病、脑血栓形成、脑出血、血管神经性头痛等,证属肝肾阴虚、肝风内动者。

4. 使用注意　若属气虚血瘀之中风,则不宜使用本方。

【验案】南京中医药大学教授周仲英医案

陈某,男,45岁。2010年11月8日初诊。高血压9年,眩晕5年,加重1个月,血压从未降至正常水平。诊见:节律不整,眩晕欲仆,面色如醉,无恶心及呕吐,严重失眠,心悸,肢麻,五心烦热,腰酸,大便干;舌红,少苔,脉弦长。治法:镇肝熄风,滋阴潜阳。处方:镇肝熄风汤加减。牛膝、天冬、白芍、玄参各15 g,葛根、生代赭石、生龙骨、生牡蛎各30 g,生龟甲10 g,川楝子3 g,炒酸枣仁20 g,生麦芽、茵陈、炙甘草各5 g。予3剂,每日1剂,水煎服。

二诊:予上方用3剂,眩晕止,睡眠良,能正常学习与工作。上方加益母草10 g,决明子20 g,夏枯草15 g,丹参12 g,继续口服。

三诊:上方又用14剂,心律整,其间未出现眩晕,二便通畅。上方去川楝子、茵陈、麦芽,加木香8 g,枳壳10 g,山栀子12 g,继续口服。

四诊:上方又用21剂,烦热腰酸消失,二便通调。上方去龟甲,继续口服。又用14剂,诸症悉除。

【歌诀】

镇肝息风芍天冬,

玄参龟板赭茵从;

龙牡麦芽膝草楝,

肝阳上亢奏奇功。

第五天

天麻钩藤饮

【方源】《中医内科杂病证治新义》

第十四章 治风剂

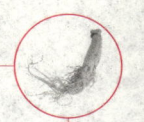

【组成】天麻、盐杜仲、桑寄生、栀子、黄芩、益母草、首乌藤、茯神各9g，钩藤（后下）、川牛膝各12g，石决明（先煎）18g。

【用法】每日1剂，水煎服。

【功效】平肝息风，清热活血，补益肝肾。主治肝阳偏亢，肝风上扰证。症见头痛、眩晕、失眠，舌红苔黄，脉弦数。

【方解】方中天麻、钩藤平肝息风，为君药。石决明咸寒质重，平肝潜阳，除热明目，助君药平肝息风之力；川牛膝引血下行，兼益肝肾，并能活血利水，共为臣药。盐杜仲、桑寄生补益肝肾以治本；栀子、黄芩清肝降火，以折其阳亢；益母草合川牛膝活血利水，以利平降肝阳；首乌藤、朱茯神宁心安神，均为佐药。诸药合用，共奏平肝息风、清热活血、补益肝肾之功。

【配伍特点】本方以平潜补益合法，肝肾同治，以息风为主；清热安神相伍，心肝同治，以平肝为主。

【临床应用】

1. 辨证要点　以头痛、眩晕、失眠，舌红苔黄，脉弦为辨证要点。

2. 加减变化　眩晕头痛剧者，可酌加羚羊角粉（代）、龙骨、牡蛎等，以增强平肝潜阳息风之力；若肝火盛，口苦面赤，心烦易怒，加龙胆草、夏枯草，以加强清肝泻火之功；脉弦而细者，宜加地黄、枸杞子、制何首乌以滋补肝肾。

3. 现代运用　本方常用于治疗高血压病、急性脑血管病、梅尼埃病等，证属肝阳上亢、肝风上扰者。

【验案】北京中医药大学教授吕和仁医案

何某，男，43岁。1999年6月18日初诊。五年前始发癫痫，间断发作，近来发作间隔时间缩短。发作时猝然昏仆，两眼上视，抽搐，口吐涎沫，数分钟后恢复如常，苔腻微黄，脉弦滑。证属肝风夹痰，闭阻窍络，拟豁痰开窍，熄风定痫。处方：天麻钩藤饮5剂，水煎服。

二诊：药后癫痫发作次数减少，几周来发作一次，唯有头晕，治以平肝潜阳，息风化痰为主。处方：天麻、钩藤（后下）、炒竹茹、大贝母、石菖蒲、远志、沙苑子、菊花各10g，石决明（先煎）、牡蛎（先煎）各30g。5剂，水煎服。

三诊：几周来癫痫未作，自觉精神萎靡，时有头晕眼花，心悸，苔薄白，脉细滑。证属病久耗伤心肾，痰浊未尽，治法：补益心肾，健脾化痰。处方：山药15g，党参、枸杞子、熟地黄、茯苓、法半夏、陈皮、远志、酸枣仁各10g，7剂，水煎服。嘱患者保持情绪稳定，心情舒畅，清淡饮食为主，忌疲劳、熬夜。后复诊在上方基础上调整成方，以宁心益肾、健脾化痰为主。随诊半年，未再发作。

【歌诀】

天麻钩藤益母桑，
栀芩清热决潜阳；
杜仲牛膝益肾损，
茯神夜交安服良。

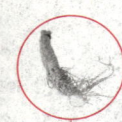

大定风珠

【方源】《温病条辨》

【组成】鸡子黄2个,醋鳖甲(先煎)、阿胶、白芍、地黄、麦冬各18 g,火麻仁、醋五味子各6 g,醋龟甲(先煎)、牡蛎(先煎)、蜜甘草各12 g。

【用法】水煎去渣,入阿胶烊化,再入鸡子黄搅匀,其中醋鳖甲、牡蛎与醋龟甲宜先煎,药液温服。

【功效】滋阴息风。主治阴虚风动症。症见温病后期,神倦瘛疭,舌绛苔少,脉弱时有欲脱之势。

【方解】方中鸡子黄、阿胶均为血肉有情之品,滋阴养液以息风,为君药。重用白芍、地黄、麦冬滋水涵木,柔肝濡筋,为臣药。阴虚则阳浮,故以龟甲、鳖甲、牡蛎等蚧类潜镇之品,滋阴潜阳,重镇熄风;火麻仁养阴润燥;醋五味子味酸善收,与滋阴药相伍而收敛真阴,配白芍、甘草能酸甘化阴,以上诸药协助君臣以加强滋阴息风之功,均为佐药。蜜甘草调和诸药,为使。诸药相伍,使真阴得复,浮阳得潜,则虚风自息。

【配伍特点】本方大队滋阴药伍潜阳之品,寓息风于滋养之中,以治本之"酸甘咸法"使真阴得复,虚风自息。

【临床应用】

1. 辨证要点 以神倦瘛疭,舌绛苔少,脉虚弱为辨证要点。

2. 加减变化 喘加人参;自汗加龙骨、人参、浮小麦;心悸加茯神、人参、浮小麦。

3. 现代运用 本方常用于治疗乙型脑炎等热性病后期的抽搐症、锌缺乏症、急性肾功能衰竭、放疗后舌萎缩等,证属阴虚动风者。

4. 使用注意

(1)因处方中有甘草、白芍,应注意配伍禁忌。

(2)阴液虽亏而邪热犹盛者不宜使用。

【验案】北京中医药大学教授吕和仁医案

陈某,男,26岁。1989年8月21日初诊。主诉:高热9天。病史:9天前因受寒后发热38～40.2℃,咳嗽、吐黄色脓痰、伴头痛、咽痒、纳少。门诊以上呼吸道感染收治住院。处方:鸡子黄2个,阿胶、醋龟甲(先煎)、醋鳖甲(先煎)各10 g,火麻仁、醋五味子各6 g,白芍、牡蛎(先煎)、地黄、麦冬、蜜甘草各12 g。7剂,每日1剂,水煎服。

二诊:1989年8月26日。药后体温降至正常,唯仍咳嗽,吐白黏痰,纳尚可,小便黄,大便稠。舌红、苔黄,脉滑数。前方显效。继服原方7剂,每日1剂。患者于1989年9月2日痊愈出院。

【歌诀】

大定风珠鸡子黄,
再合加减复脉汤;
三甲并同五味子,
滋阴息风是妙方。

第十四周 第一天

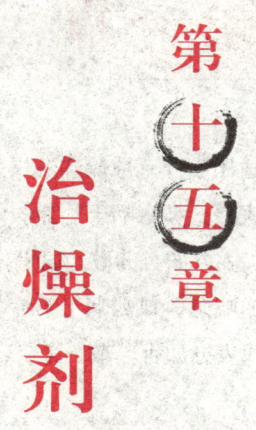

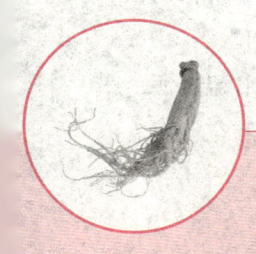

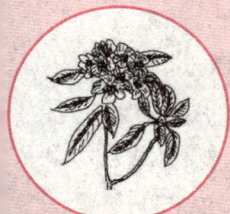

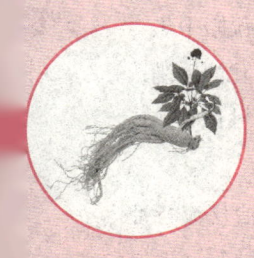

第十五章 治燥剂

凡以轻宣辛散或甘凉滋润的药物为主，具有轻宣燥邪或滋阴润燥作用，用于治疗燥证的方剂，统称治燥剂。燥证有外燥与内燥之分。外燥是因秋季感受燥邪所致。由于秋令气候有温凉之异，故外燥又有凉燥、温燥之分，即夏末初秋得之为温燥，深秋近冬得之为凉燥。外燥发病始于肺卫，故凉燥多见恶寒微热，无汗头痛，咳嗽咽干等症；而温燥则见发热头痛，咽痛口渴，干咳无痰等症。内燥是指燥生于里，脏腑津亏而言。其形成，或因嗜食辛辣，或因房劳过度，或因热病之后，或因吐利伤津，或因过服热药所致。由于伤及脏腑不同，内燥又有上燥、中燥、下燥之异。上燥多责于肺，症见干咳无痰，鼻燥咽干；中燥多责于胃，症见干呕呃逆，口燥咽干；下燥多责于肾，症见消渴，骨蒸劳热，大便燥结。在治法上，外燥宜轻宣，内燥宜滋润。故本类方剂分为轻宣外燥和滋润内燥两类。

　　应用治燥剂，首先，要分清外燥与内燥，外燥又须分清是温燥还是凉燥，内燥亦辨明是上燥还是中燥抑或下燥，这样立法选方才能准确。其次，要切记燥为干涩之邪、易伤肺耗津的致病特点，用药多配甘寒清润生津之品。最后，本类方剂多为甘凉滋润之品组成，容易影响脾胃运化，助湿碍气，故脾虚湿盛者应慎用。

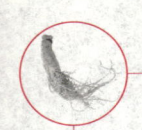

第一节 轻宣外燥

轻宣外燥剂，适用于外感凉燥和温燥之证。凉燥袭肺，肺气失宣，卫气不利，则见恶寒头痛，咳嗽痰稀，鼻塞咽干等症。常以轻宣温润药物如紫苏叶、杏仁、桔梗、前胡等为主组方，代表方如杏苏散。温燥伤肺，肺失清肃，卫气被郁，则见头痛发热，干咳少痰，甚则气逆喘急，口渴咽干等症。常以辛凉甘润药物如桑叶、杏仁、沙参、麦冬等为主组方，代表方如杏苏散、桑杏汤、清燥救肺汤。

杏苏散

【方源】《温病条辨》

【组成】紫苏叶、炒苦杏仁、茯苓、清半夏、前胡各9g，桔梗、麸炒枳壳、陈皮各6g，甘草3g，生姜3片，大枣3枚。

【用法】水煎服，饭后热服。

【功效】清宣凉燥，理肺化痰。主治外感凉燥证。症见头微痛，恶寒无汗，咳嗽，咳痰清稀，鼻塞咽干，苔白，脉弦。

【方解】方中紫苏叶辛温不燥，发表散邪，宣发肺气，使凉燥之邪从外而散；炒苦杏仁苦温而润，肃降肺气，润燥止咳，二者配伍，苦心温润，共为君药。前胡既助紫苏叶疏风散邪，又助炒苦杏仁降气化痰；枳壳选用麸炒枳壳，同桔梗一升一降，助炒苦杏仁、紫苏叶理肺化痰，共为臣药。清半夏、陈皮燥湿化痰，理气行滞；茯苓渗湿健脾以杜生痰之源；生姜、大枣调和营卫以利解表，滋脾行津以助润燥，共为佐药。甘草调和诸药，合桔梗宣肺利咽，为佐使之用。

【配伍特点】本方苦辛甘温合法，既清宣发表外解凉燥，又理肺化痰而治咳嗽。

【临床应用】

1. 辨证要点　以恶寒无汗，咳嗽痰稀，咽干，苔白，脉弦为辨证要点。

2. 加减变化　若无汗，脉弦甚或紧者，加羌活、防风以解表发汗；痰不多者，去清半夏、茯苓；汗后咳不止，去紫苏叶、羌活，加紫苏梗以降肺气；兼湿阻中焦，泄泻腹满者，加苍术、厚朴以化湿除满；头痛兼眉棱骨痛者，加白芷以祛风止痛；热甚者，加黄芩以清解肺热。

3. 现代运用　本方常用治疗流行性感冒、慢性支气管炎、肺气肿等，证属外感凉燥或风寒袭肺、痰湿内阻者。

4. 使用注意

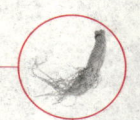

（1）本方不宜用于外感温燥之证。

（2）方中有半夏、甘草，应注意配伍禁忌。

（3）本方意在轻宣，故药量不宜过重，煎煮时间亦不宜过长。

（4）紫苏叶后下前应先浸泡30分钟。

【验案】著名内科专家刘渡舟医案

刘某，女，78岁。1985年11月15日初诊。患者高热40余天。自10月初因感冒发热，咳嗽，有黄色黏痰，胸痛，诊断为"老年性肺炎"。听诊：两肺底部大量湿性啰音，体温39.5℃。辨证：热邪蕴郁，壅塞肺金。治法：养阴清热，宣郁肃降。药用紫苏叶、紫苏子、陈皮、桔梗、前胡、麦麸炒枳壳各6g，苦杏仁、清半夏、茯苓各9g，甘草3g，生姜5片，大枣5枚。

二诊：10月18日，服上药3剂，发热见轻，神清，夜寐转安，但见咳嗽痰多，舌红绛，苔薄，脉滑数，小便黄，大便排出几枚如干球状，体温37.1℃。仍余热未尽，前法进退。药用炒山栀子、前胡各6g，淡豆豉、杏仁、枇杷叶、沙参、麦冬、远志肉、浙贝母、白茅根、芦根各10g，焦三仙各12g。服上方3剂，热退身凉，咳嗽痰止，夜寐较安，二便正常，又服4剂而愈。

【歌诀】

杏苏散内夏陈前，

枳桔苓草姜枣研。

轻宣温润治凉燥，

咳止痰化病自痊。

第二天

桑杏汤

【方源】《温病条辨》

【组成】桑叶4g，杏仁4.5g，沙参6g，象贝母、淡豆豉、山栀子皮、梨皮各3g。

【用法】每日1剂，水煎服。

【功效】清宣温燥，润肺止咳。主治外感温燥证。症见头痛，身热不甚，微恶风寒，口渴，咽干鼻燥，干咳无痰，或痰少而黏，舌红，苔薄白而干，脉浮数而右脉大者。

【方解】方中桑叶宣肺清热，以解温燥；杏仁宣利肺气，润燥止咳，共为君药。淡豆豉辛凉透散，助桑叶轻宣燥热；贝母清热化痰，助杏仁止咳化痰；沙参养阴生津，润肺止咳，同为臣药。栀子皮质轻而入上焦，清泻肺热；梨皮清热润燥，化痰止咳，俱为佐药。全方合用，共奏清宣燥热，润肺止咳之功。

【配伍特点】本方辛凉甘润合法，轻宣凉散与生津养液并用，透泻温燥而不伤津，凉润肺金而不滋腻；使温燥除而肺津复，则诸症自愈。

【临床应用】

1.辨证要点 本方主治外感温燥证，

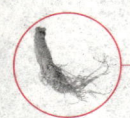

运用以身热不甚,干咳无痰,或痰少而黏,右脉数大为辨证要点。

2. 加减变化　若咽干而痛者,加牛蒡子、桔梗以清利咽喉;若鼻衄者,加白茅根、旱莲草以凉血止血;若皮肤干燥,口渴甚者,加芦根、天花粉以清热生津。

3. 现代运用　常用于上呼吸道感染、急慢性支气管炎、支气管扩张咯血、百日咳等,证属外感温燥、邪犯肺卫者。

4. 使用注意　本方所治证候邪浅病轻,故诸药用量宜轻,煎煮时间亦不宜过长,即如原书方后注云:"轻药不得重用,重用必过病所。"

【验案】著名内科专家刘惠民医案

贺某,女,74岁。1987年11月24日就诊。主诉:咳嗽半个月。患者自述咳嗽有一个特点:即每逢进辛辣饮食后咳嗽且伴有少许黄痰难咯,平时比较少咳嗽,由于其平素饮食偏于辛辣,现每次食用辛辣后即咳嗽,深以为苦,刻下见咽部暗红,无咽痛,无口干口苦,无便秘,睡眠差,舌暗红,苔黄稍腻,左脉滑,右脉数大。肺部听诊无异常。既往史:胃癌术后,血脂、血糖偏高,高血压病。诊断:咳嗽。辨证:燥热犯肺。处方:桑杏汤合小柴胡汤化裁。霜桑叶、杏仁、前胡、柴胡、北沙参、浙贝母各15 g,山栀子、淡豆豉、梨皮、姜半夏各10 g,炙甘草5 g。5剂,水煎服,每日1剂。药后痊愈。

【歌诀】
桑杏汤中浙贝宜,
沙参栀豉与梨皮。
外感温燥肺阴灼,
清宣凉润功无比。

清燥救肺汤

【方源】《医门法律》

【组成】霜桑叶9 g,煅石膏7.5 g,麦冬3.5 g,阿胶2.5 g,人参、杏仁各2 g,甘草、炒胡麻仁、枇杷叶各3 g。

【用法】每日1剂,水煎服。

【功效】清燥润肺,益气养阴。主治温燥伤肺重证。症见身热头痛,干咳无痰,气逆而喘,咽喉干燥,鼻燥,胸满胁痛,心烦口渴,舌干少苔,脉虚大而数。

【方解】方中重用霜桑叶为君,取其质轻寒润,入肺清透宣泄燥热,并可止咳。石膏辛甘大寒,善清气分热邪而不伤津,与甘寒养阴生津之麦冬相伍,可助桑叶清除温燥,并兼顾损伤之津液,共以为臣。原方石膏用煅,是因肺为娇脏,清肺不可过于寒凉。杏仁、枇杷叶味苦而善肃降肺气,以止咳平喘;阿胶、胡麻仁助麦门冬养阴润燥;人参、甘草皆为益气补中之品,用意在于"培土生金",均为佐药。甘草调和药性,以为使药。诸药合用,使燥热得清,气阴得复,逆气得降,诸症自除。

【配伍特点】本方宣、降、清、润

四法并用，宣中有清，清中有润，气阴双补，宣清不耗气，滋润不碍胃。本方与桑杏汤均治温燥。但本方由辛寒清热及益气养阴药物组成，清燥益肺作用均强，适用于燥热重，气阴两伤之温燥重证，症见身热咳喘、心烦口渴、脉虚大而数者。桑杏汤由辛凉解表合甘凉濡润药物组成，清燥润肺作用均弱，适用于燥伤肺卫，津液受灼之温燥轻证，症见头痛微热、咳嗽不甚、鼻燥咽干等。

【临床应用】

1. 辨证要点　本方为治疗温燥伤肺重证之代表方。临床以身热不退、干咳无痰、气逆而喘、舌干少苔、脉虚大而数为辨证要点。

2. 加减变化　痰多加贝母、瓜蒌润燥化痰；热甚加水牛角、羚羊角（代）清热凉血；兼见咳血者加侧柏叶、白茅根凉血止血。

3. 现代运用　常用于治疗肺炎、支气管哮喘、支气管炎、支气管扩张、肺癌、皮肤瘙痒等，证属燥热犯肺、气阴两伤者。

4. 使用注意　脾虚痰湿内盛，胸膈满闷者，非本方所宜。

【验案】著名内科专家祝谌予医案

刘某，男，66岁。1994年10月17日初诊。患者反复咳喘3年，再发1个月。患者近3年来每复发则喘憋，呼吸困难，持续数日，经抗炎、止咳平喘化痰西药治疗可缓解。今年9月初感冒后咳喘再发，夜间不能平卧，遂到我院内科急诊。查体双肺可闻及广泛哮鸣音，胸X线片示双肺下纹理增厚，诊断为慢性喘息性气管炎合并肺部感染。经予静脉滴注青霉素、阿米卡星（丁胺卡那霉素），口服氨茶碱、沙丁胺醇（舒喘灵）等治疗10天，症状缓解而返家。但咳嗽、咳痰、喘憋时有反复，求治于祝师。现症见：体形颇丰，咳嗽时作，咳吐白痰、量多。夜间喉中痰鸣，喘憋不得平卧。唇暗，胸胁闷胀，口干不思饮，大便干燥口舌暗红，苔黄腻，脉弦滑。中医诊断为咳喘。处方：霜桑叶10g，煅石膏8g，枇杷叶、麦冬、炒胡麻仁、甘草各5g，人参、阿胶、杏仁各3g。每日1剂，水煎服。服药7剂，咳喘遂平，痰量减少，夜能平卧，大便通畅。仍口干少痰，舌暗红，苔白，脉弦细。首方桔梗10g，再服14剂，诸症均愈，随诊2个月未发。

【歌诀】

清燥救肺参草杷，
桑膏胶杏麦胡麻。
清燥润肺益气阴，
具体问题应变化。

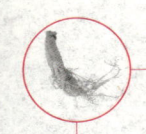

第三天

第二节　滋阴润燥剂

滋阴润燥剂适用于脏腑津液不足之内燥证。症见干咳少痰，咽痛鼻燥，呕逆食少，口中燥渴，大便燥结，舌红少苔，脉细数等。常以甘寒滋阴润燥药物如麦冬、生地黄、熟地黄、沙参、玄参等为主组方，酌配清热泻火、止咳平喘或益气之品。代表方如麦门冬汤、百合固金汤、养阴清肺汤等。

麦门冬汤

【方源】《金匮要略》

【组成】麦冬42g，半夏、甘草各6g，人参9g，粳米3g，大枣4枚。

【用法】每日1剂，水煎服。

【功效】清养肺胃，降逆下气。主治肺胃阴虚，气火上逆之肺痿。症见咳嗽气喘，咽喉不利，咯痰不爽，或咳唾涎沫，口干咽燥，舌红少苔，脉虚数。

【方解】方中重用麦冬，甘寒清润，既养肺胃之阴，又清肺胃虚热，两擅其功，故为君药。人参益气以补肺胃之气为臣药。粳米、大枣、甘草益胃气，养胃阴，合人参益气生津，令胃津充足，则津液自能上归于肺。肺胃气逆，故以少量半夏降逆下气，化其痰涎，和胃止呕，其性虽属温燥，但与大量麦冬配伍则其燥性被制，而降逆之用存，且能开胃行津以润肺，且麦冬得半夏则滋而不腻，相反相成，以上俱为佐药。方中甘草并能润肺利咽，调和诸药，兼作使药。全方共奏清养肺胃，降逆下气之功。

【配伍特点】一是重用甘寒清润的麦冬以养肺胃之阴，少佐辛燥降逆之半夏，润中有燥，滋而不腻，燥不伤阴；二是培土生金，本方原治肺痿，其病在肺，其本在胃，因土能生金，故方中用药肺胃并治，体现了治病求本、虚则补其母之法。

【临床应用】

1. 辨证要点　本方主治肺痿证。运用中以气短喘促、咳唾涎沫、或口干呕逆、舌红少苔、脉虚数为辨证要点。

2. 加减变化　常肺痿阴伤甚者，加沙参、玉竹以滋阴润燥；若阴虚胃痛、脘腹灼热者，加石斛、白芍以养阴益胃，缓急止痛。

3. 现代运用　本方常用于治疗慢性

第十五章 治燥剂

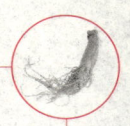

支气管炎、支气管扩张、慢性咽喉炎、硅肺、肺结核等，属于肺胃阴虚、气火上逆者。亦治胃及十二指肠溃疡、慢性萎缩性胃炎等，证属胃阴不足、胃气上逆者。

4. 使用注意　寒痰壅肺的咳逆，脾胃虚寒的呕吐，不宜使用本方。

【验案】中医临床家邢子亨医案

范某，男，36岁。1973年12月6日初诊。患者病已月余，喘咳痰多，息高气粗；说话时尤甚，张口纳气，言谈不续，气不顺接，胸憋，便干，舌燥少津，脉沉弦细。肾为生气之源，肺为司气之脏。肾不纳气则吸气不得下达而元气虚，脾肾虚津液不能敷布而浊痰留贮于肺，则肺气不得清肃而成痰饮咳嗽。肺气不利，所以息高气粗，咳嗽胸憋。肾不纳气，故张口呼吸，金水不生则津液不布而便干舌燥。中医诊断为咳嗽。治法：宣肺、祛痰、纳气。处方：麦门冬汤加味。麦冬42g，半夏、甘草各6g，人参9g，橘红、桑白皮各12g，粳米3g，炙麻黄10g，大枣4枚，杏仁9个。

12月10日二诊：吐痰已利，咳嗽稍减，纳气费力，又加辽沙参以补肺气，五味子以助纳气之力。

12月14日三诊：喘咳渐好，吸纳亦顺，大便已不干，食欲稍增，言谈时已能接续，精神亦好。再用麦味地黄汤加止咳化痰药善后。

【歌诀】

麦门冬汤用人参，

枣草粳米半夏存。

肺痿咳逆因虚火，

益胃生津此方珍。

百合固金汤

【方源】《医方集解》

【组成】熟地黄9g，生地黄6g，麦冬4.5g，贝母3g，百合3g，当归3g，白芍3g，甘草3g，桔梗2.4g，玄参2.4g。

【用法】每日1剂，水煎服。

【功效】滋养肺肾，止咳化痰。主治肺肾阴亏，虚火上炎证。症见咳嗽气喘，痰中带血，咽喉燥痛，头晕目眩，午后潮热，舌红少苔，脉细数。

【方解】方中百合甘苦微寒，滋阴清热，润肺止咳；生地黄、熟地黄并用，滋肾壮水，其中生地黄兼能凉血止血。三药相伍，润肺滋肾，金水并补，共为君药。麦冬甘寒，协百合以滋阴清热，润肺止咳；玄参咸寒，助二地滋阴壮水，以清虚火，兼利咽喉，共为臣药。当归治咳逆上气，配伍白芍以养血和血；贝母清热润肺，化痰止咳，俱为佐药。桔梗宣肺利咽，化痰散结，并载药上行；生甘草清热泻火，调和诸药，共为使药。本方以百合润肺为主，肺在五行中属金，肺金不固则变生诸证。本方服之可使肺金宁而肺气固，阴血渐充，虚火自清、痰化咳止，以达固护肺阴，使肺"固若金汤"，故名"百合固金汤"。

【配伍特点】一为滋肾保肺，金水

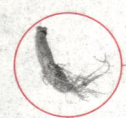

相生，尤以润肺止咳为主；二为滋养之中兼以凉血止血，宣肺化痰，标本兼顾但以治本为主。

【临床应用】

1. 辨证要点　本方为治疗肺肾阴亏，虚火上炎而致咳嗽痰血证的常用方。临床应用以咳嗽气喘、咽喉燥痛、舌红少苔、脉细数为辨证要点。

2. 加减变化　若痰多而色黄者，加胆南星、黄芩、瓜蒌皮以清肺化痰；若咳喘甚者，可加杏仁、五味子、款冬花以止咳平喘；若咳血重者，可去桔梗之升提，加白及、白茅根、仙鹤草以止血。

3. 现代运用　本方常用于肺结核、慢性支气管炎、支气管扩张咯血、慢性咽喉炎、自发性气胸等，证属肺肾阴虚、虚火上炎者。

4. 使用注意　由于本方滋阴药居多，对脾虚便溏者，不宜使用本方。

【验案】现代著名内科专家沈其霖医案

李某，男，43岁。2003年6月6日初诊。患者咳嗽、胸痛1年余，经X线胸片、CT等检查，诊为间质性肺炎，反复住院3次，静脉滴注氨苄西林、头孢唑啉等药物均无明显疗效，他处服中药治疗亦罔效。刻诊：阵作剧咳，直至咳出少量白色泡沫痰，咳嗽方止，每日阵咳10余次，伴胸痛，胸部满闷不适，气紧，汗多，饮食、二便如常。舌质红，苔白厚腻，脉弦细。中医诊断为肺炎咳嗽。辨证为肺燥咳嗽

兼脾湿内蕴、气机不畅。治法：润肺理气化痰，清热除湿。处方：百合固金汤。熟地黄10 g，生地黄6 g，麦冬、白芍、桔梗各5 g，贝母、百合4 g，当归各4 g，甘草、玄参各3 g。每日1剂，水煎分3次服。7剂为1个疗程。忌食辛燥腌卤食物及高蛋白、植物油等。

6月21日再诊：阵咳次数明显减少，咳痰易出，已不气紧，胸微痛，汗出仍多，舌暗红，苔前薄后厚乏津，脉细。仍遵前法，原方继服。15天后来诊，仅微咳，背部偶感疼痛，余无不适，前方继进15天，诸症悉除，复查胸部X线片已无异常。

【歌诀】

百合固金二地黄，
玄参贝母桔草藏；
麦冬芍药当归配，
喘咳痰血肺家伤。

第四天

养阴清肺汤

【方源】《重楼玉钥》

【组成】大生地黄6 g，麦冬3.6 g，玄参4.5 g，生甘草、薄荷各1.5 g，贝母（去心）、牡丹皮、炒白芍各2.4 g。

【用法】每日1剂，水煎服，按原方用量比例酌情增加剂量（原方未注用法）。

【功效】养阴清肺，解毒利咽。主治虚热白喉证。症见喉间起白如腐，不易拭去，拭则血出，咽喉肿痛，初起或

第十五章　治燥剂

发热或不发热，或咳或不咳，呼吸有声，似喘非喘，鼻干唇燥，舌红，脉数无力或细数。

【方解】方中大生地黄甘寒入肾，养肾阴以固根本，滋肾水以救肺燥，并能清热凉血，故重用为君。玄参咸寒质润，《医学启源》称"治氤氲之气，无根之火，以玄参为圣药"，故取之助生地黄滋肾阴，启肾水上潮于咽喉，且清虚火而解热毒；麦冬养阴润肺，益胃生津；白芍敛阴柔肝，和营泻热，可防木火刑金，此三药合而为臣。牡丹皮清热凉血，活血消肿；贝母润肺化痰，散结去腐；薄荷散邪利咽，用量小，散邪不伤阴，此三药配伍，利咽消肿，共为佐药。生甘草解毒利咽，调和诸药，为佐使。全方配伍，共奏养阴清肺，利咽散结之功。

【配伍特点】本方滋肾润肺，寓"金水相生"之理；滋阴降火解毒，佐凉血散结、消肿利咽，创白喉治方配伍之结构。

【临床应用】

1. 辨证要点　本方不仅为治疗虚热白喉证的专方，也为阴虚咽痛之常用方。临床以喉间起白如腐，不易拭去，咽喉肿痛，或咽喉燥痛、干咳、鼻干唇燥、脉数为辨证要点。

2. 加减变化　原书注明"质虚加大熟地黄，或生熟地黄并用；热甚加连翘去白芍；燥甚加天冬、茯苓"，可资参考。

咽喉局部可配合药方：青果炭6g，黄檗3g，川贝母3g，冰片1.5g，儿茶3g，薄荷3g，凤凰衣1.5g。各研细末，再入乳钵内和匀，加冰片研细，瓶装备用，用时吹敷（《重楼玉钥》）。

3. 现代运用　除用于白喉外，亦常用于急性扁桃体炎、急性咽喉炎、急性疱疹性咽峡炎、鼻咽癌放疗后急性口腔黏膜反应等，证属阴虚肺燥者。

4. 使用注意　白喉忌表散；本方获效后，仍须连用数剂，以巩固疗效。

【验案】中医内科专家任继学医案

患者，男，20岁。1995年8月12日初诊。患者一周前不慎受凉后出现畏寒发热，咽痛，自服速效伤风胶囊等，寒热消失，但咽痛日甚，咽喉有灼热感，干咳无痰，口干，小便黄，舌红苔少，脉细数。查：咽部黏膜充血，双侧扁桃体Ⅱ度肿大。证属阴虚火旺，治法：养阴清肺，生津润燥。处方：养阴清肺汤加减。麦冬、生地黄、玄参、石斛各15g，赤芍、牡丹皮各10g，重楼、木蝴蝶、射干各9g，甘草6g，牡蛎30g（先煎）。予7剂，每日1剂。痊愈。

【歌诀】

养阴清肺是妙方，
玄参草芍冬地黄；
薄荷贝母丹皮入，
时疫白喉急煎尝。

第五天

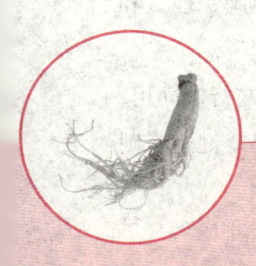

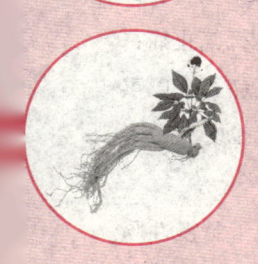

第十六章 祛湿剂

凡以祛湿药为主,具有化湿利水、通淋泻浊等作用,治疗水湿病症的方剂,统称祛湿剂。湿与水异名而同类,湿为水之渐,水为湿之积。湿邪为患,有外湿与内湿之分。大抵湿邪在外在上者,可表散微汗以解之;在内在下者,可芳香苦燥以化之,或甘淡渗利以除之;水湿壅盛,形气俱实者,又可攻下以逐之;从寒化者,宜温阳化湿;从热化湿者,宜清热祛湿;体虚湿盛者,又当祛湿与扶正兼顾。

肾为主水之脏,脾能运化水湿,肺能通调水道,故水湿为病,与肺脾肾三脏密切相关。脾虚则生湿,肾虚则水泛,肺失宣降则水津不布,因此,在治疗上又须结合脏腑辨证施治。如三焦、膀胱亦与水湿相关,三焦不利则决渎失权,膀胱气化失司则小便不利,是以通利三焦,助膀胱气化,均有利于祛除水湿。

湿邪为病较为复杂,祛湿之法亦种类繁多。湿为阴邪,其性重浊黏腻,最易阻滞气机,而气机阻滞,又使湿邪不得运化,故祛湿剂中常配伍理气之品,以求气化则湿化。祛湿剂多由芳香温燥或甘淡渗利之药组成,易于耗伤阴津,故素体阴虚津亏、病后体弱,以及孕妇均应慎用。

本章分为燥湿和胃、清热祛湿、利水渗湿、温化寒湿、祛风胜湿五类。

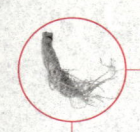

第一节 燥湿和胃

燥湿和胃剂,适用于湿浊中阻,脾胃不和之证。症见脘腹胀满,呕吐泄泻,嗳腐吞酸,食少体倦,舌苔白腻等证候。常选用燥湿和胃或芳香化湿药如苍术、藿香、厚朴等配伍理气调中或健脾和胃药如陈皮、大腹皮、白术、茯苓等为主组方。若兼胃失和降,泛恶欲呕,佐以和胃降逆药如半夏、生姜等;若兼表邪,可辅以辛散透表药,如紫苏、白芷等。代表方如平胃散,藿香正气散等。

平胃散

【方源】《简要济众方》

【组成】苍术12g,厚朴9g,陈皮6g,炙甘草3g。

【用法】每日1剂,水煎服。

【功效】燥湿运脾,行气和胃。主治湿困脾胃证。症见脘腹胀满,不思饮食,恶心呕吐,嗳气吞酸,口淡无味,肢体沉重,倦怠嗜卧,常多下利,舌淡,苔白腻而厚,脉缓。

【方解】方中苍术气味芳香辛苦,性温而燥,为燥湿运脾之要药,尤善于芳化中焦之湿浊邪气,使脾能运化水湿,故重用为君药。气能化湿,厚朴理气化湿,且与苍术相须为用,增强芳化燥湿,行气调中之力;湿得气而化,陈皮理气和胃醒脾,助苍术燥湿化湿,共为臣药。生姜醒脾和胃,降逆止呕,为佐药。甘草益气和胃,并调和药性,为佐使药。诸药相互为用,以奏燥湿运脾,理气和胃之效。

【配伍特点】本方燥湿与行气同用,使湿浊得化,气机调畅,脾复健运,则诸症可除。

【临床应用】

1. 辨证要点　本方是主治湿困脾胃证的基础方。运用以脘腹胀满、口淡不渴、肢体困重、苔白腻为辨证要点。

2. 加减变化　若脾虚者,加白术、茯苓,以健脾燥湿利湿;若腹痛明显者,加延胡索、川楝子,以活血行气止痛;若呕吐明显者,加竹茹、代赭石,以重镇降逆;若腹泻明显者,加大腹皮、茯苓,以渗湿利湿等。

3. 现代运用　本方常用于急慢性肠胃炎、慢性胆囊炎、慢性胰腺炎、慢性肝炎、流行性感冒等,证属湿困脾胃证者。

4. 使用注意　湿热蕴结者慎用本方。

第十六章　祛湿剂

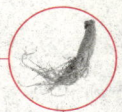

【验案】国医大师王多让医案

闫某，女，6岁。1986年1月25日初诊。症见腹胀、腹痛、腹泻，2天不食、不饮；舌苔薄白腻，脉缓。证属伤食湿阻，脾运不及。治法：消食和胃，运脾化湿。处方：平胃散加减。苍术、厚朴、陈皮各6g，焦山楂12g，焦神曲9g，炙甘草1g。3剂，水煎服，药后愈。

【歌诀】

平胃散用朴陈皮，
苍术甘草四般宜。
燥湿行气消胀满，
湿困脾胃此方医。

藿香正气散

【方源】《太平惠民和剂局方》

【组成】大腹皮、白芷、紫苏、茯苓各30g，半夏曲、白术、陈皮、厚朴、苦桔梗各60g，藿香90g，炙甘草75g。

【用法】每日1剂，水煎服。

【功效】解表化湿，理气和中。主治外感风寒，内伤湿滞证。症见恶寒发热，头痛，无汗，胸膈满闷，脘腹疼痛，呕吐腹泻，舌苔白腻；或山岚瘴疟等。

【方解】方中藿香性味辛温，具芳香之气，解表散寒，芳香化湿，辟秽和中，升清降浊，为治霍乱吐泻之要药，故重用之为君药。风寒袭表，紫苏散寒解表，理气和中；白芷辛散风寒，祛风除湿，二药助藿香增强外散风寒，芳香化湿之力；又以半夏曲燥湿化滞，降逆和胃，厚朴芳化苦燥，祛湿醒脾，且行气调中，消胀除满，半夏曲、厚朴助藿香增强祛湿理气和中之功；四药同用，散风寒，化湿浊，助君之力，共为臣药。用陈皮理气化湿，和胃止呕；大腹皮行气，利湿，二药合厚朴以行气调中，使气化则湿亦化；白术、茯苓健脾祛湿；桔梗宽胸利膈；生姜、大枣调和脾胃，生姜兼以和中止呕，共为佐药。炙甘草调和诸药而为使。诸药合用，共奏解表化湿，理气和中之效。使风寒外解，湿浊得化，气机通畅，脾胃调和，诸症可愈。

【配伍特点】一为表里同治，芳香苦燥祛湿化浊之中，兼以辛温散寒解表；二为标本兼顾，解表化湿中，寓以健脾和中，但总体以化湿理气、解表祛邪为主。

【临床应用】

1. 辨证要点　本方是主治外寒内湿证，以发热恶寒、腹痛吐利、舌苔白腻、脉沉为辨证要点。

2. 加减变化　若表邪重者，本方加香薷、荆芥，以解表散寒；若湿重者，本方加薏苡仁、砂仁、泽泻，渗湿化湿等。

3. 现代运用　本方常用于急性肠胃炎、慢性胆囊炎、肠伤寒、流行性感冒、感冒等，证属外寒内湿证者。

4. 使用注意　本方辛香温燥，若湿热吐泻者不宜应用。方中芳香辛散的药物较多，故作汤剂煎煮时应武火急煎。

【验案】中医药专家丁书文医案

刘某，男，19岁。篮球活动后，饮用

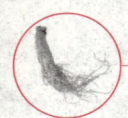

大量冷饮,第2天发热,体温38.6℃,恶寒,鼻塞流清涕,腹泻每日5~6次,不成形,恶心呕吐,胃脘胀满,舌淡苔白腻,脉浮缓。考虑为胃肠型感冒。其病机为外感风寒,内伤寒湿。治法:解表散寒,芳香化湿。处方:藿香正气散加减。藿香、紫苏叶、白芷、厚朴、大腹皮、防风、葛根、半夏、白术各10 g,陈皮、茯苓各15 g,生姜(后下)3片,桔梗、炙甘草各6 g。水煎取300mL,早、晚分服。3天后复诊,体温恢复正常,无恶寒、头痛,偶有干呕,大便每日2~3次,为软便,纳少,腹胀。前方去防风加神曲10 g,继服2剂而愈。

【歌诀】

藿香正气大腹苏,

甘桔陈苓术朴俱;

夏曲白芷加姜枣,

感伤岚瘴并能驱。

第十六章 祛湿剂

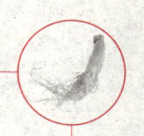

第十五周 第一天

第二节 清热祛湿

清热祛湿剂，适用于湿热诸证，包括外感湿热，或湿热内蕴以及湿热下注所致的黄疸、湿温、霍乱、浊淋、痢疾、泄泻、痿痹等病证。临床表现每多伴有舌红苔黄腻，脉滑数等证候。常以清热利湿药如茵陈、薏苡仁、滑石、通草等。清热燥湿药（如黄连、黄芩、黄檗等）为主组成方剂。宜配伍宣肺、健脾、和胃之品如杏仁、豆蔻仁、厚朴、陈皮等药。代表方如茵陈蒿汤、八正散、三仁汤、甘露消毒丹等。

茵陈蒿汤

【方源】《伤寒论》

【组成】茵陈18 g，栀子9 g，大黄6 g。

【用法】每日1剂，水煎服。

【功效】清热，利湿，退黄。主治湿热黄疸证。症见一身面目俱黄，黄色鲜明如橘子色，小便短赤，腹微满，口中渴，舌苔黄腻，脉滑数或沉实。

【方解】方中重用茵陈为君药，以其最善清利湿热，利胆退黄，长于疗"通身发黄，小便不利"（《名医别录》），为治黄疸之要药。臣以栀子清热燥湿，通利三焦，引湿热下行。佐以大黄降瘀泻热，通利大便，以开湿热下行之道。方中茵陈配栀子，使湿热从小便而出；茵陈配大黄，使瘀热从大便而解。二药合用，使湿热、瘀热从前后分消，黄疸自愈。

【配伍特点】利湿与降瘀、清热并进，前后分消，使湿瘀热从二便而除。

【临床应用】

1. 辨证要点　本方是治疗湿热阳黄之主方。临床以一身面目俱黄、黄色鲜明、小便短赤、苔黄腻、脉滑数为辨证要点。

2. 加减变化　湿重于热者，加茯苓、猪苓、泽泻以淡渗利湿；热重于湿者，加黄檗、龙胆草、蒲公英以清泻肝胆；胁下或脘腹胀满疼痛，加柴胡、郁金、枳实以疏肝理气。

3. 现代运用　本方多用于急、慢性黄疸型传染性肝炎、胆囊炎、胆结石、钩端螺旋体病等，证属肝胆湿热蕴结者。

4. 使用注意　阴黄或黄疸初起有表证者不宜使用本方。

【验案】现代著名内科专家胡金满医案

211

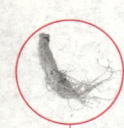

黎某，男，21岁。因恶心厌油6天，身目发黄4天，于1993年1月9日入院。患者1月3日起病，始为发热头痛，食欲减退，经服感冒药，病情无明显好转，入院症见头昏乏力，纳差、恶心厌油腻，口干口苦，腹胀尿黄，大便2日未行。舌质红，苔黄腻，脉弦。查体：全身皮肤巩膜黄染，心肺（-），肝区触痛，肝在右胁下2.5cm，脾（-）。肝功能：直接胆红素93.9μmol/L，谷丙转氨酶2000U/L，白蛋白（A）35 g/L，球蛋白（g）42 g/L，西医诊断：急性黄疸型病毒性肝炎；中医诊断：黄疸。辨证：阳黄、湿热内蕴证。治法：清热解毒，利湿退黄。处方：茵陈蒿汤加味。茵陈18 g，栀子9 g，大黄、枳壳各6 g，夏枯草、田基黄各20 g，土茯苓15 g，黄檗、木通各10 g，甘草5 g。服药3剂，精神好转，诸症减轻，大便通畅，继服原方4剂。1月6日肝功能复查：谷丙转氨酶1310 U/L，总胆红素59.9μmol/L，直接胆红素37.6μmol/L，白蛋白35 g/L，球蛋白45 g/L。2月1日再次复查肝功能均属正常。白蛋白38 g/L，球蛋白25 g/L。继续巩固治疗，共住院35天痊愈出院。

【歌诀】

茵陈蒿汤治阳黄，
栀子大黄组成方；
栀子柏皮加甘草，
茵陈四逆治阴黄。

第二天

八正散

【方源】《太平惠民和剂局方》

【组成】车前子、瞿麦、萹蓄、滑石、栀子、炙甘草、木通、大黄（面裹煨，去面切，焙）各50 g。

【用法】每日1剂，水煎服。

【功效】清热泻火，利水通淋。主治湿热淋证。症见小便浑赤，溺时涩痛，淋沥不畅，甚或癃闭不通，小腹急满，口燥咽干，舌苔黄腻，脉滑数。

【方解】方中瞿麦、萹蓄味苦性寒，善清热利湿，通利小便，为方中君药。木通清心利小肠，车前子清肺利膀胱，滑石清热通淋利窍，三药共助君药清热利水之力，为臣药。栀子清利三焦湿热；大黄泻热降火利湿，两味相伍，引湿热从二便出，共为佐药。灯芯草清心除烦，甘草和中调药，制约苦寒渗利太过，缓急而止痛，为佐使药。全方相合，共成清热泻火，利水通淋之效。

【配伍特点】本方以苦寒通利，清利与清泻合法，导湿热从二便除，有"疏凿分消"之巧。八正散偏重利湿通淋，并能泻热降火，主治下焦湿热蕴结的湿热淋证。

【临床应用】

1.辨证要点　本方为苦寒通利之剂，凡湿热淋证、癃闭均可运用。临床以小

212

第十六章 祛湿剂

便浑赤、尿频尿痛、淋沥不畅、苔黄腻、脉滑数为辨证要点。

2. 加减变化　热伤膀胱血络，小便出血者，加小蓟、白茅根、赤芍以凉血止血；湿热蕴结而致石淋涩痛者，加海金沙、金钱草、琥珀以化石通淋；小便浑浊较甚者，加川萆薢、石菖蒲以分清利浊等。

3. 现代运用　本方多用于急性膀胱炎、尿道炎、肾盂肾炎、泌尿系结石等，证属膀胱湿热者。

4. 使用注意　脾虚气淋、肾虚劳淋者，不宜运用本方；孕妇慎用本方。

【验案】国医大师赵绍琴医案

郝某，女，43岁。1993年10月15日初诊。自10年前患"急性肾盂肾炎"，此后一直未彻底治愈，时好时坏，每遇感冒、着凉、饮食不慎、劳累等均会诱发。近几年发作时，应用各种抗生素、消炎药等治疗均无效。改服中药，开始几次有效，现已无济于事。2天前因气候变化又突然发作，尿痛、尿急、尿频、尿赤，同时伴有发冷发热、腰痛乏力，又去医院检查，尿蛋白（+），尿红细胞10～15/HP，尿白细胞30～50/HP，诊为"慢性肾炎急性发作"。服西药无效，现症除泌尿刺激征外，伴见口渴欲饮、心烦急躁，大便偏干，舌红，苔黄，脉滑细且数。辨证：湿热蕴结膀胱，气化不利。治法：清化湿热，疏调气机，佐以凉血通淋。处方：八正散加味。车前子、瞿麦、滑石、栀子、炙甘草、木通各15 g，前胡6 g，杏仁10 g，浙贝母10 g，芦根20 g，萹蓄10 g，冬葵子20 g，大黄3 g，独活6 g，生地榆10 g。水煎服，每日1剂。加减服14余剂，诸证渐去，唯腰痛酸楚、疲乏无力，改用凉血育阴、益气固肾法善后。半年后随访，除因春节过服辛辣并劳累而轻度反复外，未出现大的发作。

【歌诀】

八正木通与车前，

萹蓄大黄滑石研；

草梢瞿麦兼栀子，

煎加灯草痛淋蠲。

三仁汤

【方源】《温病条辨》

【组成】杏仁、半夏各15 g，飞滑石、生薏苡仁各18 g，白通草、豆蔻、竹叶、厚朴各6 g。

【用法】每日1剂，水煎服。

【功效】宣畅气机，清利湿热。主治湿温初起或暑温夹湿之湿重于热证。症见头痛恶寒，身重疼痛，面色淡黄，胸闷不饥，午后身热，身热不扬，苔白不渴，脉弦细而濡。

【方解】方中杏仁苦平，宣利上焦肺气，使气化则湿亦化；豆蔻芳香化湿，行气畅中以助祛湿；薏苡仁淡渗利湿，导湿热从下焦而去。三仁合用，宣上畅中渗下，使湿热之邪从三焦分解，共为君药。湿阻气滞，故臣以半夏、厚朴行

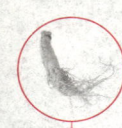

气除满、化湿和胃。湿遏热伏，故佐以通草、滑石、竹叶清热利湿，导湿热从小便而去。本方芳化、淡渗、苦燥同用，宣上、畅中、渗下并行，使三焦湿热上下分消，湿化气行，诸症可除。

【配伍特点】 本方芳化、苦燥、淡渗同用，使表里之湿内外分解；宣上、畅中、渗下并行，使三焦湿热上下分消；寓理气于祛湿之中，纳清热于渗利之内。

【临床应用】

1. 辨证要点　本方是治疗湿温初起，湿重于热证的代表方。临床应用以头痛恶寒、身重疼痛、午后身热、胸闷不饥、苔白不渴为辨证要点。

2. 加减变化　表证甚者，加藿香、佩兰、香薷，解表化湿。胸脘痞闷甚者，加枳实、草豆蔻，行气快膈。

3. 现代运用　常用于肠伤寒、胃肠炎、肾盂肾炎、布氏菌病、肾小球肾炎及关节炎等，证属湿重于热者。

4. 使用注意　热重于湿者禁用本方。

【验案】 现代著名内科专家金洪元医案

顾某，女，45 岁。于 2009 年 5 月 16 日来院就诊。自诉尿淋漓不净 3 年不愈，每次发病时行尿液检查，白细胞（＋～＋＋），症状时轻时重，时发时止，尿热，或有尿痛，而在劳累后更容易诱发和加重，常觉少腹部有坠胀感，形体日益消瘦。考其既往治疗，中药八正散、小蓟饮子、五苓散等清热利湿消瘀之剂

无不用遍，西医止血药、抗生素等相继投用，也有疑为泌尿系结石、结核、肿瘤者，但 B 超、CT 等多次理化检查，均无异常。因屡治乏效，患者苦恼不堪。是时，患者面色苍白无华，四肢不温，腰膝酸软乏力，声低懒言，口干而不欲饮，脉沉细数，舌质淡，苔白黄腻。辨证：脾肾两虚之劳淋。治法：健脾温肾，佐以清热利湿通淋。处方：三仁汤加减。杏仁、飞滑石、半夏各 12 g，生薏苡仁 15 g，白通草、豆蔻、厚朴各 10 g，竹叶 8 g。6 剂，每日 1 剂，煎 2 次服。患者共来诊 5 次，服上药方加减 30 剂后，症状基本消失，而改用补中益气丸继续调治 1 个多月，以巩固疗效。前后共治疗 2 个多月后，患者喜诉即使有劳累亦从未尿血，5 年之顽疾宣告痊愈。

【歌诀】

三仁杏蔻薏苡仁，
夏朴通草滑竹伦；
水用甘澜扬百遍，
湿温初起法堪遵。

第三天

甘露消毒丹

【方源】《温热经纬》

【组成】 飞滑石 45 g，淡黄芩 30 g，绵茵陈 33 g，石菖蒲 18 g，川贝母、木通各 15 g，藿香、连翘、豆蔻、薄荷、

第十六章 祛湿剂

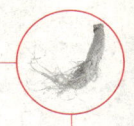

射干各 12 g。

【用法】上药生晒研末，每服 10 g，开水调下，或神曲糊丸，如花生米大，开水化服亦可。

【功效】利湿化浊，清热解毒。主治湿温时疫，湿热并重证。症见发热口渴，胸闷腹胀，肢酸倦怠，颐咽肿痛，或身目发黄，小便短赤，或泄泻淋浊，舌苔白腻或黄腻或干黄，脉濡数或滑数。

【方解】方中重用滑石、茵陈、黄芩，其中滑石利水渗湿，清热解暑，两擅其功；茵陈善清利湿热而退黄；黄芩清热燥湿，泻火解毒。三药相合，正合湿热并重之病机，共为君药。湿热留滞，易阻气机，故臣以石菖蒲、藿香、豆蔻行气化湿，悦脾和中，令气畅湿行；木通清热利湿通淋，导湿热从小便而去，以益其清热利湿之力。热毒上攻，颐肿咽痛，故佐以连翘、射干、贝母、薄荷，合以清热解毒，散结消肿而利咽止痛。纵观全方，利湿清热，两相兼顾，且以芳香行气悦脾，寓气行则湿化之义；佐以解毒利咽，令湿热疫毒俱去，诸症自除。

【配伍特点】本方为清热利湿之剂，治疗湿热留滞气分之证。本方重用滑石、茵陈、黄芩，配伍悦脾和中、清热解毒之品，清热利湿并重，兼可化浊解毒，故宜于湿热并重，疫毒上攻之证。

【临床应用】

1. 辨证要点　本方治疗湿温时疫，湿热并重之证，为夏令暑湿季节常用方，临床应用以身热肢酸、口渴尿赤或咽痛身黄、舌苔白腻或微黄为辨证要点。

2. 加减变化　若黄疸明显者，宜加栀子、大黄清泻湿热；咽颐肿甚，可加山豆根、板蓝根等以解毒消肿利咽。

3. 现代运用　本方常用于肠伤寒、急性胃肠炎、黄疸型传染性肝炎、钩端螺旋体病、胆囊炎等，证属湿热并重者。

4. 使用注意　若湿热入营、谵语舌绛者，则非本方所宜。

【验案】著名老中医何乃坤医案

周某，男，36 岁。1984 年 10 月 7 日初诊。患者发热（体温38℃）已 7 天，伴纳呆，脘闷，第 3 天出现黄疸，刻诊：面黄如橘子色，眼结膜黄染，尿黄如柏汁，胁痛，便秘，舌红，苔黄厚腻，脉弦数。查肝肋下 4cm，剑突下 6cm，触痛。查肝功能：黄疸指数 50U，麝香草酚浊度试验 18U，谷丙转氨酶 310U/L，HBsA g 阳性。西医诊断：急性黄疸型乙型肝炎；中医诊断：阳黄。辨证：肝胆湿热，热重于湿。治法：清热解毒利湿。处方：飞滑石 45 g，淡黄芩 30 g，绵茵陈 33 g，石菖蒲 18 g，川贝母、木通各 15 g，藿香、连翘、豆蔻、薄荷、射干各 12 g，猪苓、茯苓、泽泻各 16 g。上药生晒研末，每服 10 g，每日 3 次，开水调下。服后热退，大便通畅，上方续服 3 剂，身黄渐退，小便清利。续服 3 周后诸症消失，查肝功能已正常，HBsA g 阴性，续调理 1 个月痊愈。

【歌诀】

　　甘露消毒蔻藿香，
　　茵陈滑石木通菖；

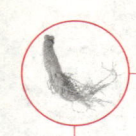

芩翘贝母射干薄，
鼠疫湿温为未尝。

二妙散

【方源】《丹溪心法》

【组成】炒黄檗、炒苍术各15g。

【用法】共为细末，每次6～9g，每日2～3次，温开水或姜汤送服；亦作丸剂，名二妙丸，每次6～9g，每日3次，温开水送服；或作汤剂，水煎服。

【功效】清热燥湿。主治湿热下注证。症见筋骨痛，或两足痿软，或足膝红肿疼痛，或湿热带下，下部湿疮等，小便短赤，舌苔黄腻。

【方解】方中黄檗为君药，取其寒能胜热，苦以燥湿，且善祛下焦之湿热。湿自脾来，故臣以苍术燥湿健脾，使湿去则热孤。两药相合，清流洁源，标本兼顾，使湿热得除，诸症自解。

【临床应用】

1. 辨证要点　本方清热燥湿之力较强，非独治疗痿、痹，亦可用于湿热下注之脚气、带下、湿疮等。临床以小便短赤、舌苔黄腻为辨证要点。

2. 加减变化　本方适用于多种湿热下注之证，应按病症的不同，适当加味用之。若湿热痿痹者，可加豨莶草、木瓜、萆薢等，以祛湿热强筋骨；若湿热脚气者，宜加薏苡仁、木瓜、槟榔等，以渗湿降浊；若下部湿疮者，可加赤小豆、土茯苓等，以清湿热，解疮毒。

3. 现代运用　现常用于关节炎、下肢静脉炎、阴囊湿疹、阴道炎等，证属湿热下注者。

4. 使用注意　湿多热少者，不宜使用。

【验案】著名老中医周晖医案

朱某，女，29岁。患者产后月余，因天气炎热，空调温度过低受凉，次日即觉咽痛、头痛，恶寒发热，鼻塞轻咳，周身关节酸软疼痛，10天后肘、膝、腕、踝关节痹痛加剧，屈伸不利，但发热不恶寒。经某医院诊治，予吲哚美辛、泼尼松口服，青霉素静脉滴注，1天后即觉上腹胀满隐痛，恶心欲呕，不能坚持治疗，要求服中药。诊见：两膝及腕、踝关节掀热、红肿，身热面赤，汗出恶热，口干，舌红，苔黄腻，脉滑数。检查抗链球菌溶血素"O" 1：500，血沉95mm/h，双膝、腕、踝关节X线片未见异常。辨证：湿热痹证。治法：清热通络，调和营卫。处方：二妙散加味。黄檗、苍术各15g，香附、延胡索、红花、生甘草各10g，青风藤、丹参、白芍各30g。服上方6剂后，症状减轻，减黄檗、苍术，加威灵仙10g，忍冬藤15g，5剂后热退，关节疼痛消失，1周后复查，抗链球菌溶血素"O"、血沉均降至正常，随访未复发。

【歌诀】

二妙散中苍柏煎，
若云三秒牛膝添；
再加苡仁名四妙，
湿热下注痿痹痊。

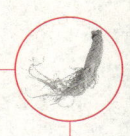

第四天

第三节 利水渗湿

利水渗湿剂常由以下药物组成：①利水渗湿药，如茯苓、猪苓、泽泻等，使已停之水湿从小便而去；②理气药，如陈皮、大腹皮等，令气行则水行；③消除病因，水停因膀胱气化失司所致，宜伍桂枝以温阳化气；因脾胃气虚，脾不运湿所致，宜配黄芪、白术以健脾助运，培土制水。本类方剂适用于水湿壅盛证。症见水肿，小便不利，泄泻，身体沉重疼痛，苔白，脉缓等。代表方五苓散、防己黄芪汤。

五苓散

【方源】《伤寒论》

【组成】猪苓、白术、茯苓各9 g，泽泻15 g，桂枝6 g。

【用法】上药捣为散，温开水冲服，每次6~9 g，每日3次，服药后多饮热水。

【功效】利水渗湿，温阳化气。主治：①蓄水证。症见小便不利，头痛发热，烦渴欲饮，甚则水入即吐，舌苔白，脉浮；②水湿内停证。症见水肿，泄泻，小便不利等。

【方解】方中重用泽泻为君，利水渗湿。臣以茯苓、猪苓淡渗利湿，与泽泻相伍，则渗湿之力益著，为利水消肿的基本结构。佐以白术健脾燥湿，合茯苓益脾以运化水湿；桂枝温阳化气，兼解表邪。原书要求服后"多饮暖水"，意即以助发汗，使表邪与水湿从汗而解。

【配伍特点】本方发汗利水同施，表里同治，重在祛湿治里；渗湿化气兼顾，标本同治，重在利水治标。

【临床应用】

1. 辨证要点　本方为治水湿内停证之基础方。以小便不利、舌苔白、脉浮或缓为辨证要点。

2. 加减变化　本方属利水渗湿之剂，水肿甚者，加桑白皮、大腹皮、车前子等以增强行水消肿之力。因气行则津行，亦可酌加陈皮、枳实理气以行水。

3. 现代运用　本方常用于急慢性肾炎、肝硬化腹水、心源性水肿、急性肠炎、尿潴留、脑积水等，证属水湿内停者。

4. 使用注意　若水肿属湿热者，不宜使用本方。

【验案】现代著名内科专家尤松鑫医案

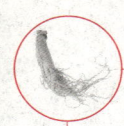

王某，女，58岁。1997年10月11日初诊。反复水肿1年余。曾于1996年5月无明显诱因突然尿频、尿急，每日达10余次，经用抗生素治疗后缓解。此后多次出现尿频、尿急，时感腰酸，未经系统治疗。高血压病史8年。3个月前症状加重，诊为慢性肾盂肾炎、原发性高血压，给予双嘧达莫、硝苯地平、保肾康及多种抗生素和利尿药等治疗1个月，无明显好转而出院。现患者精神较差，面色白，纳食尚可，腰部发胀，小便频数，日行8～9次，睡眠较差，多梦，舌红、苔薄白腻，脉细滑。查体：血压140/90 mmHg，双眼睑轻度水肿，心肺检查无异常，腹水征阴性，下肢水肿（+++）。尿常规示：蛋白质（++），红细胞（+），偶见颗粒管型。辨证：脾肾不足，湿热稽留。治法：益肾健脾，利水渗湿。处方：五苓散加减。猪苓12 g，白术、茯苓各9 g，桂枝6 g，山药、泽泻、薏苡仁、萹蓄、瞿麦各10 g，通草3 g。每日1剂，水煎服。

10月18日二诊：自觉症状好转，尿量增加，夜寐转安，舌苔薄白，脉弦细略滑。查体：双眼睑水肿消退，双下肢水肿（+）。尿常规检查：蛋白质（+），红细胞（+），未见颗粒管型。上方去通草，加丝瓜络10 g。每日1剂，水煎服。经上方加减治疗3个月，患者面色红润，水肿退，已无明显自觉症状，尿常规正常。又经3个月治疗，多次复查尿常规均在正常范围，病情稳定。

【歌诀】

五苓散治太阳府，

泽泻白术与二苓；

温阳化气添桂枝，

利便解表治水停。

防己黄芪汤

【方源】《金匮要略》

【组成】防己12 g，黄芪15 g，炒甘草6 g，白术9 g，生姜5片，大枣3枚。

【用法】每日1剂，水煎服。

【功效】益气祛风，健脾利水。主治表虚之风水或风湿证。症见汗出恶风，身重微肿，或肢节疼痛，小便不利，舌淡苔白，脉浮。

【方解】方中防己祛风利水，除湿止痛；黄芪益气固表，行水消肿，共为君药。白术补气健脾以资黄芪益气固表之力，燥湿化浊以助防己祛湿行水之功，为臣药。姜、枣健脾和胃，甘草健脾和中，兼可调和诸药，是为佐使。

【配伍特点】本方祛风除湿与益气固表并用，邪正兼顾，使祛风除湿而不伤正，益气固表而不恋邪。

【临床应用】

1. 辨证要点　本方为治风湿、风水属表虚证之常用方。以汗出恶风、小便不利、苔白脉浮为辨证要点。

2. 加减变化　本方属益气祛风利水之剂。若为风水，加茯苓、猪苓以增利

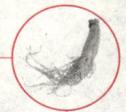

水消肿之功；若为风湿，加威灵仙、苍术、独活以增祛风除湿之功。

3. 现代运用　本方常用于慢性肾小球肾炎、心源性水肿、风湿性关节炎等，证属风水、风湿而兼表虚证者。

【验案】中医药专家张灿玾医案

傅某，男，40岁。患风水病症，久而不愈，1973年6月25日就诊。患者主诉：下肢沉重，胫部浮肿，累及足跟痛，汗出恶风，切其脉浮虚而数，视其舌质淡白，有齿痕，诊为"风水"。尿蛋白(+++)，诊断属慢性肾炎。下肢沉重，是寒湿下注；浮肿，为水湿停滞；汗出恶风，是卫气虚风伤肌腠；脉浮虚数，是患病日久，体虚表虚脉亦虚的现象，处方：防己黄芪汤加味。防己18 g，生黄芪24 g，白术、炙甘草、生姜各9 g，大枣4枚。水煎服，嘱长期坚持服用。

1974年7月3日复诊，患者坚持服前方10个月，检查尿蛋白(+)，又持续两个月，蛋白尿基本消失，一切症状痊愈。唯体力未复，可疏补卫阳，护肝阴，兼利水湿，方用：黄芪30 g，白芍12 g，桂枝9 g，茯苓24 g。以巩固疗效，并恢复健康。

【歌诀】

　　防己黄芪金匮方，
　　白术甘草枣生姜。
　　益气祛风又行水，
　　表虚风水风湿康。

第五天

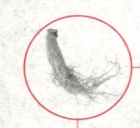

第四节 温化寒湿

温化寒湿剂，常由以下四方面药物构成：①除湿药，如淡渗利水之茯苓、泽泻，芳化苦燥之豆蔻、厚朴、半夏等。②温阳祛寒药，如干姜、附子、桂枝等，振奋阳气，消除水湿停滞。③理气药，如木香、陈皮、槟榔等，是治湿宜调气。④益气健脾药，如白术、黄芪、党参等，使脾气健运，水湿得行。

本类方剂适用于阳虚痰饮或阳虚水停证。前者症见胸胁支满、心悸、气短、舌苔白滑，脉弦滑；后者症见畏寒肢冷、小便不利、四肢沉重疼痛、水肿、舌淡苔白滑或白腻、脉沉等。代表方有苓桂术甘汤、真武汤、实脾散等。

苓桂术甘汤

【方源】《金匮要略》

【组成】茯苓12 g，桂枝、白术各9 g，甘草6 g。

【用法】每日1剂，水煎服。

【功效】温阳化饮，健脾利湿。主治中阳不足之痰饮证。症见胸胁支满，目眩心悸，短气而咳，舌苔白滑，脉弦滑或沉紧。

【方解】方中茯苓既利湿化饮，又健脾助运，且善平饮邪之上逆，故重用为君。臣以桂枝温阳化气，平冲降逆。苓、桂相合为温阳化气，利水平冲之常用组合。佐以白术健脾燥湿，苓、术相配为健脾祛湿的常用组合。炙甘草合桂枝辛甘化阳，以助温补中阳；合白术益气健脾，以培土制水；兼能调和诸药，为佐使药。

【配伍特点】温而不燥，利而不峻，标本兼顾，为治疗痰饮病之和剂。

【临床应用】

1. 辨证要点　本方为治中阳不足痰饮病之代表方、基础方。以胸胁支满、目眩心悸、舌苔白滑为辨证要点。

2. 加减变化　本方是温阳化饮的基础方，如咳喘痰多者，加半夏、陈皮、杏仁、桔梗以燥湿化痰，止咳平喘；如肢肿尿少者，加泽泻、猪苓利水消肿；肝风夹痰饮上犯之眩晕者，加天麻、半夏以息风化痰。

3. 现代运用　本方常用于慢性支气管炎、支气管哮喘、心源性水肿、慢性肾小球肾炎水肿、梅尼埃病、神经官能

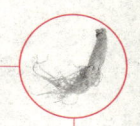

症等，证属水饮停于中焦者。

4. 使用注意　饮邪化热，咳痰黏稠者，非本方所宜。

【验案】中医临床家施今墨医案

张某，男，45岁。数十年来咳嗽痰多早晚较重，每届秋冬为甚。近时眠食欠佳，大便不实，屡经治疗，效果不大。经西医透视、化验检查，均未发现结核病变，诊断为慢性支气管炎。今就出差之便，来京诊治。诊查：舌苔薄白，脉缓弱。因脾为生痰之源，肺为储痰之器，脾肺两虚，不能摄养；故咳嗽多痰，大便不实，多年不愈。中医诊断为外感咳嗽。治法：补肺健脾为主。处方：苓桂术甘汤加味。茯苓15g，桂枝、半夏曲、炒远志、茯苓各10g，白术9g，甘草、川贝母、北沙参、南沙参各6g。

二诊：服药6剂，咳嗽大减，食眠亦转佳，二便正常，前方加玉竹、冬虫夏草各10g。

三诊：服5剂后，咳嗽基本停止，返里在即。嘱将前方剂量加5倍研细面，炼蜜为丸，每丸重10g，每日早、晚各服1丸，白开水送服，并嘱其加强锻炼，防止外感。

【歌诀】

苓桂术甘化饮剂，
温阳化饮又健脾。
饮邪上逆胸胁满，
水饮下行悸眩去。

真武汤

【方源】《伤寒论》

【组成】茯苓、白芍、生姜、制附子各9g，白术6g。

【用法】每日1剂，水煎服。

【功效】温阳利水。主治阳虚水泛证。症见小便不利，四肢沉重疼痛，甚则肢体浮肿，腹痛下利，苔白不渴，脉沉。

【方解】方中附子辛热，主入心肾，能温壮命火以化气行水，散寒止痛，兼暖脾以温运水湿，为君药。茯苓淡渗利水，生姜温胃散寒行水。此二味协君药以温阳散寒，化气行水，为臣药。白术苦甘而温，健脾燥湿；白芍酸而微寒，敛阴缓急而舒筋止痛，并利小便，且兼制附子之温燥，为佐药。五药相合，共奏温阳利水之功，使阳复阴化水行。

【配伍特点】主以温阳利水，佐以酸敛益阴，温阳利水而不伤阴。

【临床应用】

1. 辨证要点　本方适用于脾肾阳虚，水饮内停证。临床以小便不利、肢体沉重或浮肿、苔白不渴、脉沉为辨证要点。

2. 加减变化　原方后注云："若咳者，加五味子、细辛、干姜；若小便利者，去茯苓；若下利者，去芍药，加干姜；若呕者，去附子，加重干姜。"可资临床参考。

3. 现代运用　多用于慢性肾炎、肾病综合征、尿毒症、肾积水、心力衰竭、

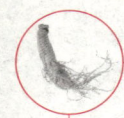

心律失常、梅尼埃病等，证属阳虚水饮内停者。

4. 使用注意　湿热内停之尿少身肿者忌用本方。

【验案】现代著名内科专家龚丽娟医案

李某，男，65岁。2012年7月24日初诊。反复眩晕10年，加重伴下肢肿1个月。患者10年前体检发现血压增高，最高达160/90 mmHg，间断服用降压药，眩晕反复。近1个月来无明显诱因眩晕加重，并出现双下肢水肿，晨轻暮重，伴腰酸膝软，颧红，夜寐早醒，舌质暗红苔薄黄少津，脉细弦。查体：血压170/100 mmHg。尿常规示尿蛋白（+），24h尿蛋白定量0.59 g，肾功能示：血肌酐135 μmol/L，尿酸480 μmol/L。中医诊断：水肿；西医诊断：高血压肾损害，慢性肾功能不全（代偿期）。辨证：肝肾阴虚。治法：益肾平肝，活血通络。处方：真武汤加减。茯苓12 g，白术6 g，生姜、制附子各9 g，生地黄、山药、山茱萸、枸杞子、赤芍各15 g，芍药、泽泻、牡丹皮、杭菊花、白术各10 g。7剂，水煎服。

2012年7月31日二诊：药后诸症减轻，水肿消退，舌质暗红苔薄少津，脉细弦。前方既效，守方继进。后复查尿常规示尿蛋白（－），肾功能示：血肌酐120 μmol/L，尿酸380 μmol/L。嘱继续巩固治疗。

【歌诀】

真武汤壮肾中阳，
茯苓术芍附生姜。
阳虚水饮停为患，
悸眩瞤惕保安康。

第十六周　第一天

实脾散

【方源】《重订严氏济生方》

【组成】厚朴、白术、木瓜、木香、豆蔻、大腹子、附子、白茯苓、炮干姜各6 g，炙甘草3 g，生姜5片，大枣2枚。

【用法】每日1剂，水煎温服。

【功效】温阳健脾，行气利水。主治脾肾阳虚，水停气滞之阴水。症见身半以下肿甚，胸腹胀满，手足不温，口中不渴，大便溏薄，舌苔白腻，脉沉迟。

【方解】方中附子大辛大热善于温肾阳而助气化以行水；干姜偏于温脾阳而助运化以制水；二味相合，温补脾肾，抑阴扶阳，共为君药。茯苓渗湿利水，白术补脾燥湿，二味相合，健脾祛湿，为臣药。木瓜酸温，醒脾化湿，并敛液而护阴以防利水伤阴；厚朴、木香、大腹子、豆蔻皆为辛温气香之品，行气燥湿利水，消胀除满，为佐药。炙甘草健脾和药，生姜、大枣和中，并为佐使。诸药合用，共奏温阳健脾，行气利水之功。

【配伍特点】本方脾肾同治，重在

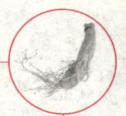

温脾,崇土实脾而制水,故以"实脾"名之;温阳利水和行气利水并用,使阳复气行则水肿自消。本方与真武汤均有温暖脾肾,助阳行水之功,均可治阳虚水停之证。但本方增加了温脾燥湿,行气利水的配伍,重在治脾,故宜于脾阳虚水肿而有胸腹胀满者;真武汤用附子为主,配伍生姜、芍药,故善散水消肿,兼能敛阴缓急,重在治肾,宜于肾阳虚水气内停,伴有腹痛或身瞤动者。

【临床应用】

1. 辨证要点　本方适用脾肾阳虚,水停气滞之阴水。临床以身半以下肿甚、胸腹胀满、苔白腻、脉沉迟为辨证要点。

2. 加减变化　水湿内盛见尿少肿甚者,加猪苓、泽泻、桂枝以化气行水;水停气滞见肿满较甚者,合五皮饮以增行气利水之功;脾肺气虚见食少便溏者,去槟榔,加人参、黄芪以增益气健脾之力。

3. 现代运用　本方多用于慢性肾炎、心源性水肿、妊娠羊水过多、肝硬化腹水等,证属脾肾阳虚、水停气滞者。

4. 使用注意　阳水证忌用本方。

【验案】著名老中医肖长丁医案

马某,男,25岁。以水肿、乏力2年为主诉入院。曾诊断为肾病综合征,先后在郑州、西安几家医院住院治疗,给西药抗炎及激素治疗,病情无好转。诊见：腰酸困、乏力、形寒畏冷、纳呆,双下肢水肿按之没指、舌淡红、苔白厚,脉沉细。尿常规检查：尿蛋白（++++）,红细胞少许,颗粒管型（++）,24小时尿蛋白总量 0.865 g。血浆总蛋白 46 g/L,白蛋白 16.8 g/L,总胆固醇 9.1mmol/L,尿素氮 7.2mmol/L。辨证：脾肾阳虚,水湿内停。治法：补肾健脾,利水渗湿。处方：实脾散加减。厚朴、白术、山药、黄芪、白茅根各 10 g,木香、草豆蔻、大腹子、附子、白茯苓、炮干姜各 6 g,炙甘草 3 g,生姜 5 片,大枣 2 枚。水煎服,每日 1 剂。同时口服泼尼松 20mg,每天 1 次,以后每 15 天减泼尼松 5mg,2 个月内将泼尼松减完。本方加减服药 96 剂,临床症状基本消失,精神好转,尿蛋白少许,24h 尿蛋白总量 0.15 g；胆固醇 5.18mmol/L,血尿素氮 1.46mmol/L。病情缓解出院。

【歌诀】

实脾茯苓与木瓜,

甘草木香大腹加；

草果附姜兼厚朴,

虚寒阴水效肯夸。

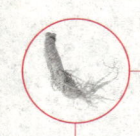

第五节　祛风胜湿

祛风胜湿剂，适用于风湿外袭所致头痛、身痛、腰膝疼痛、肢节不利、畏寒喜温等，常以祛风湿药如羌活、秦艽、防风等为主组成。风湿为病，有邪在肌表，或正气不足，风寒湿邪稽留体内，久而不去，故本类方剂又常配伍解表散邪、补肝肾、益气血等药物。代表方有独活寄生汤、羌活胜湿汤等。

独活寄生汤

【方源】《备急千金要方》

【组成】独活9g，桑寄生、杜仲、牛膝、细辛、秦艽、茯苓、肉桂、防风、川芎、人参、甘草、当归、芍药、干地黄各6g。

【用法】每日1剂，水煎服。

【功效】祛风湿，止痹痛，益肝肾，补气血。主治痹证日久，肝肾两虚，气血不足证。症见腰膝疼痛，肢节屈伸不利，或麻木不仁，畏寒喜温，心悸气短，舌淡苔白，脉细弱。

【方解】方中独活辛苦微温，善祛下半身之风寒湿邪而通痹止痛，是为君药。臣以细辛、防风、秦艽、肉桂，祛风除湿、散寒止痛，以助君药之力。痹证日久，累及肝肾气血，故以桑寄生、杜仲、牛膝补肝肾，强筋骨，兼祛风湿；地黄、当归、芍药、川芎养血和血，人参、茯苓、甘草益气健脾，使气血充而筋骨经脉得以濡养，俱为佐药。甘草兼调诸药，又为使药。综观全方，以祛风胜湿、散寒止痛为主，辅以补肝肾，益气血。标本并治，邪正兼顾，使风湿得除，肝肾得补，气血得充，诸证自愈。

【配伍特点】本方邪正兼顾，其中以祛邪为主，重在祛风散寒除湿；兼以扶正，补肝肾、益气血。

【临床应用】

1. 辨证要点　本方是肝肾两亏，气血不足之痹证的代表方。临床应用以腰膝疼痛、畏寒喜温、心悸气短、舌淡苔白、脉象细弱为辨证要点。

2. 加减变化　久病入络甚者，加白花蛇舌草、川乌、地龙、红花，通络止痛。寒湿甚者，加附子、干姜、防己、苍术，散寒除湿。

3. 现代运用　本方常用于慢性风湿性关节炎、慢性腰腿痛、坐骨神经痛、骨质增生症等，证属肝肾亏虚、气血不足、

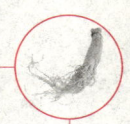

风寒湿痹者。

4. 使用注意　湿热痹证禁用本方。

【验案】国家级著名老中医何炯成医案

张某，男，38岁。1998年10月12日初诊。自觉腰痛，有两侧腰背重坠如重物压背感达1年半，不能久坐。喜欢平卧或腰部垫枕而坐，每逢劳累后症状加重，无外伤，疼痛与天气变化无关。曾经多次服西药未见好转。诊见患者神倦乏力，面色苍白，腰椎正中位，无侧弯，生理弧线变浅，腰椎活动度基本正常，脊椎及椎旁软组织无明显压痛，双下肢直腿抬高试验阴性。实验室检查提示血常规、血沉正常，X线片示腰椎未见异常病变。舌质淡，苔薄白，脉细缓。此属气血不足，肝肾亏损，筋失所养而致，治法：益气血、补肝肾、壮筋骨。处方：独活寄生汤加减。独活10g，桑寄生、杜仲、牛膝各8g，细辛、秦艽、茯苓、肉桂、防风、川芎、人参、甘草、当归、芍药、干地黄各6g。每日1剂，水煎500mL，于下午及晚上临睡前2小时温服。3剂后患者自觉腰痛明显减轻，腰背重坠感消失。服12剂后诸症完全消失，恢复正常工作，随访1年未见复发。

【歌诀】

独活寄生艽防辛，
芎归地芍桂苓均；
杜仲牛膝人参草，
冷风顽痹屈能伸。

第二天

羌活胜湿汤

【方源】《脾胃论》

【组成】羌活、独活各6g，藁本、防风、炙甘草各3g，蔓荆子2g，川芎1.5g。

【用法】每日1剂，水煎服。

【功效】祛风，胜湿，止痛。主治风湿在表之痹证。症见肩背痛不可回顾，头痛身重，或腰脊疼痛，难以转侧，苔白，脉浮。

【方解】方中羌活、独活共为君药，两者皆为辛苦温燥之品，其辛散祛风，味苦燥湿，性温散寒，故皆可祛风除湿、通利关节。其中羌活善祛上部风湿，独活善祛下部风湿，两药相合，能散一身上下之风湿，通利关节而止痹痛。臣以防风、藁本，入太阳经，祛风胜湿，且善止头痛。佐以川芎活血行气，祛风止痛；蔓荆子祛风止痛。使以甘草调和诸药。综合全方，以辛苦温散之品为主组方，共奏祛风胜湿之效，使客于肌表之风湿随汗而解。

【配伍特点】本方与九味羌活汤均可祛风胜湿，止头身痛。但九味羌活汤解表之力较本方为著，且辛散温燥之中佐以寒凉清热之品，故主治外感风寒湿邪兼有里热之证，以恶寒发热为主，兼口苦微渴；本方善祛一身上下之风湿，而解表之力较弱，故主治风湿客表之证，以头身重痛为主，表证不著。

【临床应用】

1. 辨证要点　本方是风湿在表证的代表方。临床应用以头项肩背腰脊重痛、

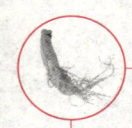

苔白、脉浮为辨证要点。

2.加减变化　若湿邪较重，肢体酸楚甚者，可加苍术、细辛以助祛湿通络；郁久化热者，宜加黄芩、黄檗、知母等清里热。

3.现代运用　本方常用于风湿性关节炎、类风湿关节炎、骨质增生症、强直性脊柱炎等，证属风湿在表者。

4.使用注意　素体阴虚者禁用本方。

【验案】著名内科专家刘渡舟医案

何某，男，36岁。患者四肢关节肿胀、疼痛、畸形已4年，伴发热、跛行。近年来病情加剧，曾住院治疗4个月余，给予激素、抗生素、抗风湿药等治疗无效，反致上消化道出血2次，血止后返家。血沉112mm／h，抗链球菌溶血素"O"1∶625，类风湿因子阳性，X线片示：双手指、腕、腿骨、脚趾脱钙，骨质疏松、关节变形。心电图示：窦性心律，高血压。检查：体温38℃，两手8个手指中节和脚趾关节肿胀，不能伸直，抬举困难。舌苔薄黄而根腻，脉弦细滑。辨证：邪阻经脉气血，血行受阻致血瘀。治法：活血化瘀，清热解毒，消肿散结。处方：羌活胜湿汤加减。羌活、独活各10g，藁本、防风、炙甘草各5g，蔓荆子、川芎各6g，红花、杜仲、当归、生黄芪各18g。以此方水煎服，每日1剂，分2次服。两个月后，血沉11mm／h，抗链球菌溶血素"O"正常，类风湿因子阴性。用药3个月，症状、体征改善，能上班做轻便工作。心电图复查正常。X线片示：诸关节较前好转。后以每晚10～30mL，递减维持，且加服滋肾养肝、舒筋壮骨之药巩固疗效。现坚持上班4年，未复发。

【歌诀】

羌活胜湿羌独芎，
甘蔓藁本及防风。
湿气在表头腰重，
发汗升阳有奇功。

第三天

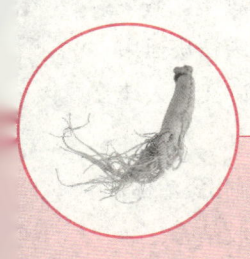

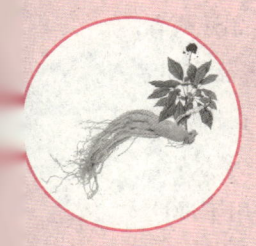

第十七章 祛痰剂

　　以祛痰药为主组成，具有消除痰涎等作用，主治各种痰证的方剂称为祛痰剂。痰为机体的病理产物，可留滞于脏腑、经络、肢体而致病，故痰病的范围很广，种类较多，就其性质而言，可分为湿痰、热痰、燥痰、寒痰、风痰等，因此，本章方剂相应地分为燥湿化痰、清热化痰、润燥化痰、温化寒痰、化痰息风五类。

　　使用祛痰剂时要注意以下几点：第一，辨别痰病的性质，分清寒热燥湿的不同；同时应注意病情，辨清标本缓急。第二，有咳血倾向者，不宜使用燥烈之剂，以免引起大量出血。第三，表邪未解或者痰多者，慎用滋润之品，以防壅滞留邪，病久不愈。第四，祛痰剂多选用行消之品，不宜久服，中病即止，以免损伤正气。

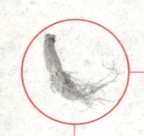

第一节　燥湿化痰

燥湿化痰剂适用于湿痰证,主要症状为咳嗽痰多、色白易咳、胸脘痞闷、呕恶眩晕、肢体困重、舌苔白腻或白滑、脉缓或滑等。组方药物以燥湿化痰药为主,如半夏、陈皮、胆南星等,配伍健脾燥湿药及行气之品如茯苓、白术、枳实等组成。代表方如二陈汤、温胆汤。

二陈汤

【方源】《太平惠民和剂局方》

【组成】清半夏、陈皮各15 g,茯苓9 g,蜜甘草4.5 g,生姜7片,乌梅肉6 g。

【用法】每日1剂,水煎温服,每日2次。

【功效】燥湿化痰,理气和中。主治湿痰证。症见咳嗽痰多,色白易咳,恶心呕吐,肢体困倦,胸膈痞闷肢体困倦,或头眩心悸,舌苔白滑或腻,脉滑。

【方解】方中半夏宜用清半夏,燥湿化痰,尚可减毒缓性,消除副作用,为君药。陈皮辛温为臣,理气燥湿祛痰,气顺则痰消,助清半夏化痰之力。痰由湿生,湿自脾来,故佐以茯苓健脾渗湿,使湿去脾旺,痰无由生;生姜降逆化饮,既能制半夏之毒,又能助半夏、陈皮行气消痰,和胃止呕;少许乌梅肉收敛肺气,与半夏相伍,散中有收,使祛痰而不伤正。蜜甘草为使,调和药性,且助茯苓健脾益气以杜绝生痰之源。诸药合用,共奏燥湿化痰、理气和中之功,为祛痰通用方剂。方中半夏、陈皮皆以陈久者入药为佳,故以"二陈"命名。

【配伍特点】本方以燥湿化痰治标,健脾、渗湿、理气顾本,散收结合,标本兼顾。

【临床应用】

1. 辨证要点　以咳嗽痰多,色白易咯,舌苔白腻,脉滑为辨证要点。

2. 加减变化　若湿痰重者,可加苍术、姜厚朴增燥湿化痰之力;治热痰者,可加胆南星、瓜蒌以清热化痰;治寒痰者,可加干姜、细辛以温化寒痰;治风痰眩晕者,可加天麻、炒僵蚕以化痰息风。

3. 现代运用　本方主要用于慢性支气管炎、肺气肿、慢性胃炎、妊娠呕吐、神经性呕吐、梅尼埃病等,证属湿痰者。

4. 使用注意

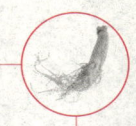

（1）本方性偏温燥，故燥痰者慎用；吐血、阴虚、血虚者忌用本方。

（2）方中有半夏、甘草，注意配伍禁忌。

【验案】中医临床家施今墨医案

张某，男，45岁。10多年来咳嗽痰多，早、晚较重，每届秋冬为甚。近时眠食欠佳，大便不实。屡经治疗，效果不大，经西医检查，透视化验均未发现结核病变，诊断为慢性支气管炎，今就出差之便，来京就诊。中医诊断为咳嗽。脾为生痰之源，肺为储痰之器，脾肺两虚，不能摄养，故咳嗽多痰。治法：化痰止咳，润肺健脾。处方：二陈汤加味。清半夏、陈皮各15g，炙百部、白前各5g，茯苓10g，枇杷叶（布包）、川贝母、南沙参、北沙参各6g，蜜甘草4.5g，生姜7片，乌梅肉8g。

二诊：服药6剂，咳嗽大减，食眠亦均转佳，二便正常，原方加玉竹10g，冬虫夏草10g。

三诊：服5剂后，咳嗽基本停止，返里在即。嘱将前方剂量加5倍研细面，炼蜜为丸，每丸重10g，每日早、晚各服1丸，白开水送服。并嘱其加强锻炼，防止外感。

【歌诀】

二陈汤用半夏陈，
益以茯苓甘草成。
理气和中兼燥湿，
一切痰饮此方珍。

温胆汤

【方源】《三因极一病证方论》

【组成】半夏、竹茹、炒枳实各6g，陈皮9g，炙甘草3g，茯苓4.5g，生姜5片，大枣1枚。

【用法】每日1剂，水煎服。

【功效】理气化痰，和胃利胆。主治胆郁痰扰证。症见胆怯易惊，心烦不眠，或惊悸不宁，或呕吐呃逆，或眩晕心悸，或癫痫，苔白腻，脉弦滑。

【方解】方中半夏辛温，燥湿化痰，和胃止呕，为君药。竹茹甘而微寒，清热化痰，除烦止呕。半夏与竹茹相伍，一温一凉，有化痰和胃、止呕除烦之功；陈皮辛苦温，理气行滞，燥湿化痰；枳实辛苦微寒，破气导滞，消痰除痞。陈皮与枳实相合，亦为一温一凉，而理气化痰之力增，以上为臣药。茯苓健脾渗湿，以杜生痰之源；生姜、大枣调和脾胃，且生姜兼制半夏毒性，以上为佐药。甘草调和诸药，为使药。诸药相伍，共奏理气化痰、和胃利胆之功。

【配伍特点】一是化痰与理气同用，既治痰扰之标，又治生痰之本，标本兼顾；二是温凉兼进，令全方不寒不燥，理气化痰以和胃，胃气和降则胆舒，胆无痰扰，诸症自愈。

【临床应用】

1.辨证要点　本方主治胆郁痰扰证。运用以胆怯易惊、心烦不眠、呕吐眩晕、

229

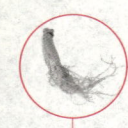

苔白腻、脉弦滑为辨证要点。

2. 加减变化　失眠者，加琥珀粉、远志以宁心安神；惊悸者，加珍珠母、生牡蛎、生龙齿以重镇定惊；呕吐呃逆者，酌加紫苏叶或梗、枇杷叶、旋覆花以降逆止呕；眩晕者，可加天麻、钩藤以平肝息风；癫痫抽搐者，可加胆南星、钩藤、全蝎以息风止痉。若痰浊化热而痰热内扰者，可加黄连、胆南星以清热化痰。

3. 现代运用　本方常用于神经官能症、急慢性胃炎、消化性溃疡、慢性支气管炎、梅尼埃病、更年期综合征、癫痫、冠状动脉粥样硬化性心脏病等，证属胆郁痰扰者。

4. 使用注意　虽然方名"温胆"，但无温胆之功，寒痰者不宜使用本方。

【验案】著名内科专家祝谌予医案

封某，女，43 岁。2009 年 5 月 13 日初诊。患者失眠 3 年多，常彻夜打牌，曾经多位中医以补益心脾、养血安神之方调治，无明显效果，现间断服用艾司唑仑。刻诊：面容憔悴，眼布血丝，呵欠连连，虽昏昏欲睡，着枕却异常清醒，难以入眠，寐则乱梦纷纭，食欲欠佳，经、带正常。舌苔黄腻，脉弦滑。辨证属痰热扰心。治法：清化痰热，兼以重镇安神，缓缓图之。处方：法半夏、浙贝母各 10 g，茯苓、茯神各 12 g，橘红、枳壳、淡竹叶各 6 g，竹茹 15 g，川连 5 g，珍珠母、炒枣仁、生龙牡各 30 g，生甘草 3 g。常法煎服。守方服用 1 月余，症情明显改善，除偶尔睡眠稍差外，每晚可睡五六个小时。舌苔薄微黄，脉弦细。痰热渐清，转方以十味温胆汤加减。处方：潞党参、竹茹（先煎）各 15 g，法半夏、橘红各 6 g，茯苓、茯神各 12 g，生地黄、远志肉各 10 g，炒酸枣仁 30 g，五味子、炙甘草各 5 g，生龙牡各 30 g（先煎）。常法煎服 5 剂，痊愈。

【歌诀】

温胆汤中苓夏草，
枳实竹茹陈姜枣。
虚烦不眠心易惊，
痰热内扰此方疗。

第二节　清热化痰

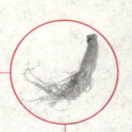

第四天

清热化痰剂常由以下四方面的药物构成：①清热化痰药，如瓜蒌、胆南星、贝母、竹茹等。②清热药，如黄芩、黄连、栀子、知母之类。热痰之成，多由邪热内蕴，灼津成痰，或痰郁生热，痰与热互结，配伍清热药以消除致痰之因。③兼顾痰证病变特点药，如理气之枳实、陈皮，健脾祛湿之白术、茯苓，宣降肺气之杏仁、桔梗等。④软坚散结药，如牡蛎、海藻、昆布等，因痰随气行，易阻经络、肌腠而发为瘰疬、痰核。本类方剂主治热痰证，症见咳嗽，痰黄黏稠难咯出，口苦，眩晕，惊痫，瘰疬，舌质红，苔黄腻，脉滑数等。代表方清气化痰丸、小陷胸汤等。

清气化痰丸

【方源】《医方考》

【组成】陈皮、杏仁、枳实、黄芩、瓜蒌仁、茯苓各30g，胆南星、制半夏各45g。

【用法】上药研末，姜汁为丸，每次6～9g，温开水送服。

【功效】清热化痰，理气止咳。主治痰热咳嗽证。症见咳嗽气喘，咯痰黄稠，胸膈痞闷，甚则气急呕恶，烦躁不宁，舌质红，苔黄腻，脉滑数。

【方解】方中胆南星功善清热化痰，为君药。瓜蒌仁清热化痰；半夏燥湿化痰，降逆止呕；黄芩清泻肺火，共助君药清肺化痰结之力，为臣药。陈皮、枳实行气消痰，和胃降逆；脾为生痰之源，肺为储痰之器，故用茯苓渗湿健脾、杏仁降利肺气，同为佐药。姜汁为丸，既助祛痰降逆之力，又制半夏之毒。

【配伍特点】本方清热与化痰并重，清化之中佐以理气、肃肺之品，使热清火降，气顺痰消。

【临床应用】

1. 辨证要点　本方为治痰热咳嗽的常用方。以咳嗽痰黄、黏稠量多、胸闷、舌质红、苔黄腻、脉滑数为辨证要点。

2. 加减变化　可据证加味组方。肺热较盛者，加桑白皮、石膏、鱼腥草以清泻肺热；肺热兼腑实之大便秘结者，加大黄以泻热通便；痰热盛而伤阴者，加天花粉、麦冬清热生津；咳喘甚者，加麻黄、紫苏子宣肺降气，止咳平喘。

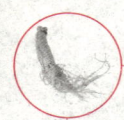

3. 现代运用　常用于支气管炎、肺炎、支气管扩张、肺气肿合并感染等，证属痰热蕴肺者。

4. 使用注意　寒痰、湿痰不宜使用本方。

【验案】中医药专家沈绍功医案

金某，女，54岁。2001年12月4日（小雪）初诊。患者素体肥胖，活动量稍大则感气短。又因上感后咳嗽月余，伴咳痰，色白量多易咳，胸闷气短，无发热，饮食正常，小便调畅，大便稀薄，日行2～3次，先后服用通宣理肺丸、枇杷止咳露等药物，症状无改善，故来求治。检查：苔白腻，脉弦滑。两肺呼吸音粗，胸X线片示两下肺纹理增粗，支气管炎改变。辨证：患者素体肥胖，动则气短，属脾虚痰盛之体质，故咳嗽咳痰，胸闷气短；溏为脾气虚弱，失于健运之象；苔腻脉弦滑为痰浊内蕴之征，病位在肺。诊断：咳嗽。痰浊闭肺，肺失和降证。中医诊断为外感咳嗽、支气管炎。证属痰浊阻肺，肺气失降。治法：健脾祛痰，宣肺止咳。处方：清气化痰丸。陈皮、杏仁、枳实、黄芩、瓜蒌仁、茯苓各20g，胆南星、制半夏各15g。研末，姜汁为丸，每次9g，温开水送服。连用3剂后，咳嗽咳痰明显减轻，唯感胸闷气短，动则尤甚，大便次数多，苔微腻。痰浊渐祛，肺脾气虚之征呈现，上方加生黄芪、山药、五味子以补气健脾。再服7剂咳嗽止，胸闷气短大减，改服参苓白术丸6g，每日3次，口服巩固，未再复诊。

【歌诀】

清气化痰胆星蒌，
夏芩杏陈枳实投；
茯苓姜汁糊丸服，
气顺火清痰热疗。

小陷胸汤

【方源】《伤寒论》

【组成】黄连6g，半夏12g，瓜蒌20g。

【用法】每日1剂，水煎服。

【功效】清热化痰，宽胸散结。主治痰热互结之小结胸证。症见胸脘痞闷，按之则痛，或咳痰黄稠，舌苔黄腻，脉滑数。

【方解】方中瓜蒌清热化痰，理气宽胸，通胸膈之痹，为君药。黄连苦寒，清热降火，开心下之痞；半夏辛燥，降逆化痰，散心下之结，两者合用，一苦一辛，辛开苦降，共为臣药。方仅三药，配伍精当，诚为治疗痰热互结、胸脘痞痛之良剂。

【配伍特点】一是润燥相宜，用瓜蒌之润，以制半夏之燥，润燥相伍，涤痰以散结胸；二为辛开苦降，黄连之苦降，半夏之辛散，辛苦配伍，散结开痞，以除痰热之结。

【临床应用】

1. 辨证要点　本方为治疗痰热互结证的名方，不仅用于伤寒之小结胸证，且用来治内科杂证属于痰热互结者，亦甚有效。以胸脘痞闷、按之则痛、舌苔黄腻、脉滑数为辨证要点。

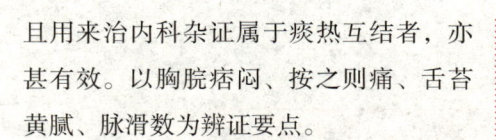

2. 加减变化　若兼胁肋痛者，可加郁金、柴胡以疏肝止痛；痰稠难咯者，可加胆南星、川贝母以加强化痰之力。

3. 现代运用　本方对于急慢性胃炎、胸膜炎、胸膜粘连、急性支气管炎、肋间神经痛等，证属痰热者，均可加味用之。

【验案】国医大师方和谦医案

刘某，女，21岁。因胃脘胀痛5年，加重伴恶心3日，于2005年7月14日就诊。患者因住校就餐，饥饱不均，出现胃脘胀痛，在本地医院经胃镜检查诊断为慢性胃炎，用药不详，疗效不明显。2002年曾做胃镜检查，提示为慢性浅表性胃炎，反流性食管炎，幽门螺杆菌阴性。近3日来胃脘胀痛加重，饥饿时明显，伴恶心、呃逆、呕吐，无反酸，腹胀、头晕，纳呆，二便调，睡眠佳，查舌质淡红，苔薄白，脉平缓。中医临床诊断为胃脘痛（慢性浅表性胃炎）。辨证：胃虚气滞证。治法：补中和胃。处方：小陷胸汤加味。黄连、炒枳壳各6g，半夏12g，瓜蒌20g，莱菔子、大腹皮、干藿香各5g，炒谷芽15g，淡干姜2g，大枣4g。取4剂，每日1剂，水煎服，并嘱饮食宜软、烂、熟、温为佳。药后患者胃脘胀痛好转，已不恶心，仍感腹胀、纳食、二便可，查舌质淡红，苔薄白，脉平缓，前方奏效，效不更方，上方加佩兰6g，再取7剂，饮食宜忌同前。再诊时患者胃脘胀痛消失，仍感腹胀、口干，纳少，二便可，理气和胃，守上方加郁金、香附各6g，木香3g，取7剂，每日1剂，水煎服，饮食宜忌同前。

【歌诀】

小陷胸汤连夏蒌，

宽胸开结涤痰优。

痰热互结痞满痛，

舌苔黄腻服之休。

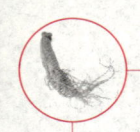

第五天

第三节　润燥化痰

润燥化痰剂，适用于外感燥热，肺阴受伤，或因阴虚火旺，虚火炼液为痰的燥痰证。症见干咳少痰，或痰稠而黏，咯痰不爽，甚则咯痰带血，咽喉干燥，声音嘶哑。处方多以润肺化痰药如贝母、瓜蒌等为主，酌配清热、滋阴等药组成。代表方如贝母瓜蒌散。

贝母瓜蒌散

【方源】《医学心悟》

【组成】贝母5g，瓜蒌3g，天花粉、茯苓、橘红、桔梗各2.5g。

【用法】每日1剂，水煎服。

【功效】润肺清热，理气化痰。主治燥痰咳嗽证。症见咳声短促，咯痰不爽，涩而难出，咽喉干燥，苔白而干。

【方解】方中贝母润肺清热，化痰止咳，为君药。瓜蒌润肺清热，理气化痰，为臣药。天花粉润燥生津，清热化痰；橘红理气化痰，使气顺痰消；茯苓健脾渗湿，以杜生痰之源；桔梗宣利肺气，令肺金宣降有权，共为佐药。如此配伍，润燥与理气合用，则肺得清润而燥痰自化，宣降有常则咳逆自止。

【配伍特点】本方以清润化痰，清中有化，润而不腻；兼理气渗湿，肺脾同调。

【临床应用】

1. 辨证要点　本方为润燥化痰之代表方剂。以咯痰难出、咽喉干燥、苔白而干为辨证要点。

2. 加减变化　对于肺结核、肺炎等而有燥痰见症者，可以加减用之。

3. 使用注意　对于虚火上炎及温燥伤肺之咳嗽，则非本方所宜。

【验案】北京中医药大学教授吕和仁医案

田某，男，27岁。初诊日期：1976年6月10日。咳嗽，吐白黏痰。十天前突然咳血，满口皆血。随后痰中带血点、血丝。有时痰血相混。口干、咽干，时有胸痛。舌质红，少苔，脉沉，至数正常。辨证：肺气失宣，咳伤肺络。予方药贝母瓜蒌散4剂。

6月14日二诊：上方服4剂，咳嗽，痰中已无血，晚间咽干，胸痛减轻，头晕愈。下午腰困，脉沉弱，仍遵上法。

第十七章　祛痰剂

用贝母瓜蒌散加减。方药：桔梗、橘红、炙杷叶各6 g，贝母、杏仁、紫菀、茯苓、麦冬、天花粉各10 g，瓜蒌12 g，紫苏子、茜草各6 g，甘草5 g。

6月18日三诊：服上方4剂，再未咳血，胸痛好转。只有劳动时觉轻微疼痛。咳痰白黏，咽干，盗汗，小便频数，腰困，脉仍沉弱。治宜滋补肺肾，化痰止嗽，辅以敛汗。上方改橘红为10 g，瓜蒌10 g，加沙参10 g，五味子5 g，菟丝子15 g，杜仲12 g，煅龙骨10 g，煅牡蛎8 g，浮小麦18 g，枸杞子16 g，去紫苏子、紫菀、炙杷叶、茜草，水煎服。

四诊：上方加减服6剂，上方加知母、桑叶各10 g，继服6剂，诸证渐安。

【歌诀】

贝母瓜蒌花粉研，
橘红桔梗茯苓添。
呛咳咽干痰难出，
润燥化痰病自安。

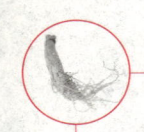

第十七周 第一天

第四节 温化寒痰

温化寒痰剂常由以下三方面的药物组成：①温化寒痰或寒饮药，如白芥子、紫苏子、细辛、干姜、半夏之类。痰与饮异名同类，稠浊者为痰，清稀者为饮。一般而言，阳气亏虚，不能温化水湿，易聚湿为饮。②温里祛寒药，如干姜、附子、桂枝之类，以振奋阳气，温运水湿，消除寒痰、寒饮形成之根本原因。③兼顾痰证病变特点药，如理气药、健脾祛湿药、宣降肺气药等。

本类方剂主治寒痰证。症见咳嗽痰多，痰质清稀，胸闷喘促，口淡，舌苔白滑，脉沉兼滑或弦滑。代表方苓甘五味姜辛汤、三子养亲汤。

苓甘五味姜辛汤

【方源】《金匮要略》

【组成】茯苓12 g，甘草、干姜各9 g，细辛、五味子各6 g。

【用法】每日1剂，水煎服。

【功效】温肺化饮。主治寒饮咳嗽证。症见咳痰量多，清稀色白，或喜唾涎沫，胸满不舒，舌苔白滑，脉弦滑。

【方解】方中干姜既温肺祛寒以化饮，又温运脾阳以化湿，标本兼顾，为君药。细辛合干姜则散寒化饮之力著；茯苓合干姜，则温补脾阳，运湿渗湿之功彰，二者同为臣药。佐以五味子敛肺止咳，与干姜、细辛相伍，一温一散一敛，使散不伤正，敛不留邪，为仲景温肺化饮的常用组合。甘草和中调药，为使药。

五药合用，使寒饮得去，宣降复常，则喘咳自平。

【配伍特点】本方温散并行，开合相济；肺脾同治，标本兼顾。

【临床应用】

1. 辨证要点　本方为治寒饮咳嗽的常用方。以咳嗽痰多、质稀色白、舌苔白滑、脉象弦滑为辨证要点。

2. 临床加减　若咳喘痰多甚者，可酌加杏仁、紫苏子、半夏、厚朴、陈皮、款冬花等降肺气，化痰饮，畅气机，止咳喘。

3. 现代运用　本方常用于慢性支气管炎、支气管哮喘、肺气肿、肺源性心脏病、慢性心功能不全等，证属寒饮者。

4. 使用注意　凡肺热、肺燥、阴虚

第十七章　祛痰剂

及湿热咳喘者，均不宜使用本方。

【验案】上海中医院院长黄文东医案

丁某，女，19岁。1983年3月21日初诊。咳喘气短已两月余，为受凉后引起。咳喘，吸气时困难，胸部憋闷，有时面部发紫。全身轻度浮肿。时觉腹部有气上冲胸咽，冲到咽部，则咽痒不适，遂之出现咳喘。所诊两肺均有干湿啰音。苔薄白，脉滑数。辨证：冲气上逆，肺气失降。治法：降气平喘。处方：苓甘五味姜辛汤加味。茯苓12 g，五味子24 g，细辛3 g，甘草、干姜、半夏、炒杏仁各9 g。每日1剂，水煎服，服6剂，咳喘止，浮肿消。

【歌诀】

　　苓甘五味姜辛汤，
　　温肺化饮常用方；
　　半夏杏仁均可加，
　　寒痰水饮咳嗽康。

第二天

三子养亲汤

【方源】《杂病广要》

【组成】紫苏子、白芥子、莱菔子各3 g。

【用法】每日1剂，水煎服。

【功效】温肺化痰，降气消食。主治寒痰食滞，肺气上逆证。症见咳嗽气喘，痰多胸痞，食少难消，舌苔白腻，脉滑。

【方解】方中白芥子温肺化痰，利气宽胸；紫苏子降气化痰，止咳平喘；莱菔子消食导滞，行气祛痰。三药性温，皆可治寒痰，合用使痰消食化，气顺而咳喘平复。

【配伍特点】本方化痰、理气、消食三法并用，重在祛痰。

【临床应用】

1. 辨证要点　本方为治疗寒痰食滞，肺气上逆证的常用方。以咳嗽痰多，食少胸痞，舌苔白腻，脉滑为辨证要点。

2. 加减变化　痰多者，重用白芥子，加半夏、紫菀以增化痰之力；气逆而胸闷喘咳甚者，重用紫苏子，加厚朴、杏仁、地龙以助降气止咳平喘之功；食积而食少难消明显者，重用莱菔子，加神曲、麦芽以协和胃消食之力；若脾虚明显者，或合四君子汤以益脾，或合理中丸以温中。

3. 现代运用　本方常用于慢性阻塞性肺疾病、支气管哮喘、肺心病等，证属寒痰壅盛、肺气不利兼食积者。

4. 使用注意　本方性偏辛散温燥，易伤正气，不宜久服；气虚久咳及阴虚、肺热咳喘，均不宜选用。原书用法颇为考究，一则要求"微炒"，以防止辛散耗气，减少对咽喉的不良刺激；二则要求"击碎"，以利于有效成分煎出。

【验案】南京中医药大学教授周仲英医案

郭某，女，4岁。1992年4月13日初诊。患儿咳嗽反复发作已2年余，每于感冒之

237

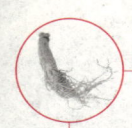

后即咳嗽吐白痰。本次发病乃两日前感冒，后咳嗽不止，痰多色白，伴食欲不振，舌苔白厚腻，脉滑。曾用西药抗炎治疗无效，又遍寻老中医治疗，收效甚微，后邀余诊治。据其脉症，辨此证乃属食滞伤风，化痰滞于肺脾，成痰壅食滞气逆之证。治法：消食化痰，降气止咳。处方：三子养亲汤加味。紫苏子 8 g，白芥子 5 g，莱菔子 9 g，茯苓 12 g，焦三仙各 10 g，半夏、陈皮、前胡、紫菀、鸡内金各 6 g。三剂后，咳嗽吐痰明显减轻，食量增加，效不更方。原方又进 3 剂，病告痊愈。追访：后又贪食受风发作 1 次，遵原法治疗而愈，以后再未发作。

【歌诀】

三子养亲祛痰方，
芥苏莱菔共煎汤；
大便实硬加熟蜜，
冬寒更可加生姜。

第十七章 祛痰剂

第三天

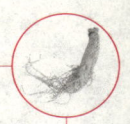

第五节 化痰息风

化痰息风剂，适用于风痰证。风痰多由脾湿生痰，湿痰壅遏，引动肝风，风痰上扰而成。症见眩晕，头痛，胸膈痞闷，恶心呕吐，舌苔白腻，脉弦滑等。临证多以化痰息风、健脾祛湿药为主。代表方如半夏白术天麻汤。

半夏白术天麻汤

【方源】《医学心悟》

【组成】半夏4.5g，天麻、茯苓、橘红各3g，白术9g，甘草1.5g，生姜1片，大枣2枚。

【用法】每日1剂，水煎服。

【功效】化痰息风，健脾祛湿。主治风痰上扰证。症见眩晕，头痛，胸膈痞闷，恶心呕吐，舌苔白腻，脉弦滑。

【方解】方中半夏燥湿化痰，降逆止呕；天麻平肝息风，而止头眩，两者合用，为治风痰眩晕头痛之要药。故以两味为君药。以白术、茯苓为臣，健脾祛湿，能治生痰之源。佐以橘红理气化痰，脾气顺则痰消。使以甘草和中调药；姜、枣调和脾胃，生姜兼制半夏之毒。

【配伍特点】综观全方，风痰并治，标本兼顾，但以化痰息风治标为主，健脾祛湿治本为辅。

【临床应用】

1. 辨证要点　本方为治风痰眩晕、头痛的常用方。临床应用以眩晕头痛、舌苔白腻、脉弦滑为辨证要点。

2. 加减变化　若眩晕较甚者，可加僵蚕、胆南星等以加强化痰息风之力；头痛甚者，加蔓荆子、沙苑子等以祛风止痛；呕吐甚者，可加代赭石、旋覆花以镇逆止呕；兼气虚者，可加党参、生黄芪以益气；湿痰偏盛，舌苔白滑者，可加泽泻、桂枝以渗湿化饮。

3. 现代运用　本方常用于耳源性眩晕、高血压、神经性眩晕、癫痫、面神经瘫痪等，证属风痰上扰者。

4. 使用注意　阴虚阳亢，气血不足所致之眩晕，不宜使用本方。

【验案】中医临床家蒲辅周医案

罗某，女，51岁。因头晕目眩，视物旋转，甚则昏仆反复发作3年余而就诊，发作时头晕不能自主，目眩难以自

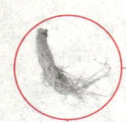

立，轻则尚可扶物站立，重则站立不稳跌倒，有时伴恶心呕吐，甚或耳鸣如蝉，双目紧闭不敢睁开，还须用头巾遮盖。先后服用龙胆泻肝汤、四君子汤合当归补血汤、耳聋左慈丸、归脾汤等均无寸功，后医有用半夏白术天麻汤者，药后症减，但久服效亦欠佳。诊时思其形胖体丰，喜吐痰，多为清稀之唾，舌质淡嫩、边有压痕，苔薄白而水滑，脉弦滑，再询其小便欠利，大便时稀，据此可知必有饮邪于内，证乃痰饮合而为患，上蒙清窍，遂于半夏白术天麻汤合苓桂术甘汤及泽泻汤。处方：半夏、陈皮、天麻、炒白术、泽泻、川牛膝、嫩桂枝各10g，茯苓15g，炙甘草5g。服1剂即除头巾，双目微睁，头晕减轻，2剂则头晕大减，双目可向亮处视物，3剂后眩晕基本缓解，小便通利，7剂后精神如常，饮食倍增而愈。

【歌诀】

半夏白术天麻汤，
苓草橘红枣生姜。
眩晕头痛风痰盛，
痰化风息复正常。

止嗽散

【方源】《医学心悟》

【组成】炒桔梗、荆芥、紫菀、百部、白前各10g，炒甘草4g，陈皮5g。

【用法】上药共研为末，每服6~9g，温开水或姜汤送服。亦可作汤剂，水煎服，每日1剂。

【功效】宣利肺气，疏风止咳。主治风邪犯肺证。症见咳嗽咽痒，咯痰不爽，或微有恶风发热，舌苔薄白，脉浮缓。

【方解】方中紫菀、百部为君，两药味苦，都入肺经，其性温而不热，润而不腻，皆可止咳化痰，对于新久咳嗽都能使用。桔梗味苦辛而性平，善于开宣肺气；白前味辛甘性亦平，长于降气化痰。两者协同，一宣一降，以复肺气之宣降，增强君药止咳化痰之力，为臣药。荆芥辛而微温，疏风解表，以祛在表之余邪；陈皮理气化痰，均为佐药。甘草调和诸药，合桔梗又有利咽止咳之功，是为佐使之用。

【配伍特点】综观全方，药虽七味，量极轻微，具有温而不燥、润而不腻、散寒不助热、解表不伤正的特点。正如《医学心悟·卷三》所说："本方温润和平，不寒不热，既无攻击过当之虞，大有启门驱贼之势。"

【临床应用】

1.辨证要点　本方为治疗表邪未尽，肺气失宣而致咳嗽的常用方。临床应用以咳嗽咽痒、微恶风发热、苔薄白为辨证要点。

2.加减变化　若外感风寒初起，头痛鼻塞，恶寒发热等表证较重者，加防风、紫苏、生姜以解表散邪；湿聚生痰，痰涎稠黏者，加半夏、茯苓、桑白皮以除湿化痰；燥气焚金，干咳无痰者，加瓜蒌、贝母、知母以润燥化痰。

第十七章 祛痰剂

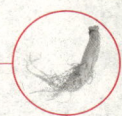

3. 现代运用　本方常用于上呼吸道感染、支气管炎、百日咳等，证属表邪未尽、肺气失宣者。

4. 使用注意　阴虚劳嗽或肺热咳嗽者，不宜使用本方。

【验案】中医药专家焦树德医案

王某，女，40岁。1987年5月24日来诊。1月来反复感冒，3天前又发热，头晕头涨，周身微汗出，咽干，咳嗽频作，痰黄而黏，体温38.5℃。自服感冒清热颗粒未效。刻诊：咳嗽较剧，咽红且干痛，舌尖红，苔少，脉浮稍数，体温37.8℃。辨为外感风热，肺失宣肃。治法：辛凉解表，宣肺止咳，处方：止嗽散加味。荆芥、牛蒡子各15 g，桔梗、紫菀、白前、百部、杏仁各10 g，桑叶、陈皮、甘草各12 g，生姜5片。5剂，水煎服。后随访，一剂烧退，药尽咳愈。

【歌诀】

止嗽散用百部菀，

白前桔草荆陈研。

宣肺疏风止咳痰，

姜汤调服不必煎。

第四天

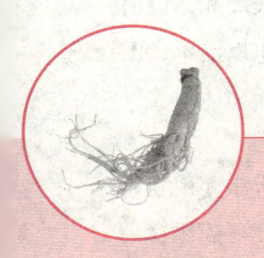

第十八章 消食剂

凡以消导药为主组成，具有消食健脾或消痞化积作用，以治疗食积停滞的方剂，统称为消食剂。

因食积内停，气机失畅，致使脾胃升降功能失司，故临床常见脘腹胀满、恶食呕逆、泄泻等症。食积停滞，治宜消食化滞；食积内停，易伤脾胃，脾胃虚弱，运化无力，又可导致食积内停，脾虚食滞，治当健脾消食，消补兼施。因此，本章方剂分为消食化滞与健脾消食两类。食积内停，易使气机阻滞，气机阻滞又可导致积滞不化。故消食剂中又常配伍理气药，使气行而积消。根据兼寒或化热之不同，处方用药亦应有温清之别。消食剂虽功力较缓和，但终属攻伐之方，故不宜长期服用，而纯虚无实者更当禁用或慎用。

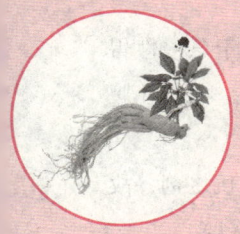

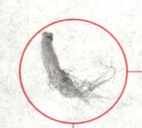

第一节 消食化滞

消食化滞剂，适用于食积内停之证。症见胸脘痞闷，嗳腐吞酸，恶食呕逆，腹痛泄泻等。常选用消食药物如山楂、神曲、麦芽、莱菔子等为主组成方剂。由于饮食积滞易阻碍气机，并容易生湿化热，故常配伍理气、祛湿、清热之品。代表方剂有保和丸、枳实导滞丸等。

保和丸

【方源】《丹溪心法》

【组成】山楂18g，神曲6g，半夏、茯苓9g，陈皮、连翘、莱菔子各3g。

【用法】上药共研为末，水泛为丸，每服6～9g，温开水送服。亦可水煎服，每日1剂。

【功效】消食和胃。主治食滞胃脘证。症见脘腹痞满胀痛，嗳腐吞酸，恶食呕逆，或大便泄泻，舌苔厚腻，脉滑。

【方解】方中重用酸甘性温之山楂，能消一切饮食积滞，尤善消肉食油腻之积，为君药。神曲消食健脾，善化酒食陈腐之积；莱菔子下气消食，长于消谷面之积，两者并为臣药。君臣相配，可消一切饮食积滞。因食阻气机，胃失和降，故用半夏、陈皮行气化滞，和胃止呕；食积易于生湿化热，又以茯苓渗湿健脾，和中止泻；连翘清热而散结，共为佐药。诸药相配伍，则食积消，胃气和，热清湿去，诸症自除。由于本方虽以消导为主，但药性平和，故以"保和"名之。

【配伍特点】本方性较缓和，以消食药为主，着重于消食化积以治本，配合行气、祛湿、化湿、清热以治标。

【临床应用】

1. 辨证要点　本方为治疗食积之通用方。临床应用以脘腹胀满、嗳腐厌食、苔厚腻、脉滑为辨证要点。

2. 加减变化　本方药性平和，若食积较重者，可加枳实、槟榔；食积化热较甚而见苔黄脉数者，可加黄连、黄芩；大便秘结者，可加大黄；兼脾虚者，可加白术。

3. 现代运用　本方常用于急慢性胃炎、急慢性肠炎、消化不良、婴幼儿腹泻等，证属食积内停者。

4. 使用注意　本方属攻伐之剂，故不宜久服。治疗期间应清淡饮食。

【验案】中医药专家陈可冀医案

王某，男，18岁。1996年8月1日初诊。患者平素纳少，食多则胃胀，自觉食物常

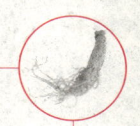

停滞不下，常倦怠乏力，大便多溏薄，舌质稍红，苔稍腐腻，脉沉稍滑。观其形体偏瘦，面色萎黄。处方：保和丸加味。山楂、神曲、半夏各 10 g，陈皮、茯苓、莱菔子、连翘、白术、党参各 12 g。7 剂，水煎服，每日 1 剂。

二诊：纳少改善，胃胀减轻，上方又进 7 剂。

三诊：诸症明显改善，后用香砂六君子丸善后，服用约 3 个月而愈。

【歌诀】

保和神曲与山楂，
苓夏陈翘菔子加。
炊饼为丸白汤下，
消食和胃效堪夸。

枳实导滞丸

【方源】《内外伤辨惑论》

【组成】大黄 30 g，枳实、神曲各 15 g，茯苓、黄芩、黄连、白术各 9 g，泽泻 6 g。

【用法】上药共为细末，水泛小丸，每服 6~9 g，空腹，温开水送服，每日 2 次。

【功效】消食导滞，清热利湿。主治湿热食积证。症见脘腹胀痛，下痢泄泻，或大便秘结，小便短赤，舌苔黄腻，脉沉有力。

【方解】方中重用大黄，苦寒沉降，使湿热积滞从大便而下，是为君药；臣以枳实行气导滞除满；苦寒之黄连、黄芩清热燥湿止痢；茯苓、泽泻利水渗湿止泻，神曲消食化滞和胃，白术健脾燥湿，使攻积而不伤正，共为佐药。诸药合用，

食积消，湿热去，诸症解。

【配伍特点】一是消下并行，以泻助消，偏治其实；二是清利与渗下并用，清热燥湿中兼有利水渗湿，使湿热无留着之处。

【临床应用】

1. 辨证要点　本方为治疗湿热食积，内阻胃肠证的常用方。临床应用以脘腹胀痛，大便失常，苔黄腻，脉沉有力为辨证要点。

2. 加减变化　脘腹胀满较甚，里急后重者，可加木香、槟榔等以助理气导滞之功。

3. 现代运用　本方常用于胃肠功能紊乱、慢性痢疾等，证属湿热积滞者。

4. 使用注意　泄泻无积滞及孕妇均不宜使用本方。

【验案】国医大师张学文医案

冀某，男，56 岁。2002 年 5 月 2 日初诊。患者述腹胀而不思饮食 2 日。2 天前患者因暴食而致腹胀，难以入睡，大便不爽，口臭，不思饮食，嗳腐吞酸。查体：舌淡苔黄腻，脉弦滑，肠鸣音减弱，肝区无压痛，肝功能正常。诊断为积滞（消化不良），治法：消食化滞。用枳实导滞丸，治疗 1 周后，肠鸣音增加，腹胀减轻，嘱适当进行体育锻炼。用上方治疗 5 周，食欲正常，腹胀消除。

【歌诀】

枳实导滞曲连芩，
大黄术泽与茯苓。
食湿两滞生郁热，
胸痞便秘效堪灵。

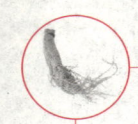

第五天

第二节 健脾消食

健脾消食剂，具有消食健脾作用，适用于脾胃虚弱，食积内停之证。症见脘腹痞满，不思饮食，面黄肌瘦，倦怠乏力，大便溏薄等。其方剂常选用消食药如山楂、神曲、麦芽等，配伍益气健脾药如人参、白术、山药等为主组成。代表方如健脾丸。

健脾丸

【方源】《证治准绳》

【组成】炒白术75g，木香、炒黄连、甘草各22g，白茯苓60g，人参45g，炒神曲、陈皮、砂仁、炒麦芽、山楂肉、山药、煨肉豆蔻各30g。

【用法】上药共为细末，蒸饼为丸如绿豆大，每次50丸（6～9g），空腹温开水送服，每日2次。亦可作汤剂水煎服，用量按原方比例酌定。

【功效】健脾和胃，消食止泻。主治脾虚停食证。症见食少难消，脘腹痞闷，大便溏薄，苔腻微黄，脉象虚弱。

【方解】方中以四君子汤补气健脾为君，其中白术、茯苓用量偏重，着重补脾渗湿以止泻。臣以山楂、神曲、麦芽消食化滞以消各种食积，山药、肉豆蔻助君药健脾止泻。佐以木香、砂仁、陈皮理气和胃，助运消痞；再以黄连清热燥湿，四药共治其湿热胀满之标。甘草又调和诸药为其使药。诸药合用，使脾虚得健，食积得消，共成消补并用，兼清湿热，标本兼顾，以补为主之剂。因而本方具有消补兼施、补重于消的组方特点。

【配伍特点】本方为消补兼施之剂，补气健脾药与行气消食药同用，以达补而不滞，消不伤正之目的，且益气健脾之品居多，故补大于消，且食消脾健，故名"健脾丸"。

【临床应用】

1. 辨证要点　本方为治疗脾虚食滞的常用要方。以脘腹痞闷，食少难消，大便溏薄，苔腻微黄，脉虚弱为辨证要点。因本方以补为主，兼以消导，故对于脾虚较甚而食积较轻、兼湿热者为宜，尤以小儿最为常用。

2. 加减变化　若脾虚食滞兼寒者，去黄连加干姜以温中祛寒；湿甚者，可加车前子、泽泻、薏苡仁以利水渗湿。

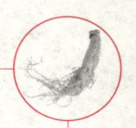

3. 现代运用　本方于慢性胃炎、慢性肠炎、消化不良等，证属脾虚食滞者。

【验案】著名老中医危北海医案

刘某，男，35岁。患者述于2年前因情绪不遂出现食欲不振，进食量少，胃脘痞满，消瘦，先后多次在当地医院就诊，经相关理化检查均未见明显异常，诊为功能性消化不良，虽经中西医多方治疗效果不显著。现症：食欲不振，胃脘胀满，偶有嗳气，便溏，短气乏力，舌黯红，苔薄白厚，脉弦滑。西医诊断为功能性消化不良。中医诊断为胃痞。此病由情志紧张，肝失调达，影响脾胃健运，饮食停滞，故发食欲不振，胃脘不适，嗳气，便溏，导致消化不良。治法：和胃健脾，导滞消食。给予健脾丸，上药共为细末，蒸饼为丸如绿豆大，每次10 g，空腹温开水送服，每日2次。

二诊：服药2周，食欲不振及胃脘胀满明显减轻，偶有嗳气，舌略暗，苔白，脉弦，原方续服2周，症状缓解。

【歌诀】

健脾参术苓草陈，
肉蔻香连合砂仁；
楂肉山药曲麦炒，
消补兼施此方寻。

枳实消痞丸

【方源】《兰室秘藏》

【组成】干生姜、炙甘草、麦糵面、白茯苓、白术各6 g，半夏曲、人参各9 g，炙厚朴12 g，枳实、黄连各15 g。

【用法】共为细末，水泛为丸或糊丸，每服6～9 g，饭后温开水送服，日2次；或作汤剂，每日1剂，水煎服。

【功效】消痞除满，健脾和胃。主治脾虚气滞，寒热互结证。症见心下痞满，不欲饮食，倦怠乏力，大便不畅，苔腻而微黄，脉弦。

【方解】方中枳实苦辛微寒，行气消痞，为君药。厚朴苦辛性温，下气除满，与枳实相须为用，以增强行气消痞之力；重用黄连苦寒降泄，清热燥湿而开痞，共为臣药；半夏散结和胃而除痞；干姜温中祛寒而散痞，麦芽消食和胃，人参、白术、茯苓、炙甘草补中健脾，俱为佐药。炙甘草调和药性，兼为使药。

【配伍特点】本方消补兼施，消大于补；寒热并调，主以温中；苦辛并用，除胀消痞。

【临床应用】

1. 辨证要点　方为治疗脾虚气滞，寒热互结之脘腹痞满证的常用方。临床以心下痞满，食少倦怠，苔腻微黄为辨证要点。

2. 加减变化　脾虚甚者，重用人参、白术；偏寒者，减黄连，加重干姜用量；脘腹胀满重，可加陈皮、木香等。

3. 现代运用　常用于慢性胃炎、慢性支气管炎、胃肠神经官能症等，证属脾虚气滞、寒热互结者。

【验案】国医大师焦树德医案

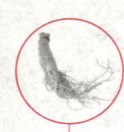

张某，女，49岁。素有胃痛6年，近半年来病情加重。渐渐消瘦，面色萎暗，舌苔根部较白，胃部疼痛喜按，得热减轻，脘部痞塞，腹部发胀，全身乏力，食欲不振，二便尚调，右脉细弦、左脉沉细。曾在某医院行胃镜检查，诊为多发性溃疡。根据其痛已久，久病入络，又见痛处固定，脘堵腹胀，再据其喜按喜暖，知有虚寒。中医诊断为胃脘痛、胃疡。辨证为气滞血瘀所致的胃脘痛，故以活血止痛，养血益肾，醒脾调胃法论治。处方：枳实消痞丸加味。干生姜、炙甘草、麦蘖面、白茯苓、白术各8 g，半夏曲、人参各10 g，炙厚朴12 g，枳实、黄连各15 g，制香附6 g，百合30 g。上药共为细末，水泛为丸，每服10 g，饭后温开水送服，每日2次。进上药3剂，胃痛已止，精神好转，右脉已不细，弦象亦退，唯仍感胃部发堵。再守上方，白术改为12 g、人参改为6 g、黄连改为10 g，加桂枝9 g、紫苏梗10 g。又服2剂，近日因生气又有胃痛，但较以前轻，继服药3剂，自觉症状消失，停中药，等待胃镜复查。胃镜检查，原来所见之溃疡已经愈合。

【歌诀】

枳实消痞四君全，
麦芽夏曲朴姜连。
蒸饼糊丸消积满，
清热破结补虚全。